Minh Yen Tran

Kinder-Tuina

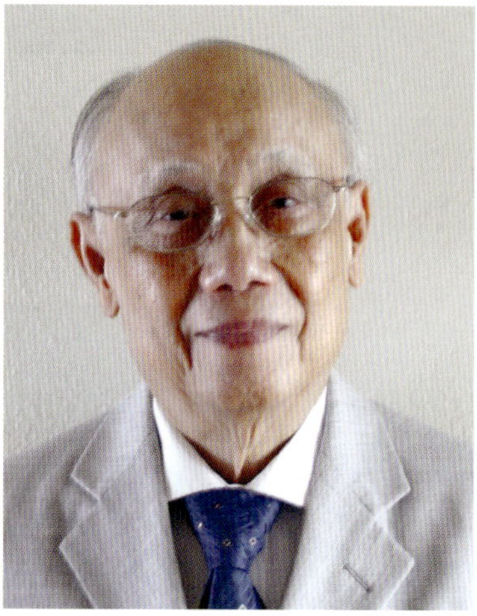

Dr. med. (Vietnam) **Minh Yen Tran,** Facharzt für Physikalische und Rehabilitative Medizin, Zusatzbezeichnung Naturheilverfahren, Akupunktur, Chirotherapie, war in verschiedenen Kliniken in Nordrhein-Westfalen und Niedersachsen tätig. Während seiner jahrelangen Tätigkeit hielt er zahlreiche Vorträge über die Traditionelle Chinesische Medizin, gab Veröffentlichungen in Fachzeitschriften und Büchern über die Chinesische Arzneimitteltherapie, Qigong und Tuina heraus.
Von 2000 bis 2005 leitete er das von der Ruth- und Klaus-Bahlsen-Stiftung, Hannover geförderte Projekt „Integration der Naturheilkunde und Traditionellen Chinesischen Medizin im Akutkrankenhaus".
Er war Leiter der Abteilung Naturheilkunde und TCM im Krankenhaus Charlottenstift, Stadtoldendorf, ärztlicher Leiter der Akademie für Naturheilkunde und TCM. An mehreren Lehrinstituten unterrichtete er als Dozent für Akupunktur, Tuina-Therapie, Kinder-Tuina, Qigong und Taiji.

Minh Yen Tran

Kinder-Tuina

Xiaoer Tuina – die chinesische Kindermassage

KIENER München

Die Erkenntnisse in der Medizin unterliegen einem ständigen Wandel durch Forschung und klinische Erfahrung. Der Verfasser dieses Werkes hat große Sorgfalt darauf verwendet, dass die in diesem Werk gemachten Angaben dem Wissensstand seiner Zeit entsprechen. Das entbindet den Nutzer dieses Werkes aber nicht von der Pflicht, anhand weiterer Informationsquellen zu überprüfen, ob die dort gemachten Angaben von den Angaben in diesem Buch abweichen, und seine therapeutischen Maßnahmen in eigener Verantwortung zu treffen.

Bibliografische Information der Deutschen Nationalbibliothek
Die Deutsche Nationalbibliothek verzeichnet diese Publikation in der Deutschen Nationalbibliografie; detaillierte bibliografische Daten sind im Internet über http://www.d-nb.de/ abrufbar.

1. Auflage 2019

Lektorat: Christl Kiener, München; Dr. Petra Zimmermann, Braunschweig
Bildbearbeitung und Zeichnungen: Daniela Regner, München
Herstellung und Zeichnung (S. 7 unten): Kadja Gericke, Herrenberg
Druck und Bindung: ADverts Ltd., Riga/Litauen
Umschlaggestaltung: SpieszDesign, Neu-Ulm

ISBN 978-3-943324-62-4

www.kiener-verlag.de

Vorwort

Die Kinder-Tuina hat sich aus der Erwachsenen-Tuina entwickelt. Ihre diagnostischen und therapeutischen Prinzipien orientieren sich deshalb an denen der Erwachsenen-Tuina. Trotzdem gibt es einige wesentliche Unterschiede:

- In der Kinder-Tuina gibt es acht Meridiane, die symmetrisch auf beiden Seiten des Körpers liegen und mehr als 150 Punkte, die meist im Gesicht und distal der Ellenbogen und Unterschenkel liegen. In der Praxis wird für gewöhnlich nur etwa die Hälfte der Punkte angewendet.
- Die acht Meridiane verlaufen geradlinig und konzentrieren sich auf die Finger der beiden Hände ventral (Milz-, Leber-, Herz-, Lungen- und Nieren-Meridian) und lateral (Magen-, Dünndarm- und Dickdarm-Meridian). Sie befinden sich noch in einem unreifen Zustand und haben keine so komplizierten Verläufe wie die Meridiane der Erwachsenen. Deswegen sind sie leicht und einfach zu behandeln.
- Die Punkte der Kinder-Tuina gehören keinem Meridian an. Sie haben eigene Wirkungen und können unabhängig voneinander behandelt werden. Einige Punkte haben jedoch die gleiche Lokalisation wie die Punkte der Meridiane bei Erwachsenen und tragen daher deren Namen.
- Die Punkte der Erwachsenen-Tuina sind – wie auch bei der Akupunktur – klein wie ein Reiskorn, während die Punkte der Kinder-Tuina mehr oder weniger linienförmig gebildet werden. Außerdem gibt es einige Therapiezonen – meist an Brustkorb und Bauch – von unterschiedlicher Größe.

Der Inhalt des Buches zielt auf die Praxis und ist in vier Abschnitte gegliedert:
Im ersten Abschnitt geht es um die Geschichte von Tuina (I). Im zweiten Abschnitt werden die Grundlagen der TCM und ihre Besonderheiten bei Kindern besprochen (II, Kap. 1–3). Im dritten Abschnitt werden die Handgriffe, die Lokalisierung und Wirkungen der Punkte sowie die kombinierten Handtechniken erläutert (III, Kap. 4–7). Der vierte Abschnitt befasst sich mit der Behandlung verschiedener Kinderkrankheiten (IV, Kap. 8).

Die Kinder-Tuina ist innerhalb der Traditionellen Chinesischen Medizin (TCM) wichtig für Diagnostik und Therapie, auch wenn es sich nicht um hochakute oder lebensbedrohliche Krankheitssituationen handelt, die intensive Maßnahmen benötigen. Die Kinder-Tuina ist somit eine sehr wertvolle Ergänzung zur modernen westlichen Kinderheilkunde

Dieses Buch richtet sich an alle, die an manueller Behandlung interessiert sind, insbesondere an TCM- und Kinder-Tuina-Therapeuten. Ich hoffe, dass es den Lesern zu tieferen Erkenntnissen über die TCM und die Tuina-Therapie verhelfen kann und die Akzeptanz für diese eigentlich sehr alte, aber hierzulande noch nicht verbreitete Therapieform steigert.

Minh Yen Tran
Horn-Bad Meinberg im Frühjahr 2019

Danksagung

Meiner Großnichte Bang Chau, meinem Großneffen Tri Dung und meinem Enkel Yannick Minh danke ich ganz besonders für ihr Vertrauen und ihre Geduld bei der Erstellung der Fotos.

Meiner Verlegerin, Frau Christl Kiener, möchte ich meinen besten Dank für ihre unerschöpfliche Geduld und ihre fruchtbaren Anregungen ausrichten.

Frau Dr. Petra Zimmermann danke ich ganz herzlich für ihre redaktionelle Bearbeitung. Mein Dank gilt auch den Mitarbeiterinnen und Mitarbeitern des Kiener-Verlags für ihre Mitwirkung zur Herstellung dieses Buches.

Inhalt

I Geschichte der Tuina-Therapie

Die Tuina-Therapie greift auf eine sehr lange Geschichte zurück, die bis in die Neusteinzeit reicht. Die **massierende Methode** mit den Bewegungen der Hand des Therapeuten – wie Drücken, Reiben, Kneten, Schieben wird als *Anmo* (*An:* drücken; *Mo:* reiben) – und die **mobilisierende Methode** mit den Bewegungen – wie Ziehen, Beugen, Strecken – als *Daoyin* und *Jiyin* (*Dao:* führen; *Ji:* aufsteigen; *Yin:* ziehen) bezeichnet. Zusammen verwendet heißen beide Methoden *Anji* oder *Jimo*.

Die Bezeichnung Tuina, die heute für die Methode verwendet wird, hat ihren Ursprung in der Ming-Dynastie (1368–1644) und setzt sich zusammen aus den zwei chinesischen Wörtern *Tui* (schieben) und *Na* (greifen). Bereits vor viertausend Jahren wurde im Werk „Huangdi Neijing" (Der Innere Klassiker des Gelben Kaisers) die Massage-Methode erwähnt.

In der östlichen Han-Dynastie verschrieb der Arzt Zhang Zhongjing (150–219 n. Chr.) seinen Patienten die *Gaomo*-Massage (*Gao:* Salbe; *Mo:* Reiben). Dabei wurde eine Paste aus verschiedenen Heilkräutern auf die Haut aufgetragen (externe Verwendung der chinesischen Kräuter) und dann durch Massage mittels Reiben, Kneten und Drücken angewandt, um die Wirkung der Therapie zu intensivieren.

Die *Gaomo*-Methode wurde von Sun Simiao (581–682) in der Tang-Dynastie weiterentwickelt. In seinem Werk „Qianjin Yaofang" (Rezepte, die tausend Goldmünzen wert sind) führte er zum ersten Mal die Applikation von *Gaomo* in die Pädiatrie ein. Er nannte eine Liste von zwölf Kinderkrankheiten, die mit *Gaomo* behandelt werden konnten, wie Krampfanfälle, steifer Nacken, Nachtschreien und Blähbauch. Er entwickelte auch eine Paste, die morgens auf den Scheitel, auf die Handflächen und Fußsohlen des Kindes eingerieben und massiert wurde, um vor Erkrankungen durch pathogene Klimafaktoren zu schützen, auch wenn das Kind noch gar nicht erkrankt war. Er war damit der erste Arzt, der die Kombination von Arzneimitteln und Massage zu präventiven Zwecken angewandt hatte.

In der Song-Dynastie (690–1279) wurde die Massage in der Abteilung für Kriegsverletzungen eingegliedert. Man fing an, die Massagetechniken zu systematisieren und zu definieren. So wurden die Handgriffe Drücken und Reiben wie folgend beschrieben: „Drücken wird mit den bloßen Händen durchgeführt und Reiben wird mit der Benutzung von Pasten angewandt."

In der Yuan-Dynastie (1271–1368) wurde zum ersten Mal eine Abteilung für Pädiatrie ins Leben gerufen; es gab Ärzte für Kindermassage. Die erste Tuina-Hochschule wurde erbaut.

In der Qing-Dynastie (1644–1911) wurde die Massage intensiv ausgearbeitet und praktiziert und die Kinder-Massage entwickelte sich zu einem selbständigen Therapieverfahren.

Heutzutage werden Tuina und Kinder-Tuina ständig weiterentwickelt. Die Methoden finden eine immer weitere Verbreitung und werden mit Begeisterung in der ganzen Welt aufgenommen.

II Grundlagen der TCM und Besonderheiten bei Kindern

1 Das Kind in der chinesischen Medizin

1.1 *yin* und *yang*

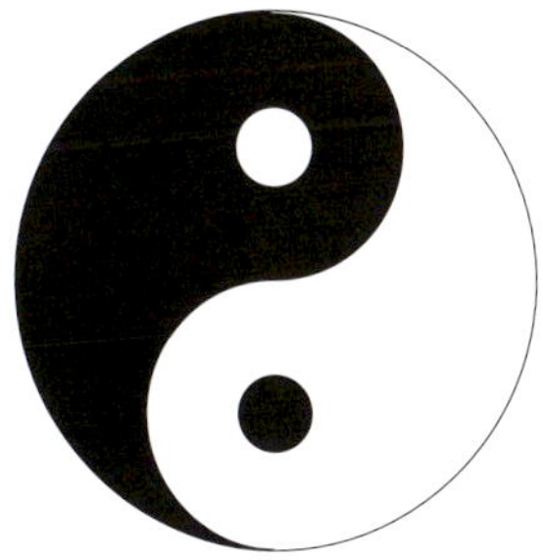

Das Leben im Universum, in der Natur oder im menschlichen Körper befindet sich infolge von Kräften, die gegensinnig wirken, immer in Bewegung. Diese Kräfte – Kraft und Gegenkraft – werden in der Traditionellen Chinesischen Medizin (TCM) *yin* und *yang* genannt. Das Zusammenspiel zwischen *yin* und *yang* ist Voraussetzung für alle Phänomene in der Natur. *yin* und *yang* im Gleichgewicht wird durch das *taiji*-Symbol dargestellt.

1.2 Fünf Wandlungsphasen

Die fünf Wandlungsphasen besitzen erzeugende und hemmende Kräfte. Man nennt diese Bewegungsumläufe *sheng*-Zyklus und *ke*-Zyklus (*sheng*: gebären, erzeugen; *ke*: unterwerfen, hemmen). Nach der Lehre der fünf Wandlungsphasen erzeugt die Erde (Milz) das Metall (Lunge), und das Metall (Lunge) erzeugt das Wasser (Niere).

Kinder, bei denen die Milz zu schwach ist, leiden auch unter Lungen-Mangel (Lunge ist die „Tochter" der Milz) und Kinder, bei denen die Lunge schwach ist, leiden auch unter Nieren-Mangel (Niere ist die „Tochter" der Lunge).

Fünf-Element-Bewegungen (Fünf Wandlungsphasen)

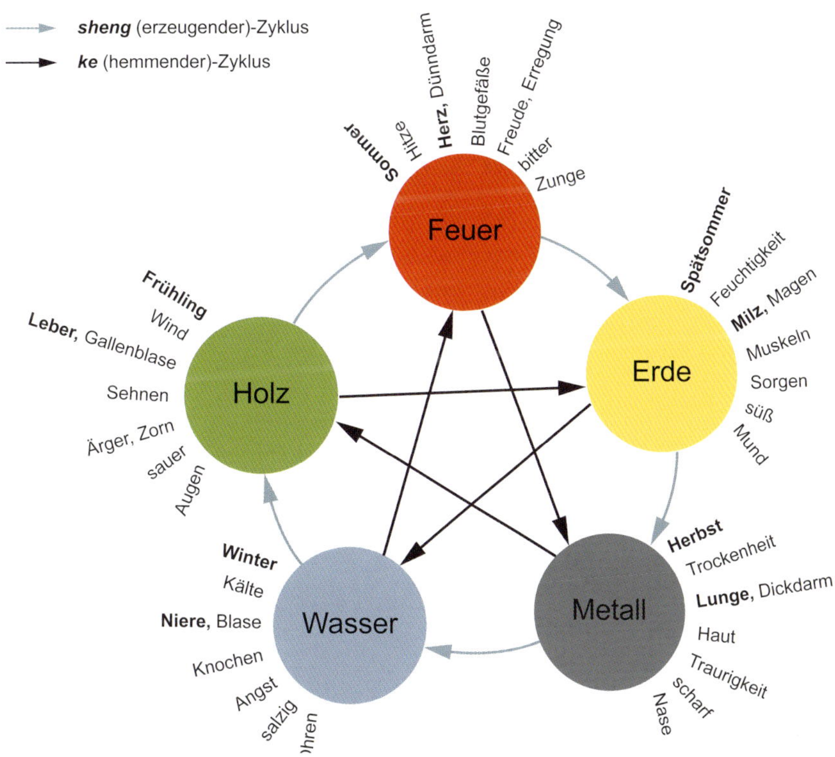

1.3 *qi*

qi existiert im menschlichen Körper in verschiedenen Formen:

- Quell-*qi (yuan qi):* Wird von den Eltern vererbt und steht mit der Fortpflanzung in Verbindung. Das Quell-*qi* hat seinen Ursprung in der Niere und ist mit der Nierenessenz *jing* gleichzusetzen.
- Pektoral-*qi (zong qi):* Befindet sich in der Brustmitte und stammt hauptsächlich aus der Lunge durch die Atmung und zu einem sehr kleinen Teil aus dem Magen-Gas durch die Zerkleinerung und Fermentation der Nahrungsmittel im Magen. Von der Brustmitte zieht es nach unten ins *dantian* (Zinnoberfeld, eine Handbreite unterhalb des Nabels). Das Pektoral-*qi* ist als ein *qi*-Reservoir mitverantwortlich für die Atmung, Sprechstimme, Blut-Zirkulation und die Bewegung der Gliedmaßen.
- Nähr-*qi (gu qi):* Stammt aus der Nahrung.
- Wahres-*qi (zhen qi):* Es existiert in zwei Aspekten.
  - Nutritives *qi (ying qi):* Ist die Nahrungsessenz und stammt aus dem reinen Teil der Nahrungsmittel. Als eine wichtige Komponente des Blutes zirkuliert es innerhalb der Blutgefäße, um den ganzen Körper mit Blut zu versorgen.
  - Abwehr-*qi (wei qi):* Stammt ebenfalls aus dem reinen Teil der Nahrungsmittel und zirkuliert außerhalb der Blutgefäße, vorwiegend in der Körperoberfläche zwischen Haut und Muskeln sowie in den Organen. Es dient der Bekämpfung von exogenen Krankheitserregen, der Erwärmung von zang-fu-Organen (siehe unten) und der Kontrolle der Öffnung und Schließung der Hautporen zur Regulierung des Schwitzens.
- Organ- und Meridian-*qi*: Alle Organe und Meridiane verfügen über eigenes *qi*, um ihre Existenz und Funktion zu gewährleisten

Die nützlichen *qi*-Formen bilden das aufrechte *qi (zheng qi)*, um den Körper am Leben zu erhalten und ihn gegen das pathogene *qi (xie qi)* zu schützen.

1.4 *zang-fu*-Organe

Nach Vorstellung der Traditionellen Chinesischen Medizin werden alle vitalen Körperfunktionen von den inneren *zang-fu*-Organen gesteuert. Die *fu*-Organe stehen in Verbindung mit Außen und die *zang*-Organe mit Innen, mit Ausnahme der Lunge, die durch die Luftröhre und den Mund auch mit dem Außen in Kontakt steht.

1.4.1 Sechs *zang*-Organe

Zu den sechs *zang*-Organen zählen Herz, Lunge, Milz, Leber, Niere und Perikard. Die kompakten *zang*-Organe liegen tief im Körperinneren und gehören zu *yin*. Sie sind zuständig für die Speicherung, Regulierung, Umwandlung und Produktion von lebenswichtigen Substanzen wie Essenz *(jing)*, Energie *(qi)*, Blut *(xue)*, Körperflüssigkeiten *(jin ye)* und Geist *(shen)*.

Herz *(xin)*

- Kontrolliert das Blut und die Blut-Zirkulation
- Herrscht über die Blutgefäße
- Nimmt am Atmungsmechanismus teil
- Beherbergt den Geist
- Öffnet sich in der Zunge
- Manifestiert sich im Gesicht, besonders in der Stirnmitte

Das Herz steht an der Spitze aller *zang-fu*-Organe. Es bildet zusammen mit dem Lebenstor *(mingmen)* und der Essenz *jing* die drei wichtigsten physiologischen Feuer-Quellen des Körpers, die für alle Aktivitäten des Kindes in den ersten Jahren verantwortlich sind. Durch die Herzschläge wird das im *dantian* gesammelte Pektoral-*qi (zong qi)* in Bewegung gesetzt und dann in die Organe als Organ-*qi* eingeleitet. Da bei Kindern Milz und Niere zur Kühlung der Hitze noch unreif sind, kann das Herz-Feuer leicht in Übermaß versetzt werden. Erkrankt das Kind an einer Hitze-Erkrankung, reagiert das Herz sofort mit schnellem Puls, innerer Unruhe und Schlafstörungen.

Lunge *(fei)*

- Befehligt die Atmung
- Herrscht über die Körperabwehr
- Verteilt das *qi* und führt es abwärts
- Beherbergt die Körperseele *po*
- Öffnet sich in der Nase
- Manifestiert sich in der Haut und Körperbehaarung

Die Lunge ist bei Kindern ein sehr empfindliches Organ. Da die Verbindung zwischen Lunge und Körperoberfläche, wo die Körperabwehr zirkuliert, bei den Kindern noch unzureichend ist, kann die Invasion der exogenen pathogenen Faktoren in die Körperoberfläche nicht immer einwandfrei verhindert werden. Die krankmachenden Klimafaktoren (siehe unten), besonders Wind, Hitze, Kälte und Feuchte, können dadurch tief in das Körperinnere eindringen und Krankheiten der *zang-fu*-Organe hervorrufen.

Milz *(pi)*

- Produziert das Blut aus der Nahrung
- Kontrolliert die Umwandlung und Beförderung der Körperflüssigkeiten
- Herrscht über die Muskeln und hält die Organe an ihrem Ort
- Beherbergt die Gedankenkraft
- Öffnet sich im Mund
- Manifestiert sich in den Lippen

Die Milz und ihr gekoppeltes Organ Magen werden oft bei Kindern aufgrund fehlerhafter Ernährung befallen. Dies führt zu einer *yin-yang*-Disharmonie und Störungen des *qi*- und Blut-Flusses, die sich in Bauchschmerzen, Blähungen, Erbrechen, Durchfall oder Verstopfung äußern.

Niere *(shen)*

- Produziert und speichert *jing* (Essenz)
- Kontrolliert den Wasserhaushalt des Körpers
- Herrscht über die Knochen
- Beherbergt die Willenskraft
- Öffnet sich in den Ohren
- Manifestiert sich im Kopfhaar

Nieren-*jing* (Essenz) ist die Grundmaterie für den Aufbau des Körpers und für den Fortbestand des Lebens. *jing* existiert in zwei Formen: Die erste große Form ist angeboren und stellt das sexuelle vorgeburtliche *jing* dar. Sie ist unersetzbar und dient dem Körperwachstum und der Reproduktion. Die zweite kleine Form ist erworben und stellt das nachgeburtliche *jing* dar. Sie wird vom reinsten Teil der Nahrung gebildet und vom reinsten Teil der Atmung unterstützt. Sie ist daher ersetzbar. Wenn das Kind mit reichlichem vorgeburtlichem *jing* zur Welt kommt, zeigt es bei den Wechsel- und Dampfphasen (siehe unten) wenig oder kaum Beschwerden wie Fieber, Durchfall, Erbrechen, Unruhe, vermehrtes Schreien. Wenn aber das vorgeburtliche *jing* währenddessen ungenügend ist, antwortet das Kind mit stärkeren Reaktionen.

Die Niere des Kindes befindet sich noch in einem unreifen Zustand. Durch angeborene oder erworbene Störungen der Niere infolge Versorgungsmangels werden die Knochen und das Knochenmark nicht ausreichend ernährt, was das Wachstum des Kindes beeinträchtigt.

Leber *(gan)*

- Speichert das Blut
- Bewahrt den freien Fluss von *qi* und Blut
- Herrscht über die Sehnen
- Beherbergt die himmlische Seele *hun*
- Öffnet sich in den Augen
- Manifestiert sich in den Nägeln

Das Leber-*yang* befindet sich häufig im Übermaß und kann dadurch Konvulsionen und Zuckungen hervorrufen. Das Leber-*yin* wird bei Störungen der Niere oft in Mitleidenschaft gezogen. Es entsteht eine Verzögerung des Muskel- und Sehnenaufbaus, was in schweren Fällen zu einem Gesamtbild von Muskelatrophie und Knochendeformierung führen kann.

Perikard *(xinbao)*

- Umhüllt und schützt das Herz vor krankmachenden Faktoren
- Unter den *zang*-Organen spielt das Perikard nur eine untergeordnete Rolle und unterliegt der Kontrolle des Herzens

1.4.2 Sechs *fu*-Organe

Zu den sechs *fu*-Organen zählen Dünndarm, Dickdarm, Magen, Gallenblase, Blase und Drei-Erwärmer. Der Drei-Erwärmer stellt die drei Etagen des Körpers dar und umfasst den oberen Erwärmer (oberhalb des Zwerchfells), den mittleren Erwärmer (zwischen Zwerchfell und Nabel) und den unteren Erwärmer (unterhalb des Nabels). Die hohlen *fu*-Organe liegen im

Vergleich zu den *zang*-Organen oberflächlicher und gehören deshalb zu *yang*. Sie sind zuständig für die Aufnahme, Aufbewahrung, Beförderung und Ausscheidung von Substanzen, die von den *zang*-Organen hergestellt, gespeichert, umgewandelt und dann in den *fu*-Organen aufgenommen, gelagert, unbrauchbar gemacht und am Ende der Verarbeitungsphase aus dem Körper ausgeschieden werden.

Dünndarm *(xiaochang)*

- Ist mit dem *zang*-Organ Herz gekoppelt
- Trennt die vom Magen zerkleinerten Nahrungsmittel in einen reinen und einen unreinen Anteil

Dickdarm *(dachang)*

- Ist mit dem *zang*-Organ Lunge gekoppelt
- Nimmt die aus dem Dünndarm stammenden unreinen Nahrungsmittel auf und scheidet sie als Stuhl aus dem Körper aus

Magen *(wei)*

- Ist mit dem *zang*-Organ Milz gekoppelt
- Nimmt die Nahrungsmittel auf und zerkleinert sie. Außerdem leitet er das durch die Zerkleinerung und Fermentation der Nahrungsmittel entstandene *qi* (Gas) in die Lunge.

Blase *(pangguang)*

- Ist mit dem *zang*-Organ Niere gekoppelt
- Nimmt die von der Niere eliminierten Flüssigkeiten auf und scheidet sie als Urin aus dem Körper aus

Gallenblase *(dan)*

- Ist mit dem *zang*-Organ Leber gekoppelt
- *dan* ist gleichzeitig ein außerordentliches Organ (siehe unten). Es nimmt die aus der Leber stammende Gallenflüssigkeit auf und setzt sie in den Dünndarm frei, um die Verarbeitung von Nahrungsmitteln zu unterstützen. Unter den *fu*-Organen ist *dan* das sauberste.

Drei-Erwärmer *(sanjiao)*

- Ist mit dem *zang*-Organ Perikard gekoppelt
- Reguliert die Körperwärme durch Umwandlung der Körperflüssigkeiten *(jin ye)* in den drei Erwärmern

1.4.3 Sechs außerordentliche Organe

Zu den sechs außerordentlichen Organen zählen Gehirn und Mark, Knochen, Blutgefäße, Gallenblase und Gebärmutter. Sie haben sowohl die Funktion eines *zang*-Organs als auch die eines *fu*-Organs.

Anatomisch betrachtet sind sie so strukturiert, dass sie wie die *fu*-Organe für die Aufnahme, Aufbewahrung, Beförderung und Ausscheidung von Körpersubstanzen zuständig sind. Gleichzeitig erfüllen sie wie die *zang*-Organe die Funktionen von Produktion, Regulierung, Umwandlung und Speicherung.

Gehirn und Mark

Das Gehirn ist das Meer des Marks. Sie werden beide bereits im Mutterleib gebildet und stammen aus der vererbten Nieren-Essenz *(jing)*. Nach der Geburt werden sie vom reinsten Teil der Nahrung ergänzt. Die wesentlichen Aufgaben des Gehirns liegen in der Verarbeitung und Regulierung der Sinnesorgane und Sprache. Das Gehirn ist auch der Sitz des Geistes, der für das Denken und den Verstand zuständig ist. Das Mark ernährt die Knochen und koordiniert sowie kontrolliert die Körperbewegung.

Knochen

Als *fu*-Organe dienen die Knochen der Aufbewahrung des Marks. Als *zang*-Organe sind sie verantwortlich für die Körperbewegung.

Blutgefäße

Überall im ganzen Körper zirkulieren die großen und kleinen Gefäße, deren Wände der Aufbewahrung und Erhaltung des Blutes dienen (*fu*-Funktion). Ihre Elastizität und Beweglichkeit unterstützen die Regulierung der Fließeigenschaft des Blutes.

Gallenblase

Als *fu*-Organ dient die Gallenblase der Aufbewahrung der Gallenflüssigkeit. Als *zang*-Organ kontrolliert sie deren Verteilung und Fließbewegung. Sie unterstützt damit die Verarbeitung der Nahrungsmittel.

Gebärmutter

Als *fu*-Organ dient die Gebärmutter der Aufbewahrung des Fetus. Als *zang*-Organ reguliert sie die Menstruation.

1.5 Pathogene Faktoren, die Krankheiten verursachen

1.5.1 Klassifizierung der pathogenen Faktoren

Pathogene Faktoren rufen Krankheiten beim Menschen hervor. Im Buch „*Huangdi Nejing*“ (Innerer Klassiker des Gelben Kaisers) werden die pathogenen Faktoren nach *yin*- und *yang*-Kriterien eingeteilt.

In der Han-Dynastie ordnete der Arzt Zhang Zhongjing (150–219) in seinem Werk „*Shanghanlun*“ (Abhandlung über kälteinduzierte Krankheiten) die pathogenen Faktoren in drei Gruppen ein:

- Die krankmachenden Faktoren betreffen die Meridiane und Kollateralen und verletzen die inneren Organe.
- Die Extremitäten und die neun Körperöffnungen sind durch Stase betroffen. Die Krankheiten haben ihren Ursprung an der Oberfläche und an der Haut.
- Traumen mit Verletzungen, Frakturen, Tier- und Insektenbisse.

In der Song-Dynastie teilte Chen Wuze in seinem im Jahr 1174 verfassten Werk „*Sanyin Jiyi Bingzheng Fanglun*“ (Abhandlung über die dreifache Ätiologie der Krankheiten) die Krankheitsursachen in drei Kategorien ein:

- Die exogenen Faktoren: sechs pathogene äußere Klimafaktoren (Wind, Kälte, Hitze, Feuchte, Trockenheit, Feuer) dringen in den Körper ein
- Die endogenen Faktoren: sieben abnorme Emotionen (Freude, Zorn, Trauer, Sorge, Kummer, Angst, Schreck) können innere Krankheiten verursachen
- Die non-endoexogenen Faktoren: unkorrekte Ernährung, traumatische Schäden mit Frakturen, Prellungen, Verletzungen oder Schäden durch Tiere und Insektenbisse

Heutzutage werden die pathogenen Faktoren in verschiedene Kategorien klassifiziert, wie exogene Klimafaktoren, Infektions- und Parasitenkrankheiten, Vergiftungen, emotionale endogene Faktoren, falsche Ernährung, körperliche und psychische Überlastung und traumatische Erkrankungen.

1.5.2 Sechs pathogene Klimafaktoren

Es gibt sechs Klimafaktoren, die unter bestimmten Bedingungen Krankheiten verursachen können: Wind, Kälte, Hitze, Feuchte, Trockenheit und Feuer.

Wie bei Erwachsenen erkrankt das Kind je nach Jahreszeit an bestimmten Wettererkrankungen:

- Im Frühjahr erkrankt es meist an Windkrankheiten
- Im Sommer erkrankt es an Hitzekrankheiten
- Im Spätsommer erkrankt es an Feuchtekrankheiten
- Im Herbst erkrankt es an Trockenheitskrankheiten
- Im Winter erkrankt es an Kältekrankheiten

Jeder der sechs äußeren Faktoren kann für sich genommen Krankheiten herbeiführen. Er kann aber auch Kombinationen mit anderen Klimafaktoren eingehen. Die Kombination von Wind-Kälte, Wind-Hitze oder Wind-Feuchte kann z. B. eine Erkältung hervorrufen. Einmal in den Körper eingedrungen, können die übertriebenen Klimafaktoren ihre Eigenschaften umwandeln. Kälte kann sich in Hitze umwandeln, die Faktoren Sommer-Hitze oder Herbst-Feuchte können sich in Trockenheit umändern.

Bakterien, Viren, Parasiten oder physische und chemische Stoffe gehören zu anderen exogenen Faktorengruppen, die Krankheiten hervorrufen können.

Alle diese Faktoren stammen von außen und dringen durch die Haut, die Körperöffnungen (Mund, Nase, Ohren, Auge usw.) in den Körper ein. Die von ihnen verursachten Krankheiten werden als exogene Krankheiten bezeichnet.

Die drei Komponenten Feuer, Wärme und Hitze haben das gleiche Wesen und unterscheiden sich nur durch das Ausmaß des Temperaturgrades. Das Feuer ist die höchste Stufe der Temperaturskala.

Aus pathophysiologischer Sicht wird das Feuer in zwei Formen eingeteilt:

- Physiologisches Feuer: das vitale Wahre-*qi (zhen qi)* des Körpers (siehe oben).
- Pathogenes Feuer: Die pathogene Hitze in extremem Ausmaß wandelt sich in Feuer um. Die Klimafaktoren Wind, Kälte, Hitze, Feuchte und Trockenheit können sich ebenfalls nach dem Eindringen in das Körperinnere in Feuer umwandeln. Außerdem können sich Dysfunktionen der Organe oder emotionale Störungen in Feuer transformieren.

1.5.3 Sieben Emotionen

Bei den sieben Emotionen handelt es sich um Freude, Zorn, Trauer, Sorge, Kummer, Angst und Schreck. Unter allgemeinen Umständen und in normalem Maß verursachen diese Emotionen keine Krankheiten. Wenn sie sich aber im Übermaß befinden, z. B. zu plötzlich und heftig auftreten oder über einen langen Zeitraum persistieren, was die Anpassungsfähigkeit und Erträglichkeit des Kindes überschreitet, dann verursachen sie Funktionsstörungen der *zang-fu*-Organe und des Körper-*qi* und werden pathogen.

Beziehung zwischen Emotionen und Organen Im „*Huangdi Neijing Suwen*" (Innerer Klassiker des Gelben Kaisers, Elementare Fragen) heißt es:

> *„Der Mensch besitzt fünf Organe. Mit ihren fünf Organ-qi führen sie fünf Emotionen Freude, Ärger, Trauer, Kummer und Angst herbei."*

Jede Emotion weist eine Beziehung zu einem bestimmten Organ auf und kann auf die Organfunktion Einfluss ausüben: Freude oder Erregung beeinflusst das Herz, Ärger oder Zorn beeinflusst die Leber, Sorge oder Grübeln die Milz, Trauer die Lunge, Angst die Niere, Kummer beeinflusst die Milz und Lunge und Schreck die Niere und das Herz.

Bei der Entstehung von Krankheiten unterscheiden sich die sieben Emotionen von den sechs exogenen pathogenen Faktoren: Die sechs pathogenen Klimafaktoren dringen von der Umwelt aus durch die Haut, Auge, Nase und den Mund in den Körper ein. Die äußeren Symptome treten als erste Symptome der Krankheit auf. Bei den sieben Emotionen sind bereits während der Anfangsphase der Krankheit Symptome der inneren Organe vorhanden. Man liest im Buch „*Huangdi Neijing Suwen*", Kapitel 5, Folgendes:

> *„Ärger schadet der Leber, Freude schadet dem Herzen, Sorge schadet der Milz, Trauer schadet der Lunge und Angst schadet der Niere."*

Die sieben Emotionen führen nicht nur Krankheiten herbei, sondern können die Krankheitssituation auch verschlechtern. Deshalb wird in der Therapie empfohlen, nicht nur organische und funktionelle Schäden zu beseitigen, sondern auch den Geist zu beruhigen.

1.5.4 Falsche Ernährung

Abnorme Nahrungsaufnahme

Das Kind sollte nicht zu viel und auch nicht zu wenig Nahrungsmittel zu sich nehmen. Sowohl großer Hunger als auch Überfütterung können Krankheiten verursachen:

- Extremer Hunger führt zu Mangel an *qi* und Blut und dann zu einer Schwäche der Körperabwehr, was das Eindringen von exogenen Faktoren in den Körper begünstigt.
- Durch übermäßiges Essen stauen sich die Nahrungsmittel im mittleren Erwärmer und schaden der Milz und dem Magen. Dies äußert sich in einem Blähbauch, Aufstoßen mit üblem Geruch, Appetitlosigkeit, Übelkeit, Erbrechen und Durchfall.

Unhygienisches Essen

Unhygienisches Essen führt zu gastrointestinalen Erkrankungen mit Symptomen wie Bauchkoliken, Durchfall und Erbrechen. In schweren Fällen kommt es zu einer ernsthaften *yang*-Leere und einem Mangel an Körperflüssigkeiten.

Einseitiges Essen

Einseitiges Essen führt zu Störungen von *yin* und *yang* und schwächt damit die Körperabwehr. Beispielsweise führt Essen von zu viel Rohkost oder zu vielen Nahrungsmitteln mit kühler Eigenschaft zu einer Schädigung des *yang* im mittleren Erwärmer. Umgekehrt verursacht übermäßige Aufnahme von heißen Nahrungsmitteln Magen-Hitze. Zu viel Fett begünstigt die Bildung von Karbunkeln und Furunkeln.

Zu viel Essen einer der fünf Geschmacksrichtungen (sauer, bitter, süß, scharf und salzig) kann ebenfalls Krankheiten herbeiführen. Man liest im „*Huangdi Neijing Suwen*", Kapitel 3, sinngemäß Folgendes:

- Zu viel Saures führt zu übermäßigem Leber-*qi*, einer Störung des Herz-*qi* sowie Erschöpfung des Milz-*qi*
- Zu viel Salziges führt zu einem Mangel an Knochen-*qi*, einer Störung des Leber-*qi* mit Muskeldysfunktion sowie Senkung des Herz-*qi*
- Zu viel Süßes führt zu einem Stau des *qi* im mittleren Erwärmer und verursacht eine Störung des Lungen-*qi* mit Atembeschwerden durch Schleim sowie eine Disharmonie des Nieren-*qi*
- Zu viel Bitteres beeinträchtigt die Zirkulation des Herz-*qi* und führt zu einer Erschöpfung des Milz- und Magen-*qi* sowie einer Störung des Lungen-*qi*
- Zu viel Scharfes führt zu einer Beeinträchtigung der Atmungsfunktion, Störung des Leber-*qi* mit schlaffen Muskeln und Sehnen sowie einer Schwäche der Nieren-Essenz und des Geistes-*qi*

1.5.5 Andere Krankheitsursachen

- Infektionen: Bakterien, Viren und Parasiten können Krankheiten verursachen. Langanhaltende Erkrankungen, körperliche und geistige Belastungen können zu einer Körperabwehrschwäche führen, was das Eindringen von Bakterien und Viren in den Körper erleichtert.
- Traumen mit Prellungen, Frakturen, Verletzungen
- Tier- und Insektenbisse

Das Immunsystem des Neugeborenen wird in den ersten Wochen und Monaten nach der Geburt durch die Antikörper der Mutter geschützt. Dabei wird es durch eine korrekte, ausgeglichene Stillung bzw. Ernährung wesentlich unterstützt. Ohne dies kann das Kind leicht erkranken. Erst nach 6–8 Jahren kann sich seine eigene Körperabwehr ausreichend entwickeln, um selbst die Krankheitsursachen zu bekämpfen.

1.6 Entwicklungsphasen bei Kindern nach der TCM

1.6.1 Entwicklungsphasen nach Sun Simiao

In der altchinesischen medizinischen Literatur, besonders im Werk „*Qianjin Yaofang*" (Rezepte, die tausend Goldmünzen wert sind) des berühmten Arztes Sun Simiao in der Tang-Dynastie (618–907), werden die Entwicklungsphasen eines Kindes wie folgt beschrieben:

- Das Neugeborene ist schwach und zart
- Nach zwei Monaten: die Pupillen haben sich ausreichend entwickelt, das Kind kann lachen und seine Eltern von Fremden unterscheiden
- Nach drei Monaten: das Konzeptionsgefäß *renmai* hat sich ausreichend entwickelt, das Kind kann sich umdrehen
- Nach sechs Monaten: das Kreuzbein hat sich ausreichend entwickelt, das Kind kann sitzen
- Nach acht Monaten: die Handknochen haben sich ausreichend entwickelt, das Kind kann kriechen
- Nach zehn Monaten: die Knochen und das Mark haben sich ausreichend entwickelt, das Kind kann aufstehen
- Nach zwölf Monaten: die Hinterhauptknochen, die Kniescheibe und die Beinknochen haben sich ausreichend entwickelt, das Kind kann gehen

1.6.2 Wechselphasen und Dampfphasen

Ab der Geburt werden alle Entwicklungsphasen des Kindes von einem reinen primären *yang* (Quell-*yang*) geleitet. Sie bestehen aus mehreren Wechsel- und Dampfphasen.

- Wechsel deutet auf das Heranreifen der fünf *zang*-Organe Herz, Lunge, Niere, Milz und Leber sowie auf die Entfaltung der psychischen Empfindung und des Verstandes hin.
- Dampf ist die Folge der Ausdünstung der *fu*-Organe Dünndarm, Dickdarm, Blase, Magen und Gallenblase und wird durch Fieber ausgelöst. Im Lauf des Wachstums kann eine kurzfristige *yin-yang*-Disharmonie auftreten, die nach 1–2 Tagen ohne Behandlung zurückgeht.

Anzeichen während der Wechsel- und Dampfphasen sind Fieber, Schwitzen, Durchfall, Schwellung mit weißer Verfärbung bzw. weißen Querstreifen der Oberlippe (ggf. auch der Unterlippe). Die Wechselphasen treten alle 32 Tage, die Dampfphasen alle 64 Tage auf.

Das Zusammenspiel zwischen den Wechsel- und Dampfphasen gehört zum normalen Wachstum des Kindes und wird nicht als pathologisch betrachtet. Wenn aber das Kind währenddessen nicht richtig versorgt wird, erkrankt es schnell.

Das *zang*-Organ Perikard und sein gekoppeltes *fu*-Organ besitzen bei Kleinkindern in den frühen Phasen noch keine klaren Formen. Sie haben während der Wechsel- und Dampfphasen keine große Bedeutung und werden deshalb nicht erwähnt.

Die Körperwärme eines gesunden Säuglings stammt in ersten Line aus drei physiologischen Quellen: Herz, Niere und Leber. Sie sorgt dafür, dass sich das Kind lebhaft verhält und reagiert. Durch eine Schwäche des Körper-*qi*, der Körperabwehr oder durch fehlerhafte Ernährung kann das Kind an allerlei Erkrankungen leiden. Die exogenen pathogenen Klimafaktoren können z. B. von der Körperoberfläche tief in das Körperinnere eindringen und die *zang-fu*-Organe befallen. Die Bildung von Schleim durch Feuchte und Hitze kann zu Blockaden der *qi*- und Blut-Zirkulation führen und Schmerzen, Schwellung und Lähmungserscheinungen verursachen.

Krankheiten entwickeln sich bei Kindern oft sehr rasch, ebenso die Symptome. Erkrankungen durch Wind-Kälte können sich z. B. schnell in Wind-Hitze umwandeln, oder Verdauungsstörungen mit Durchfall können Störungen der *yin-yang*-Harmonie mit Bewusstseinsverlust herbeiführen.

2 TCM-Diagnose bei Kindern

Bei Kindern sind anatomische Konstitution und physiologische Funktion noch in unreifem Zustand. Die kindliche Haut, die Muskeln und die Knochen sind noch zart. Es ist nicht immer einfach, bei der Untersuchung eines kranken Kindes zu einer schnellen und richtigen Diagnose zu kommen. Außerdem ist das Kind möglicherweise noch nicht in der Lage, die ihm gestellten Fragen über seine Krankheit zu beantworten. Es kann auch keine genauen Angaben über die Lokalisation, Modalität oder Häufigkeit seiner Beschwerden machen. Darüber hinaus ist der Puls des Kindes sehr klein, kurz und schwer zu tasten.

Die TCM verlangt keine zusätzlichen Diagnosegeräte. Infolgedessen muss der TCM-Kindertherapeut eine Reihe von speziellen Untersuchungsmethoden durchführen, um so viele Informationen über die Krankheit zu sammeln wie möglich. Für die Diagnostik stehen ihm folgende Verfahren zur Verfügung:

- Befragen
- Betrachten, besonders das Betrachten der Zunge
- Hören
- Riechen
- Tasten, besonders das Tasten des Pulses

2.1 Befragen

Informationen über die Symptome sowie die Entstehung und Entwicklung der Erkrankung können in vielen Fällen dabei helfen, eine Diagnose zu stellen. Der Therapeut erlangt sie meist von den Begleitern des Kindes (Mutter, Vater usw.).

Fragen nach Kälte, Hitze und Schwitzen

- Frische Anzeichen von Fieber, Kälteempfindlichkeit, wenig oder ohne Schwitzen, Vorliebe für Wärme: meist akute Erkältung vom Wind-Kälte-Typ
- Frische Anzeichen von Fieber mit Abneigung gegen Wärme, starkes Schwitzen: meist akute Erkältung vom Wind-Hitze-Typ
- Chronischer Krankheitszustand, Nachmittagsfieber, spontanes Schwitzen mit warmem Schweiß, warme Handflächen und Fußsohlen: *yin*-Mangel
- Chronische Krankheit, spontanes Schwitzen von kaltem Schweiß, schnelles Frieren: *yang*-Mangel
- Warme Handinnenflächen: oft bei Erschöpfungszustand, Verdauungsstörung oder bei inneren Erkrankungen
- Erkrankungen mit warmen Fußsohlen sind meist vom Hitze-Typ
- Erkrankungen mit kalten Unterschenkeln sind meist vom Kälte-Typ

Fragen nach dem Essen und Trinken

- Vorliebe für warme Getränke oder Essen: meist Kälte-Syndrom
- Vorliebe für kalte oder kühle Getränke oder Essen: meist Wärme-Syndrom

- Kein Durst, übermäßige Speichelabsonderung, Vorliebe für warme Getränke und Essen: Kälte-Syndrom
- Appetitlosigkeit, Völlegefühl, Verstopfung, übelriechendes Aufstoßen: Nahrungsstau
- Heißhunger trotz viel Essen: Magen-Hitze (Vorsicht: auf Diabetes mellitus und Schilddrüsenüberfunktion achten)
- Durst mit Verlangen nach kaltem Wasser: Übermaß an Hitze
- Kein Durst, übermäßige Speichelabsonderung, warme Getränke: Übermaß an Kälte im Körper

Fragen nach der Miktion und dem Stuhlgang

- Gelber, riechender Urin: Hitze im Übermaß
- Verminderte Harnausscheidung, kaltes Gefühl im Rücken und in den Extremitäten: Krankheit mit Leere-Zustand
- Miktion mit schwachem Strahl, Bettnässen mehrmals in der Nacht, Erschöpfung, weicher Stuhl, blasse Hautfarbe: Miktionsstörung durch Milz-*qi*-Leere
- Grün verfärbter Stuhl: Verdauungsstörungen
- Verstopfung mit hartem, dunkelgelbem und übelriechendem Stuhl: Hitze-Zustand, meist Hitze im Dickdarm

Fragen nach Schmerzen

- Schmerzen mit Abneigung gegen Druck und Massage: Krankheit im Fülle-Zustand
- Schmerzen, die sich durch Druck und Massage verbessern: Krankheit im Leere-Zustand
- Kopfschmerzen, besonders an den Schläfen, mit oder ohne Fieber, Schnupfen: Erkältung durch pathogene Klimafaktoren
- Spannungskopfschmerzen mit Schwindel, Augenrötung: meist Leber-Feuer
- Kopfschmerzen nur abends: Zeichen von Blut-Leere
- Oberbauchschmerzen, Völlegefühl, saures Aufstoßen: Nahrungsstau im Magen
- Oberbauchschmerzen, die sich nach dem Essen oder bei Massage verstärken, Vorliebe für Kälte, Abneigung gegen Wärme: Beschwerden vom Hitze-Fülle-Typ
- Oberbauchschmerzen, die sich nach dem Essen oder bei Massage bessern, Vorliebe für Wärme, Abneigung gegen Kälte: Beschwerden vom Kälte-Leere-Typ

2.2 Betrachten

2.2.1 Betrachten der Haut

Jedes Organ des Körpers ist einer Hautfarbe zugeordnet. Normalerweise zeigt die Haut des Kindes eine frische, leichte Rosafarbe. Eine Farbabweichung von der Norm kann auf Krankheiten oder Störungen der inneren Organe hindeuten.

Rot – die Farbe des Herzens

Die rote Farbe stellt die Farbe des Herzens dar. Sie entspricht der Komponente Feuer und ist ein Anzeichen von Hitze im Übermaß, von Fieber oder Mangel an *yin*.

- Rote Gesichtsfarbe mit Fieber, Kopfschmerzen, Schnupfen: Anzeichen von Erkältung durch Wind-Hitze

- Rote, überwärmte und geschwollene Fontanelle: Stau von Schleim und Hitze, Gefahr von Fieberkrämpfen
- Rote Wangen am Abend: deutet auf *yin*-Mangel hin
- Blaurote Farbe am Punkt *yintang* (Stempelhalle, zwischen den medialen Augenbrauenenden): kann bei Fieber oder Panikangst beobachtet werden
- Sichtbare rote Gefäße am Punkt *yintang* (Stempelhalle): Hitze im Herzen oder in der Lunge
- Rote Stirn: Invasion von Wind-Hitze in das Herz mit Schlafstörungen und Angstzuständen
- Rote Stelle am Punkt *shangen* (Bergwurzel, auf der Nasenwurzel zwischen den medialen Augenwinkeln): kann bei Nachtschreien beobachtet werden

Gelb – die Farbe der Milz

Die gelbe Farbe stellt die Farbe der Milz dar. Sie entspricht der Komponente Feuchtigkeit und ist ein Anzeichen von Übermaß oder Stau von Nässe und Feuchte mit Bildung von Schleim.

- Hellgelbe Hautfarbe: Übermaß an Feuchte-Hitze; man spricht von der *yang*-Gelbe
- Dunkelgelbe Hautfarbe: Übermaß an Feuchte-Kälte; man spricht von der *yin*-Gelbe
- Gelbliche und trockene Haut an der Stirn: *yin*-Leere mit spontanem Schwitzen
- Gelbgrüne Farbe am Punkt *yintang* (Stempelhalle): Stau von Wind und Feuchte

Weiß – die Farbe der Lunge

Weiß stellt die Farbe der Lunge dar. Sie entspricht der Komponente Trockenheit und zeichnet sich durch einen Mangel an *qi* mit Erschöpfung und erschwertem Atmen aus.

- Blasses Gesicht mit blassen Lippen und blassen Fingernägeln: Mangel an Blut oder Leere-Kälte
- Blasse Haut mit starker Müdigkeit, Antriebslosigkeit, Abneigung gegen Kälte: *yang*-Mangel
- Blasse Lippen mit Luftnot und Abneigung gegen Kälte: übermäßige Kälte in der Lunge

Grün oder zyanotisch/blau – die Farbe der Leber

Dies stellt die Farbe der Leber dar. Sie entspricht der Komponente Wind und drückt Symptome von Schmerzen, Krämpfen und Blut-Stauung aus.

- Zyanotische Farbe des Gesichts und der Lippen: Erkrankungen durch Wind-Kälte oder durch Blut-Mangel
- Zyanotische Farbe am Punkt *yintang* (Stempelhalle): innere Unruhe, Angstzustände
- Zyanotische Farbe am Punkt *shangen* (Bergwurzel): die Leber befindet sich im Übermaß und unterdrückt die Milz mit Anzeichen von Durchfall
- Blaugrüne Gefäße der Haut an beiden Bauchseiten: Verdauungsstörung, Unterernährung, Milz-Leere mit Durchfall

Schwarz – die Farbe der Niere

Schwarz ist die Farbe der Niere. Sie entspricht der Komponente Wasser und ist der Ausdruck von Störungen durch Kälte und Nässe.

- Schwarzgrüne oder schwarzblaue Farbe der Haut: Anzeichen von akuten und schweren Störungen der Niere, bei denen auch die Leber in Mitleidenschaft gezogen ist
- Dunkler werdende Gesichtsfarbe mit Bauchschmerzen, Erbrechen und Durchfall: Zeichen von Störungen der Niere, wird häufig bei Arzneimittel- oder Lebensmittelvergiftung beobachtet
- Schwarze Ringe um die Augenhöhle: Nieren-Mangel oder Übermaß an Schleim und Nässe

2.2.2 Betrachten des Körpers

Das Betrachten verschiedener Körperpartien des Kindes sowie dessen Haltung und Bewegung kann in vielen Fällen Rückschlüsse auf den Krankheitszustand ergeben.

- Gesunde Kinder zeigen in wachem Zustand oder beim Schlafen geöffnete Hände. Geballte Hände werden bei ängstlichen Kindern beobachtet oder sind Vorzeichen von Krampfanfällen.
- Das Kind liegt gern auf dem Rücken mit gestreckten Beinen: meist Hitze-Syndrom
- Das Kind liegt gern auf dem Bauch mit gekrümmten Armen und Beinen: meist Kälte-Syndrom
- Der Bauch ist gebläht und druckempfindlich, dabei Verstopfung: Milz-Fülle-Erkrankungen
- Das Kind will sich nicht bewegen, dabei Appetitlosigkeit, Völlegefühl, breiiger Stühle: Milz-Leere-Erkrankungen
- Rektumprolaps (Mastdarmvorfall) mit ausladendem Bauch: sinkendes Milz-*qi* (die Milz ist nicht in der Lage, die Organe an ihrem Platz zu halten)
- Das Kind kann nicht aufstehen und zeigt gleichzeitig einen verzögerten Fontanellenschluss sowie ein verzögertes Zahnen: Entwicklungsretardierung

2.2.3 Betrachten der Sinnesorgane des Kindes

Betrachten der Zunge

Das Herz öffnet sich in der Zunge, besonders in der Zungenspitze, kontrolliert das Blut und die Blut-Zirkulation, herrscht über die Blutgefäße und manifestiert sich im Gesicht, besonders in der Gesichtsfarbe.

Die Zunge des Kindes ist charakterisiert durch eine Reihe von Faktoren wie Aussehen, Konsistenz und Mobilität. Die normale Zunge soll eine frische, helle, rosa Farbe zeigen. Eine dünne Feuchtigkeitsschicht verteilt sich auf der ganzen Zungenoberfläche. Je nach Veränderung der Eigenschaften an bestimmten Stellen der Zunge kann man die betroffenen bzw. kranken Funktionskreise erkennen. Für die klinische Diagnose werden die Veränderungen der Zunge in Bezug auf Farben, Formen und Beläge beurteilt.

Zungenform

- Vergrößerte und rote Zunge mit Zahnabdrücken an den Zungenrändern: Anzeichen von *yin*-Leere
- Schmale und dünne Zunge: Mangel an *qi* und Blut
- Frische Risse an der Zungenoberfläche: Hitze-Zustand, meist durch *yin*-Leere. Die Risse werden auch bei Erkrankungen mit hohem Fieber und Verlust von Körpersäften beobachtet. Alte Risse sind Folgen von alten Erkrankungen. Sie haben keine klinische Bedeutung mehr.
- Geschwollene Zunge mit Geschwüren, warmes Körpergefühl: Fülle-Hitze der Milz und des Herzens
- Geschwollene Zunge mit Geschwüren, kaltes Körpergefühl: Milz- und Magen-Leere
- Geschwollene und steife Zunge: wird bei Kinderkonvulsion beobachtet

Zungenfarbe

- Blasse Zungenfarbe: Blut-Leere, übermäßige Kälte oder *yang*-Leere
- Gelbliche Zunge: Anzeichen von Milz-Leere
- Hellrote Zunge: übermäßige Hitze; bei roter Zungenspitze: Herz-Hitze
- Blaurote Zunge: Zeichen von Blut-Stau; bei blauroter Zungenspitze: Blut-Stau im Herzen
- Dunkelrote Zunge: Hitze in Fülle mit Übergang einer *qi*-Störung zu einer Störung des Blutes oder der Körpersäfte, tritt häufig bei Infektionskrankheiten auf

Zungenbelag

Der Zungenbelag ist die äußere Manifestation des Magen-*qi*. Seine innere Bedeutung liegt in den tief gelegenen *zang-fu*-Organen. Jede normale Zunge soll von einem dünnen, klaren Belag bedeckt sein (dünn und klar bedeutet, dass man den Zungenhintergrund erkennen kann). Im Fall von Erkrankungen ändert sich der Belag hinsichtlich Farbe, Dicke und Feuchtigkeit.

- Weißer Belag ist ein typisches Anzeichen von einem übermäßigen Kälte- oder Leere-Zustand:
  - Weißer und dünner Belag: Erkältung durch Wind-Kälte
  - Weißer und schleimiger Belag: Stau von Feuchte und Schleim im Körperinneren *(li)*
  - Weißer, dicker, schmutzig aussehender und leicht abwischbarer Belag: Nahrungsstau
- Gelber Belag ist ein typisches Anzeichen von einem übermäßigen Hitze-Zustand (je gelber, desto mehr Hitze):
  - Gelber und dünner Belag: Erkältung durch Wind-Hitze
  - Gelber, dicker und trockener Belag: Magen-Hitze mit Verlust von Körpersäften
- Schwarzer Belag spricht für schwere Erkrankungen im Körperinneren *(li)*:
  - Schwarzer Belag bei sehr roter Zunge: starke Hitze verletzt das *yin*
  - Schwarzer und trockener Belag bei trockener Zunge: starke Hitze mit starkem Verlust der Körpersäfte

In der klinischen Untersuchung muss die Zunge in ihrer Ganzheit betrachtet werden. Dabei muss die Beurteilung von Zungenform, -farbe, -konsistenz und -belag immer parallel verlaufen.

Die Zungendiagnose ist bei Kleinkindern kaum möglich. Sie wird meist erst bei Kindern ab dem 3./4. Lebensjahr durchgeführt.

Betrachten der Ohren

Die Niere öffnet sich in den Ohren, herrscht über die Knochen und manifestiert sich im Kopfhaar.

- Rote Ohren mit Hitzegefühl: verursacht durch die pathogenen Klimafaktoren Wind-Kälte oder Wind-Hitze
- Rötung, Schwellung und stechende Schmerzen im Ohr, ggf. mit eitrigem Sekretabfluss: Anzeichen von Fülle-Hitze durch eine akute Mittelohrentzündung (meist im Anschluss an eine Erkältung mit Schnupfen)
- Gelbliche Ohren mit Zähneknirschen während des Schlafs: Nieren-*qi*-Störung
- Schwarz werdende Ohrenfarbe: Anzeichen von übermäßiger Kälte in der Niere

Betrachten der Nase

Die Lunge öffnet sich in der Nase, befehligt die Atmung und manifestiert sich in der Haut und Körperbehaarung.

- Rote und trockene Nasenlöcher: Anzeichen von übermäßiger Hitze, besonders Lungen-Hitze
- Gerötete und angeschwollene Nase mit Nasenverstopfung: Anzeichen von Erkältung durch Invasion von pathogenen Klimafaktoren
- Weiß-blasse Nase: übermäßige Kälte in der Lunge
- Schnupfen mit klarem, dünnflüssigem Nasensekret: Erkältung durch Wind-Kälte
- Schnupfen mit gelbem, trübem Nasensekret: Erkältung durch Wind-Hitze

Betrachten der Augen

Die Leber öffnet sich in den Augen, speichert das Blut und bewahrt die freie Blutversorgung.

- Rötung und Schwellung mit starker Sekretion der Augenbindehaut: Fülle-Hitze
- Rote Verfärbung der Skleren (Lederhaut): Herz- und Leber-Hitze oder Invasion der exogenen Klimafaktoren Wind und Hitze
- Grüne Verfärbung der Skleren: physiologisch bei 20% der Kleinkinder bis zum 5. Lebensjahr, pathologisch bei Leber-Wind-Hitze mit Panikangst
- Gelbe Verfärbung der Skleren: Stau von Feuchte und Hitze in der Milz, die sich in die Leber ausbreiten

Betrachten des Mundes und der Lippen

Die Milz öffnet sich im Mund, produziert das Blut aus der Nahrung, herrscht über die Muskeln und manifestiert sich in den Lippen. Die Milz steht mit dem Magen in *biao-li*-Beziehung (Außen-Innen-Beziehung). Der normale Mund ist rosafarben und etwas feucht.

- Trockener Mund: meist Milz-Hitze
- Blasser Mund: Leere-Kälte
- Zyanotischer (blauer) Mund: Blut- und *qi*-Leere oder Milz-Kälte, wenn zusätzlich noch Bauchschmerzen und Appetitlosigkeit vorliegen
- Blasse Lippen: Magen-Kälte oder Milz-*qi*- und Blut-Leere
- Gelbliche Lippen mit Mundgeruch: Milz-Stau
- Hellrote Lippen: Magen-Hitze
- Dunkelrote Lippen: Leere-Hitze in der Lunge oder Hitze im Inneren *(li)* mit Angst und Schlafstörungen
- Weiße, geschwollene und mit Querstreifen versehene Oberlippe (ggf. auch Unterlippe): während der Wechsel- und Dampfphase zu beobachten
- Geschwollenes, rotes und schmerzhaftes Zahnfleisch: Magen-Hitze
- Trockene Zähne: Mangel an Körpersäften
- Geschwollener, roter und schmerzhafter Rachenring: Lungen- und/oder Magen-Hitze
- Sputum ist gelblich und zäh: Übermaß an Hitze oder Trockenheit
- Sputum ist grün: Übermaß an Kälte
- Klares, dünnflüssiges Sputum: meist Wind-Syndrom
- Blutig tingiertes Sputum: Hitze in der Lunge

2.3 Hören

Die Stimme beim Sprechen, Atmen, Weinen oder Lachen wird durch den Mund und die Nase erzeugt. Sie stammt aus der Lunge und hat ihren Ursprung in der Niere.

- Das Kind verhält sich ruhig, redet wenig: Kälte- bzw. *yin*-Syndrom
- Das Kind ist nervös, redet viel: Hitze- bzw. *yang*-Syndrom
- Das Kind schreit laut und klar bei der Geburt: das Körper-*qi* ist gut und kräftig
- Das Kind schreit leise bei der Geburt: das Körper-*qi* ist schwach
- Leise Stimme, eventuell mit Luftnot: Leere- und/oder Kälte-Symptome
- Plötzlich auftretende heisere Stimme bis Stimmverlust: akute Invasion von Klimafaktoren (Erkältung) oder akute Schleim-Retention
- Lautes und hektisches Schreien: Herz-Hitze oder Panikangst
- Reden oder Weinen mit zittriger Stimme: übermäßige Kälte im Körper
- Weinen, gelegentlich mit lauter Stimme und ohne Tränen: oft Bauchschmerzen
- Das Kind wimmert, bewegt sich nicht und wendet sich ab: übermäßige Milz-Kälte
- Schwache und unterbrochene Atmung: Krankheiten mit Leere-Symptomen
- Kräftige, laute, ggf. schnelle Atmung: Fülle-Syndrom
- Schwache, leise Atmung, eventuell Kurzatmigkeit oder Luftnot: *qi*-Leere
- Laute Hustentöne, dabei zäher Auswurf: Lungen-Hitze
- Kräftiger und lauter Hustenanfall: Fülle-Erkrankung der Lunge
- Das Kind atmet nur mit dem Mund: Nasenverstopfung

2.4 Riechen

Ausströmende Gerüche lassen Rückschlüsse auf den Zustand der Organe zu.

- Saurer, fauler Mundgeruch: Nahrungsstau im Magen
- Erbrechen von unverdauten und übelriechenden Speiseresten: akute Magen-Störungen
- Der Auswurf beim Husten riecht: Lungen-Hitze
- Harter, übelriechender Stuhl: akuter Hitze-Zustand
- Weicher, breiiger, nicht riechender Stuhl: Leere- oder Kälte-Zustand der Milz und/oder der Niere
- Dunkelgelber und riechender Urin: Hitze-Feuchte im Übermaß

2.5 Tasten

Das Betasten als Diagnoseverfahren wird nach dem Alter des Kindes ausgeführt.

- Von der Geburt bis zum 1. Lebensjahr wird das Betasten der Stirn (Stirn-Diagnose) ausgeübt.
- Vom 1. bis zum 3. Lebensjahr wird die Drei-Pässe-Diagnose durchgeführt.
- Vom 3. bis zum 8.–10. Lebensjahr wird die Puls-Diagnose mit einem Finger bevorzugt.
- Ab dem 10. Lebensjahr kann die Puls-Diagnose mit drei Fingern wie bei Erwachsenen angewendet werden.

Die Stirndiagnose und die nachfolgend beschriebene Drei-Pässe-Diagnose basieren zum großen Teil auf dem bekannten Buch „Dinh Ninh tôi hoc mach" („Ich, Dinh Ninh, lerne die Pulsdiagnose") des vietnamesischen TCM-Arztes Le Duc Thiep.

2.5.1 Stirn-Diagnose

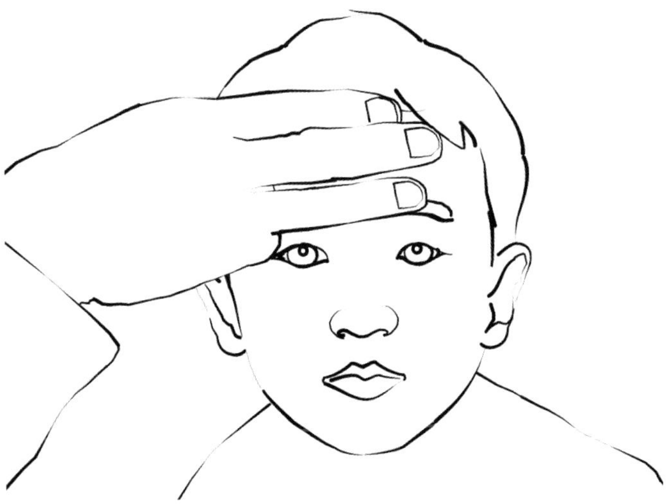

Position der tastenden Finger

- Der Therapeut positioniert seinen Zeige-, Mittel- und Ringfinger dicht nebeneinander und in waagerechter Richtung auf der Stirn des Kindes, so dass sein Zeigefinger direkt unterhalb der Haargrenze und sein Ringfinger oberhalb der Augenbrauen liegen.
- Wenn der Kopf des Kindes auf dem rechten Arm der Mutter liegt, nimmt der Therapeut seine rechte Hand, liegt er auf der linken Seite der Mutter, benutzt er seine linke Hand. Wichtig ist, dass sich sein Zeigefinger immer an oberster Position und direkt an der Stirnhaargrenze befindet.
- Zuerst legt er seine drei Finger ganz sanft auf die Stirn des Kindes, dann drückt er langsam und vorsichtig tiefer. Der Druck soll mittelmäßig sein, nicht zu hart aber auch nicht zu weich, damit er die Veränderungen der Temperatur im Gesicht des Kindes gut wahrnehmen kann.

Normalfall

Der Therapeut spürt an seinen drei Fingern eine gleichmäßige Wärme, die der Wärme der Haut des Gesichts entspricht. Dabei ist es auch wichtig, dass er seine Hände vorher erwärmt.

Pathologische Fälle

- Der Therapeut spürt die Hitze an allen seinen drei Fingern und das Kind hat Schnupfen und Husten: Erkältung durch Invasion von pathogenen Klimafaktoren
- Alle seine drei Finger spüren die Kälte und das Kind hat Fieber, Erbrechen und Durchfall: innere Erkrankung, besonders beim Zustand nach der Invasion von pathogenen Klimafaktoren

- Wenn nur der Zeigefinger die Hitze spürt: Stau von Hitze im Inneren *(li)*
- Wenn der Zeigefinger die Hitze spürt und die zwei anderen Finger die Kälte: Anzeichen von *yin-yang*-Disharmonie mit Hitzegefühl im Oberkörper (vom Thorax aufwärts) und Kältegefühl im Unterkörper (vom Bauch abwärts)
- Wenn nur der Mittel- und Ringfinger die Hitze spüren: Vorzeichen von Kinderkonvulsion

2.5.2 Drei-Pässe-Diagnose (auch Tigermund-Diagnose genannt)

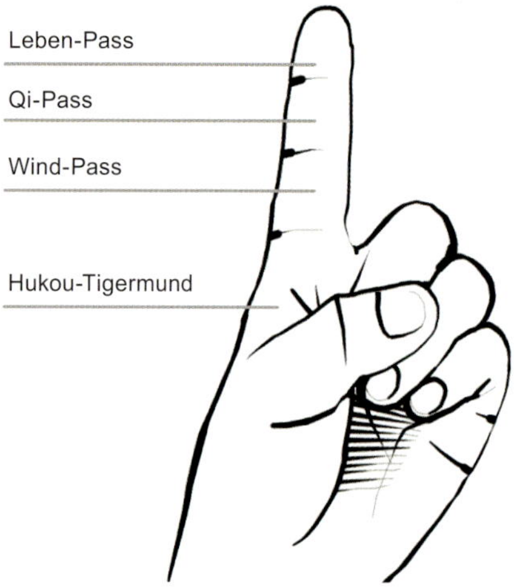

Bei Kleinkindern sind die Zungen- und die Pulsdiagnose sehr schwierig durchzuführen, da Kinder nicht lange im Ruhezustand bleiben können und noch nicht in der Lage sind, gemäß den Anforderungen des Therapeuten mitzuwirken. Bei ihnen wird die Diagnose durch die Betrachtung der oberflächlichen kleinsten venösen Gefäße (Venolen) am Zeigefinger gestellt. Man nennt diese Methode die Drei-Pässe-Diagnose oder Tigermund-Diagnose. „Tigermund" ist die flache Vertiefung zwischen Daumen und Zeigefinger bei maximaler Daumenabduktion. Das Heran- und Wegziehen des Daumens ähnelt der öffnenden und schließenden Bewegung des Tigermundes, daher der Name.

Die Venolen, wenn vorhanden, sind lediglich bei Kleinkindern im Alter von einem bis maximal drei Jahren zu finden. Die dünne Haut der Kleinkinder lässt solche Venolen gut erkennen. Über diese Altersgrenze hinaus kann man sie nicht mehr sehen.

Man betrachtet die Veränderungen der Venolen an der radialen Seite der drei Glieder des Zeigefingers:

- Das Grundglied (Phalanx proximalis) wird Wind-Pass genannt.
- Das Mittelglied (Phalanx media) heißt *qi*-Pass.
- Das Nagelglied (Phalanx distalis) ist der Lebens-Pass.

Durchführung

Der Untersucher wendet die Hand des Kindes so, dass die Handfläche nach oben zeigt. Mit einer Hand hält er den Zeigefinger des Kindes in Streckung. Dann schiebt er mit dem Daumen seiner anderen Hand ein-, zwei- oder dreimal leicht drückend den Zeigefinger des Kindes von dessen Spitze bis zum Tigermund, um die Venolen an der radialen Seite des Zeigefingers zum Vorschein zu bringen.

Früher nahm man nach der *yin-yang*-Verteilung des Körpers bei Jungen die linke Hand und bei Mädchen die rechte Hand (die linke Seite wird dem *yang* und die rechte Seite dem *yin* zugeordnet). Da aber Jungen und Mädchen über *yin* und *yang* in beiden Händen verfügen, sollten heute beide Hände des Kindes untersucht werden.

Normale Befunde

Die Venolen sind normalerweise nicht zu finden. Wenn vorhanden, sind sie undeutlich zu erkennen und liegen meistens nur im Bereich von Tigermund bzw. Wind-Pass und haben eine leicht gelbrote Farbe.

Pathologische Befunde

Nach der Tiefe

- Venolen liegen oberflächlich und sind deutlich zu erkennen: Außen*(biao)*-Syndrom
- Venolen liegen tief und sind deutlich zu erkennen: Innen*(li)*-Syndrom

Nach der Farbe

- Venolen haben eine blasse Farbe: Kälte-Symptome oder Leere-Zustand mit *qi*-Mangel
- Venolen haben eine dunkelgelbe Farbe: Milz-Leere
- Venolen haben eine blaugrüne Farbe: Symptome von Wind-Erkrankungen, Erkältung besonders bei Wind-Kälte, Kinderkonvulsion, Verdauungsstörungen oder Retention von Schleim
- Venolen haben eine blass-rosa oder hellrote Farbe: oft Außen*(biao)*-Syndrom, Erkältung besonders bei Wind-Hitze, beginnende Schleim-Retention
- Venolen haben eine dunkelrote Farbe: Hitze in Fülle, bei Virus- oder bakteriellen Infektionen zu beobachten, starke Schleim-Retention
- Venolen haben eine purpurrote Farbe: starke Hitze mit Blut-Stau
- Venolen haben eine tief purpurrote bzw. schwarze Farbe: lebensbedrohlicher Krankheitszustand mit ausgeprägtem Blut-Stau

Nach der Form

- Venolen sehen wie eine rosafarbene Perlenkette aus: Hitze in den drei Erwärmern mit Fieber, Bauchschmerzen, Erbrechen, Durchfall, heftigem Schreien (a)
- Venolen haben die Form einer rundlichen, großen Perle: Bauchschmerzen mit Fieber oder Bauchschmerzen durch Stau (b)
- Venolen verlaufen krummlinig: Wind-Hitze-Zustand; bei sehr kleinen Krümmungen: Stau-Zeichen mit Bauchschmerzen, Appetitlosigkeit und dauerndem Weinen (c)
- Venolen biegen sich nach distal und medial (ulnar): Leber-Erkrankung durch endogenen oder exogenen Wind (d)
- Venolen biegen sich nach distal und lateral (radial): Leber-Erkrankung durch *qi*-Störung (e)
- Venolen haben die Form einer Schlange, die nach distal kriecht: Stau im Inneren mit Bauchschmerzen und Erbrechen (f)

Pathologische Befunde nach der Form der Venolen

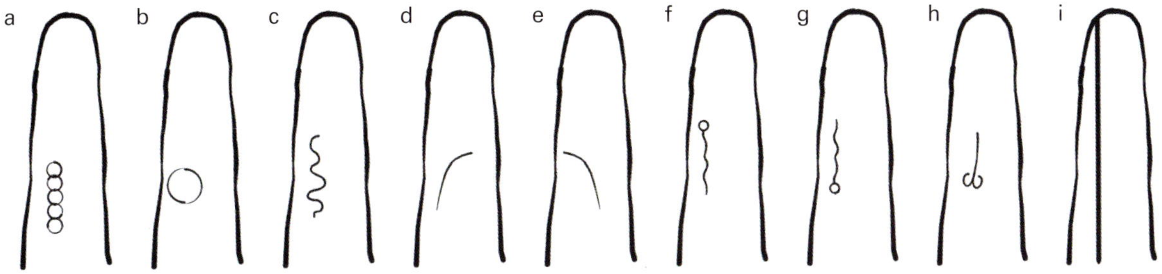

- Venolen haben die Form einer Schlange, die nach proximal kriecht: Erkrankung von Milz und Magen mit Bauchschmerzen, Durchfall und Erschöpfung (g)
- Venolen haben die Form von zwei gebundenen Angelhaken: Leere-Kälte der Milz, *qi*-Stau (h)
- Venolen sind dick und ziehen bis zur Zeigefingerspitze: schwere Form von Kinderkonvulsion, wenn dabei schwarzfarbig: bedrohlicher Zustand (i)

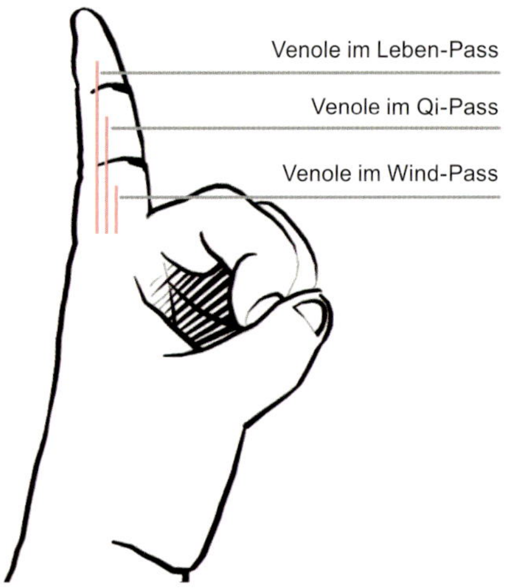

Für die Beurteilung des Schweregrads der Krankheit kann wie folgt differenziert werden:

- Venolen sind nur im Tigermund und im Grundglied (Wind-Pass) zu sehen: leichte Erkrankung, meist durch pathogene exogene Faktoren
- Venolen gelangen vom Grundglied (Wind-Pass) ins Mittelglied (*qi*-Pass): mittelschwere Krankheit oder die Krankheit verschlechtert sich, wenn die Venolen vorher nur im Wind-Pass zu sehen sind; die Ursachen liegen in Störungen des *qi*
- Venolen ziehen vom Grundglied (Wind-Pass) am Mittelglied (*qi*-Pass) vorbei und erreichen das Nagelglied (Lebens-Pass): schwerer Krankheitszustand mit Störungen der inneren Organe
- Dicke Venolen, die bis zur Fingerspitze ziehen: schwere Form von Kinderkonvulsion; wenn dabei dunkelblau oder schwarz: gefährliche Krankheitslage

Trotz einer detaillierten Beschreibung der pathologischen Symptome kann die Drei-Pässe-Diagnose (Tigermund-Diagnose) allein keine genauen Rückschlüsse für die Beurteilung des Krankheitsgeschehens liefern. Sie muss deshalb mit den anderen Diagnoseverfahren kombiniert werden.

2.5.3 Ein-Finger-Pulsdiagnose

Es wird der Radialispuls an der ventralen Seite des distalen Unterarms getastet, der sich von der proximalen Stelle des Processus styloideus bis zum radialen Ende des Handgelenks erstreckt. Die Länge des Radialispulses wird in drei Abschnitte eingeteilt:

- Der erste Abschnitt befindet sich an der radialen Seite des Handgelenks, distal des Processus styloideus radialis und heißt *cun*-Sitz (*cun*: Maßeinheit, entspricht der Daumenbreite des Kindes). Er wird *cun* genannt, weil diese Pulsposition eine Daumenbreite proximal der Handgelenkbeugefalte liegt.
- Der zweite Abschnitt befindet sich auf Höhe des Processus styloideus radialis und heißt *guan*-Sitz (*guan*: Passgrenze). Er wird *guan* genannt, weil diese Pulsposition an der Grenze zwischen dem ersten und dem dritten Abschnitt liegt.
- Der dritte Abschnitt befindet sich proximal des Processus styloideus und heißt *chi*-Sitz (*chi* ist das Längenmaß des Fußes). Er wird *chi* genannt, weil diese Pulsposition eine Fußlänge distal der Ellenbogenfalte liegt.

Anders als das Pulstasten bei Erwachsenen, bei denen die drei tastenden Finger des Therapeuten (Zeige, Mittel- und Ringfinger) für die drei Pulsabschnitte bestimmt sind, ist das Pulstasten bei

Kleinkindern mit drei Fingern unmöglich, da die Radialispulse bei Kindern sehr kurz sind. Es wird deshalb die Methode der Ein-Finger-Pulsdiagnose verwendet, um die Art und Entwicklung der Krankheit bei Kleinkindern feststellen zu können.

Die Pulsdiagnose ist eine schwierige Aufgabe für einen Kinder-Therapeuten. Sie verlangt nicht nur eine profunde Kenntnis der TCM, sondern auch umfangreiche praktische Erfahrungen mit dieser Methode.

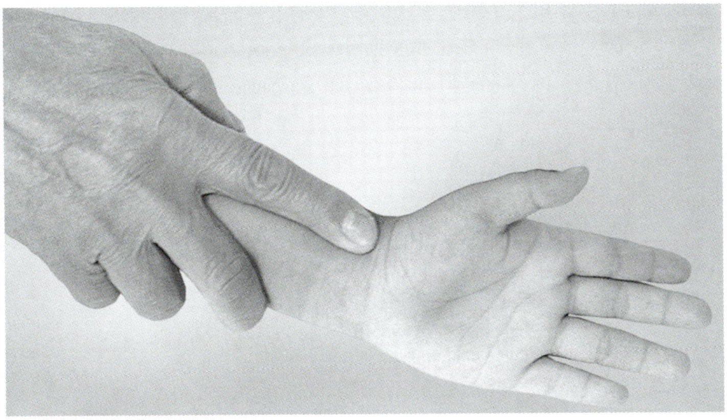

Durchführung

Der Therapeut legt seinen Zeigefinger flach entlang der Strecke zwischen dem *chi*-Sitz (am radialen Ende der ventralen Handgelenkfalte) und dem *cun*-Sitz (proximal des Processus styloideus). Damit kann er die gesamte Länge des Radialispulses des Kindes erfassen. Zuerst drückt er leicht auf die Haut (oberflächlicher Druck), dann etwas tiefer bis zur Muskelschicht (mittlerer Druck) und zum Schluss stark bis zum Knochen (tiefer Druck), bevor er seinen Fingerdruck nachlässt. Anhand dieser Ein-Finger-Technik können der Pulsrhythmus (regelmäßig oder unregelmäßig), die Pulsfrequenz (schnell oder langsam) und die Kraft bzw. Qualität des Pulses (schwach oder kräftig, gleitend, eilig, gespannt, verzögert usw.) untersucht werden.

Pathologische Pulsarten

Oberflächlicher Puls

- Liegt an der Oberfläche, man kann ihn mit ganz leichtem Druck wahrnehmen
- Bedeutung: Außen*(biao)*-Syndrom, bei Erkältung, Infektionskrankheiten in der Anfangsphase

Tiefer Puls

- Man spürt ihn nur bei starkem Druck
- Bedeutung: Innen*(li)*-Syndrom äußerer Genese, bei *qi*-Stau

Langsamer Puls

- Bei jedem Atemzug des Therapeuten schlägt der Puls 4–5 Mal
- Bedeutung: für die Differenzierung wichtiger Puls von Kälte-Erkrankungen
  - Oberflächlich und langsam: Kälte im Außen *(biao)*
  - Tief und langsam: Kälte im Inneren *(li)*, Leere-Kälte
  - Voll und langsam: Fülle-Kälte-Syndrom
  - Leer und langsam: Leere-Kälte-Syndrom

Schneller Puls

- Bei jedem Atemzug des Therapeuten schlägt der Puls mehr als 8–9 Mal pro Minute
- Bedeutung: für die Differenzierung wichtiger Puls von Hitze-Erkrankungen
  - Voll und schnell: Fülle-Hitze
  - Leer und schnell: *yin*-Leere

Leerer Puls

- Liegt oberflächlich, ist weich und kraftlos, kann nur ohne Druck getastet werden; auch bei leichtem Druck wendet er sich zur Seite ab – man hat das Gefühl, als drücke man ins Leere
- Bedeutung: bei Blut- und *qi*-Leere und bei ausgeprägten Angstzuständen

Voller Puls

- Der Puls ist groß, hart und kräftig; je mehr man auf die Pulsstelle drückt, desto kräftiger schlägt er
- Bedeutung: Fülle-Hitze von Blut und *qi*

Gleitender Puls

- Der Puls rollt fließend und rund unter dem tastenden Finger wie eine Perle
- Bedeutung: für die Differenzierung wichtiger Puls von Schleim-Erkrankungen wie Erkältung, Husten mit Auswurf, Bronchitis, Asthma oder bei Verdauungsstörungen
  - Gleitend und oberflächlich: Schleim-Stau durch Erkältung
  - Gleitend und langsam: Schleim-Stau durch Kälte
  - Gleitend und schnell: Schleim-Stau durch Fülle-Hitze

Gespannter Puls

- Der Puls ist gespannt und hart wie eine Gitarrensaite
- Bedeutung: charakteristischer Leber-Puls; man fühlt ihn bei Wind-Erkrankungen (nach der Lehre der fünf Wandlungsphasen gehören Leber und Wind zum Element Holz)
  - Gespannt und eilig: Kinderkonvulsion durch Wind

Eiliger Puls

- Der Puls ist mit dem gespannten Puls vergleichbar: er ist kraftvoller und gespannter, wie ein großes, gedrehtes Seil
- Bedeutung: für die Differenzierung wichtiger Puls von Schmerzen, besonders Schmerzen durch Kälte (Knochen-, Muskel- oder Bauchschmerzen)
  - Eilig und schnell: bei Krämpfen und Kinderkonvulsion

Verzögerter Puls

- Der Puls schlägt regelmäßig, gemütlich, vergleichbar mit dem normalen Puls, nur etwas langsamer
- Bedeutung: Der Puls zeigt, dass sich der Zustand des kranken Kindes bessert
  - Verzögert und oberflächlich: Wind-Erkrankungen
  - Verzögert und tief: Blähbauch, Verdauungsstörungen

!

Die Herzschläge variieren je nach dem Alter des Kindes.

Die folgende Tabelle zeigt die normale Herzfrequenz mit maximaler und minimaler Schwankungsbreite (Tab. 1).

Tab. 1 Normale Herzfrequenz bei Kindern mit Angabe der Schwankungsbreite

Alter des Kindes	Herzfrequenz	Schwankungsbreite
Neugeborenes	140	50
6 Monate	130	50
1 Jahr	120	40
2 Jahre	110	40
4 Jahre	110	40
6 Jahre	105	40
10 Jahre	80	30

Im Normalfall schlägt der Puls des Kindes 7–8 Mal pro Atemzug des Therapeuten (Atemfrequenz eines Erwachsenen: 12–16 Atemzüge pro Minute). Über diese Werte hinaus spricht man von einem schnellen Puls, unter diesen Werten von einem langsamen Puls.

- Weniger als 3 Pulsschläge pro Atemzug des Therapeuten: flüchtiger Puls (Flucht von *yin*, *yang*, *qi* und Blut), ernsthafter Krankheitszustand
- 3–4 Pulsschläge pro Atemzug des Therapeuten: *qi*- und Blut-Leere
- 7–8 Pulsschläge pro Atemzug des Therapeuten: normal oder leichte Erkrankungen
- 9–10 Pulsschläge pro Atemzug des Therapeuten: etwas schwererer Krankheitszustand
- 11–12 Pulsschläge pro Atemzug des Therapeuten: schwerer Krankheitszustand

3 Praktische Hinweise für Tuina beim Kind

3.1 Wann Kinder-Tuina, wann Erwachsenen-Tuina?

Das Kinder-Tuina wird bei Kindern unter 10–12 Jahren ausgeführt. Bei Kleinkindern sind die Meridiane noch unreif. Sie liegen meist an den Fingern beider Hände. In bestimmten Körperteilen sind dennoch einige Punkte und kurze Linien bereits vorhanden. Mit dem körperlichen Wachstum des Kindes bilden sich langsam die Meridiane und deren Punkte heraus, so dass man bei 8–10-jährigen Kindern das Kinder-Tuina mit dem Tuina der Erwachsenen kombinieren kann. Über die Altersgrenze von 12 Jahren hinaus sind die Meridiane vollständig ausgebildet, so dass man sie in allen Körperregionen verwenden kann. Erfahrungen haben gezeigt, dass je jünger das Kind ist, desto wirkungsvoller die Behandlung ausfällt. Kinder unter 6 Jahren reagieren besonders gut auf Kinder-Tuina.

3.2 Behandlungstempo, -dauer und -häufigkeit

Druckstärke und Behandlungstempo

Die Stimulation eines Punktes wird durch die Druckstärke und das Tempo der angewandten Handgriffe sowie die Dauer der Behandlung beeinflusst.

Eine stark ausgeübte Kraft auf einen Punkt mit einem schnellen Tempo erzeugt einen starken Reiz und umgekehrt. Außerdem hängt die Wirkung des Fingerdrucks von dem Alter des Kindes, seinem Gesundheitszustand, der Schwere der Erkrankung und dem zu behandelnden Punkt ab.

Behandlungsdauer

Je älter das Kind ist, desto länger sollte die Behandlung dauern. Wenn das übliche Tempo 200 Mal pro Minute mit dem Handgriff Drücken oder Geradeschieben beträgt, kann die Behandlungsdauer eines Punktes nach Tabelle 2 berechnet werden:

Tab. 2 Behandlungsdauer pro Punkt nach dem Alter des Kindes

Alter	Hauptpunkte	Sekundäre Punkte
unter 6 Monaten	30 Sek. –1 Min.	15–30 Sek.
6 Monate–1 Jahr	1–2 Min.	30 Sek.–1 Min.
1–3 Jahre	2–3 Min.	1–1,5 Min.
3–6 Jahre	3–4 Min.	1,5–2 Min.
über 6 Jahre	4–5 Min.	2–2,5 Min.

Behandlungshäufigkeit

In der Regel wird eine Behandlung einmal pro Tag ausgeführt. Bei akuten Beschwerden kann zweimal am Tag behandelt werden.

Im Allgemeinen bilden 6–8 Sitzungen einen Behandlungszyklus. Bei akuten Krankheitsfällen verkürzt sich der Behandlungszyklus auf 3–6 Sitzungen, bei chronischen Erkrankungen wird er auf 10–12 Mal verlängert. Nach einem absolvierten Zyklus sollte eine Pause von 2–3 Tagen eingelegt werden. Falls es notwendig ist, können jedoch zwei oder sogar drei Behandlungszyklen hintereinander ohne Unterbrechung durchgeführt werden.

Jede Behandlung sollte nicht länger als 10–15 Minuten andauern, mit folgender Ausnahme: Einige Erkrankungen (z. B. Kinderlähmung) benötigen eine längere Therapiezeit, die jedoch nicht über 20 Minuten hinausgehen sollte.

3.3 Zu behandelnde Körperseiten

Bei Erkrankungen mit allgemeinen Symptomen wie Fieber, Husten oder Durchfall wird an beiden Körperseiten des Kindes (links und rechts) behandelt.

Bei Erkrankungen, bei denen nur eine Körperseite betroffen ist, z. B. Knieschmerzen oder einseitige Augenbeschwerden, wird nur die kranke Seite therapiert. (*Cave:* bei akuter Entzündung ist die lokale Behandlung der betroffenen Stelle nicht indiziert).

Wenn die linke Armseite nicht behandelt werden kann, z. B. aufgrund von Verletzungen oder Hautinfektionen, wird die rechte Seite zur Therapie genommen.

Einige Autoren empfehlen zur Behandlung allgemeiner Erkrankungen, die Punkte am Kopf und Gesicht nur auf der linken Seite des Kindes anzuwenden; dies gilt für beide Geschlechter.

3.4 Behandlungsablauf

Ablauf der Behandlung

Es gibt drei Möglichkeiten des Vorgehens:

- Man beginnt zuerst an den höchsten Stellen des Körpers (Kopf, Gesicht, Hals), dann behandelt man der Reihe nach
  - am ventralen Körperstamm (Thorax, Abdomen)
  - am dorsalen Körperstamm (Nacken, Rücken, Lende und Gesäß)
  - an den oberen Extremitäten
  - und zuletzt an den unteren Extremitäten.
- Man behandelt zuerst die Hauptpunkte, dann die zweitrangigen Punkte.
- Man behandelt zuerst die zweitrangigen Punkte, dann die Hauptpunkte.

Dosierung der Handgriffe

Die Behandlung mit Kinder-Tuina kann nur stattfinden, wenn das Kind sie ausführen lässt. Der Therapeut sollte sich deshalb während der Behandlung immer ruhig und zuvorkommend verhalten. Die Handgriffe müssen so dosiert werden, dass das Kind sie akzeptiert. Die angewandte Kraft der Handgriffe ist abhängig vom Alter des Kindes, von seinem Gesundheitszustand und von der Schwere der Erkrankung. Abgesehen von einigen akuten Krankheitssituationen wie Bewusstseinsverlust oder Krampfanfall, die etwas härter eingesetzte Kraft benötigen, sollten die Handgriffe in der Regel weich und sanft sein. Dabei sollte beachtet werden, dass die schmerzhafteren Handgriffe wie Greifen, Klemmen, Zupfen nur am Ende der Behandlungszeit durchgeführt werden sollten, um eine frühe Verweigerungsreaktion des Kindes zu vermeiden (das Kind schreit oder wird unruhig und bewegt sich).

Behandlungsprinzipien

Eines der wichtigen Behandlungsprinzipien der TCM lautet:

Leere-Krankheiten werden tonisiert (zum Stärken bzw. Aktivieren), und Fülle-Krankheiten werden sediert (zum Schwächen bzw. Zerstreuen).

Leere-Krankheiten sind meist chronisch, Fülle-Krankheiten meist akut. Wenn das Kind durch eine langanhaltende Erkrankung zu schwach ist, muss man zuerst seinen Gesundheitszustand bzw. seine Körperabwehr durch tonisierende Methoden stärken, bevor man die Krankheit behandelt. Wenn die Krankheit einen akuten Verlauf hat und der Gesundheitszustand des Kindes noch gut ist, wird die Sedierung als erste Methode angewendet, um die Krankheitsursachen schnell zu beseitigen.

Prinzipien der Tonisierung, Sedierung und Regulierung für das Kinder-Tuina

- Langsam durchgeführte Handgriffe haben eine tonisierende Wirkung, schnell durchgeführte Handgriffe eine sedierende Wirkung.
- Sanfte Handgriffe wirken tonisierend, kräftige Handgriffe sedierend. Bei der Regulierung soll der ausgeübte Druck nicht zu weich und auch nicht zu hart, aber auch nicht zu schnell und nicht zu langsam sein.
- Zentripetale Handgriffe (von distal nach proximal gerichtet) wirken tonisierend, zentrifugale Handgriffe (von proximal nach distal gerichtet) wirken sedierend.
- Beispiel: Der Handgriff „Geradeschieben“ an der ventralen Seite des Ringfingers, von der Spitze zur ersten distalen Querfalte in zentripetaler Richtung, dient der Tonisierung des Lungen-Meridians, und in umgekehrter zentrifugaler Richtung, von der ersten distalen Querfalte zur Ringfingerspitze, dient er der Sedierung.
- Von lateral nach medial durchgeführte Handgriffe haben tonisierende Effekte, während von medial nach lateral durchgeführte Handgriffe sedierend wirken.
- Beispiel: Der Handgriff „Geradeschieben“ vom Punkt *taiyang* (Sonne) an der Schläfe nach medial in Richtung des Auges wirkt tonisierend und nach lateral in Richtung des Ohres sedierend.
- Handgriff „Reiben“ im Uhrzeigersinn wirkt tonisierend und entgegen dem Uhrzeigersinn sedierend. Abwechselndes Reiben in beiden Richtungen wirkt regulierend.
- Für die Tonisierung braucht man eine längere Behandlungszeit (über eine Minute und mit mehrfacher Wiederholung der einzelnen Handgriffe), während für die Sedierung nur eine

kürzere Behandlungszeit (über Sekunden und mit weniger Handgriffwiederholung) benötigt wird.

- Wenn ein Handgriff, z. B. „Geradeschieben“, „Kneten“ oder „Kreisen“, hin und zurück durchgeführt wird, wirkt er regulierend und dient der Harmonisierung von *yin* und *yang* und der Regulierung der *qi*- und Blut-Zirkulation.

Krankheiten beeinflussen oft Meridiane, die sich dadurch mehr oder weniger in Fülle oder Leere befinden. Sie werden deshalb je nach Krankheitszustand entweder tonisiert oder sediert. Eine Regulierung kommt nicht häufig vor.

Handgriff-Wiederholung bei Tonisierung und Sedierung

Die Wiederholung eines Handgriffs auf einem Punkt, einer Linie oder einer Zone hängt von der tonisierenden oder sedierenden Methode sowie vom Alter des Kindes ab. Je älter das Kind ist, desto länger ist die benötigte Zeit.

Die Wiederholungshäufigkeit der Handgriffe nach dem Alter des Kindes ist in der folgenden Tabelle zusammengefasst (Tab. 3).

Tab. 3 Wiederholungshäufigkeit der Handgriffe nach dem Alter des Kindes

Alter	1–12 Mon.	1–3 Jahre	3–6 Jahre	6–9 Jahre	9–12 Jahre
Tonisierung	100–200 Mal	200–400 Mal	400–800 Mal	800–1000 Mal	1000–2000 Mal
Sedierung	20–50 Mal	50–100 Mal	100–200 Mal	200–300 Mal	300–400 Mal

In Kapitel 8 (Behandlung der häufigsten Kinderkrankheiten und Beschwerden mit Tuina) sind die Behandlungsprinzipien mit folgenden Farben gekennzeichnet:

- tonisieren
- regulieren
- sedieren

Tonisierende Behandlung	Sedierende Behandlung
langsam	schnell
sanft	kräftig
zentripetal (distal → proximal	zentrifugal (proximal → distal
lateral → medial	medial → lateral
im Uhrzeigersinn	gegen den Uhrzeigersinn
Behandlungszeit lang	Behandlungszeit kurz
Wiederholung häufig	Wiederholung weniger häufig

3.5 Hilfsmittel zur Anwendung an der Haut

Zur Erleichterung der Handgriffbewegung sowie zum Schützen der zarten Haut des Kindes, aber auch zur Milderung schmerzhafter Handgriffe benötigt der Therapeut Hilfsmittel zum Einreiben auf der Haut. Manche Hilfsmittel besitzen eine therapeutische Wirkung auf die zu behandelnden Erkrankungen. Es ist darauf zu achten, dass diese Hilfsmittel keine Hautreizung oder allergischen Reaktionen verursachen.

Öle und Cremes

Öle und Cremes werden zur Unterstützung der Gleitbewegung der Finger des Therapeuten auf der Haut des Kindes angewendet. Dickflüssige Öle oder Cremes dämpfen und besänftigen den Druck. Ihre Gleiteigenschaft ist jedoch nicht so gut wie die dünnflüssigen Öle oder Cremes. Öle mit kühlem bzw. kaltem energetischem Charakter wie Oliven-, Sonnenblumen- oder Sesamöl werden bei Erkrankungen aufgrund von Hitze angewendet. Soja- oder Rapsöl haben eine warme energetische Eigenschaft. Hilfsmittel, die diese Öle enthalten, kann man bei Erkrankungen aufgrund von Kühle oder Kälte anwenden. Erdnussöl kann wegen seiner neutralen energetischen Eigenschaft zur Behandlung fast aller Erkrankungen eingesetzt werden.

Ingwerlösung

Frischer Ingwer besitzt eine leicht warme Energie. Außerdem befreit er die Körperoberfläche und vertreibt die krankmachenden Klimafaktoren wie Wind und Kälte. Er wird oft bei Erkältung oder bei Wind-Erkrankungen eingesetzt. Dabei wird die frische Ingwerknolle in dünne Scheiben geschnitten, dann zerkleinert und mit kochendem Wasser vermischt. Nach dem Filtrieren und Abkühlen wird die Ingwerlösung auf die Haut aufgetragen.

Pfefferminzlösung

Pfefferminze besitzt einen kühlen energetischen Charakter. Da sie die Körperoberfläche befreit und die pathogenen Klimafaktoren wie Wind und Hitze vertreibt, wird sie oft bei der Behandlung von Erkältung oder Wind-Erkrankungen eingesetzt. Zur Herstellung von Pfefferminzlösung zerkleinert man die frischen Pfefferminzblätter und vermischt sie mit kochendem Wasser.

Talcum-Puder

Talcum-Puder reguliert die Feuchtigkeit und erfrischt die Haut. Deshalb findet es das ganze Jahr über Anwendung, besonders im Sommer, weil sowohl das Kind als auch der Therapeut bei der Therapie schwitzen.

Eiweiß

Eiweiß hat einen kühlen Charakter. Es erweicht die Haut, kühlt die Hitze, befeuchtet die Lunge und wird bei Hitze-Erkrankungen, bei innerer Unruhe und Schlafstörungen angewendet.

Alkohol

Alkohol erwärmt die Meridiane und Kollateralen, aktiviert den *qi*- und Blut-Fluss und wird bei chronischen Erkrankungen mit Schmerzen, bei Lähmungen oder bei Schwellungen angewendet.

Schnittlauchsaft

Die Schnittlauchknollen werden zerkleinert und in Alkohol eingetaucht, dann lässt man sie 24 Stunden lang ziehen. Der Alkohol enthaltende Schnittlauchsaft ist energetisch warm und daher zur Beseitigung von Kälte geeignet, besonders im Winter.

3.6 Indikationen und Kontraindikationen

Kinder-Tuina ist seit langem in China ein wichtiger Bestandteil der Kinderheilkunde. Sein breites therapeutisches Spektrum umfasst viele Fachbereiche der Pädiatrie. Die erkrankten Kinder tolerieren die Behandlung mit Kinder-Tuina gut und empfinden sie meist als angenehm. Mit speziellen, meist sanft durchgeführten Handgriffen und Handtechniken ist das Kinder-Tuina äußerst nebenwirkungsarm. Es zeigt gute Erfolge bei der Behandlung von Störungen verschiedener Körperfunktionen, wie Beschwerden der Atemwege und des Magen-Darmtrakts, urologischen oder neurologischen Erkrankungen usw. Außerdem kann es zur Förderung des Gesundheitszustands oder zur Prävention einsetzt werden.

Kinder-Tuina ist in folgenden Situationen unwirksam bzw. kontraindiziert:

- Erkrankungen, die stationäre Maßnahmen oder chirurgische Intervention benötigen
- Traumen, Frakturen, Luxationen
- Akute bzw. schwere Infektionskrankheiten
- Blutung, Bluterkrankheiten
- Ausgeprägte Erschöpfung oder stark reduzierter Allgemeinzustand.
- Tumoren, bösartige Erkrankungen (Kinder-Tuina kommt hier lediglich als ergänzende Methode in Betracht, z. B. zur Behandlung von Schmerzen oder zur energetischen Stärkung der Körperfunktion und Körperabwehr)
- Bei Hauterkrankungen, offenen Wunden, Verbrennungen oder Hautverletzungen darf kein Kinder-Tuina an den geschädigten Arealen angewendet werden

3.7 Tipps für den Therapeuten

Für eine erfolgreiche Behandlung mit Kinder-Tuina sollte der Therapeut folgende Verhaltensregeln und Maßnahmen beachten:

- Der Therapeut sollte immer freundlich, ruhig, gefasst und offen sein, um nicht nur bei dem Kind, sondern auch bei dessen Begleiter (Mutter, Vater usw.) einen guten und vertrauenerweckenden Eindruck zu gewinnen. Der Behandlungsraum muss gut belüftet, behaglich temperiert und ruhig sein, um ein angenehmes Ambiente zu schaffen.
- Während der Behandlung sollte der Therapeut seine Energie und Aufmerksamkeit auf seine Handgriffe und Handtechniken konzentrieren.
- Seine Hände sollten warmgehalten werden und die Fingernägel gekürzt sein, um unerwünschte Reaktionen des Kindes, z. B. Schreien aufgrund kalter Hände oder zugefügter Schmerzen zu

vermeiden. Die Kraft, die mit den Händen ausgeübt wird, muss richtig und genau nach dem Krankheitsbild und der Empfindlichkeit des Kindes dosiert werden.
- Im Allgemeinen benutzt der rechtshändige Therapeut seine linke Hand, um den Arm oder die Hand des Kindes zu fixieren, besonders um die zu behandelnden Punkte oder Bereiche zugänglich zu machen. Seine rechte Hand dient der Therapie bzw. der Ausführung der Handgriffe.
- Das Kind sollte sich in einer bequemen Lage befinden. Es kann sitzen, liegen oder in den Armen seiner Mutter getragen werden. Es sollte auch nicht zu lange in einer Position ausharren, um ein unbequemes Gefühl oder Schmerzen zu vermeiden.

Kinder-Tuina ist eine passive Anwendung, bei der sich das Kind nicht aktiv anstrengen muss.

Es sollte sich nach der Behandlung körperlich und seelisch wohl fühlen. Eine leichte Erschöpfung oder Schläfrigkeit kann ab und zu vorkommen, die aber nur kurz andauert.

III Techniken des Kinder-Tuina

4 Handgriffe des Kinder-Tuina

4.1 Schieben

Geradeschieben (a und b): Mit der Kante oder mit der Kuppe des Daumens oder des Zeige- oder Mittelfingers oder mit dem Daumenballen sowie dem Kleinfingerballen schiebt man die zu behandelnde Linie in gerader Richtung. Es sollte darauf geachtet werden, dass das Schieben fließend und in gerader Linie durchgeführt wird (keine gebogenen oder Zickzackkurven). Außerdem muss kontinuierlich ohne Pause von einem Ende der Linie zum anderen Ende geschoben werden.
Querfingerschieben (c): Je nach Bedarf kann man mit der Querseite des Daumens, Zeige- bzw. Mittelfingers oder mit den zusammengelegten Zeige- und Mittelfingern schieben.
Kreisendes Schieben (d und e): Dabei wird ein Punkt bzw. eine Zone im Kreis oder bogenförmig geschoben.
Auseinanderschieben (f): Man schiebt mit den Daumenkuppen oder Langfingerkuppen beider Hände von einem Punkt oder einer Behandlungszone vom Zentrum in die Peripherie.
Zueinanderschieben (f): Dabei wird der Punkt oder eine Behandlungszone von der Peripherie zum Zentrum zusammengeschoben.
Wirkung Erzeugt Wärme, aktiviert den *qi*- und Blut-Fluss, vertreibt die pathogenen Faktoren, löst Stau, lockert Muskeln und Sehnen, lindert Schmerzen.

a
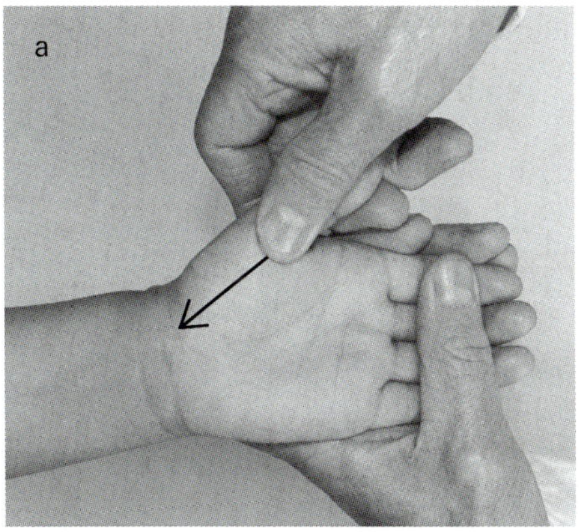

b
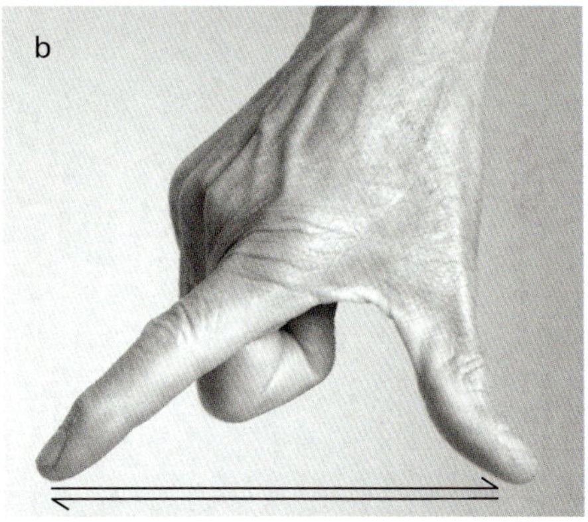

c
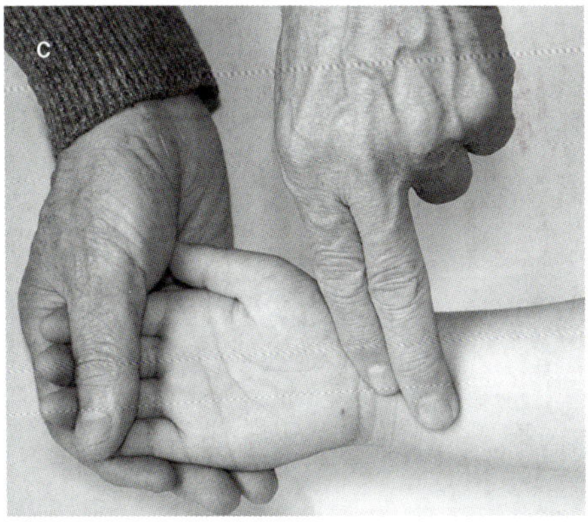

d
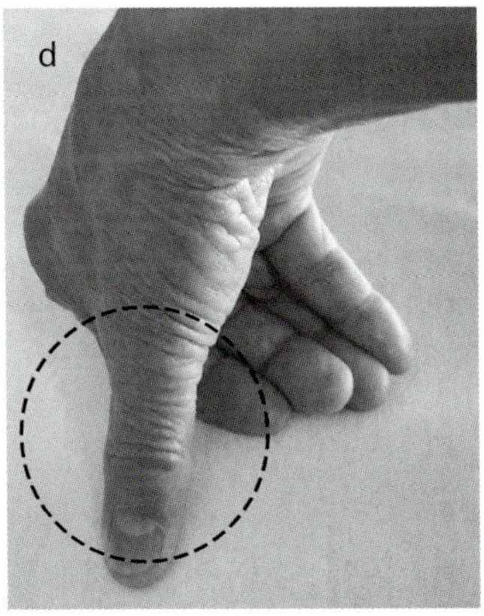

e
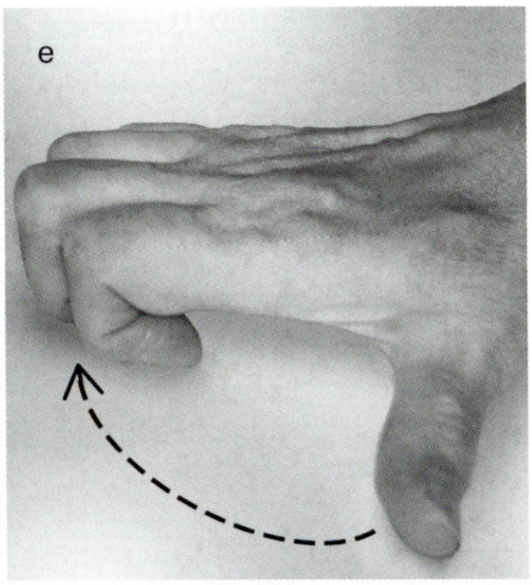

f
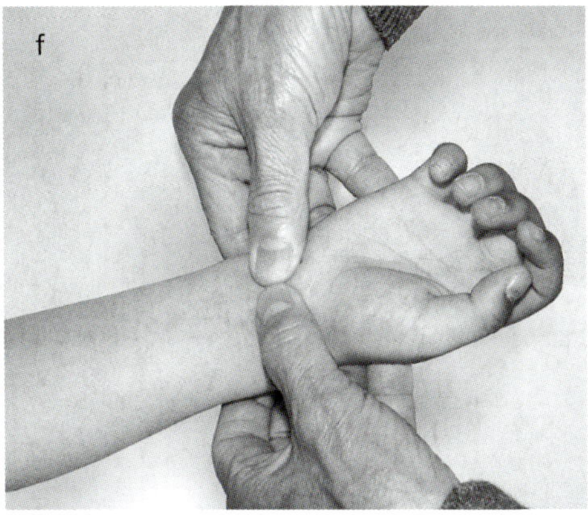

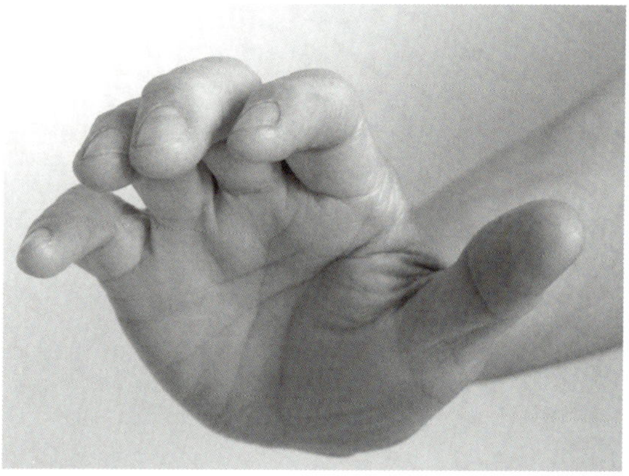

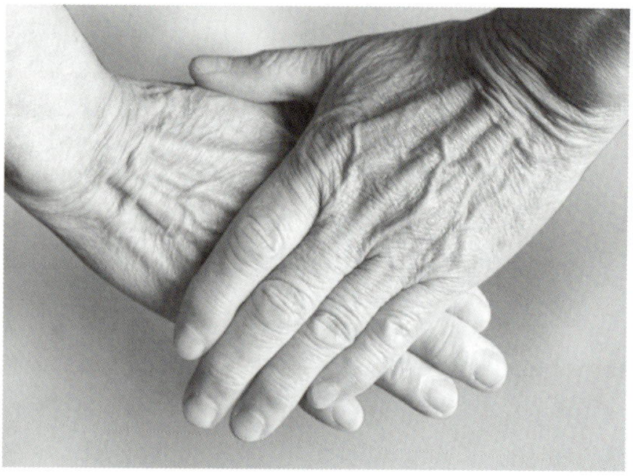

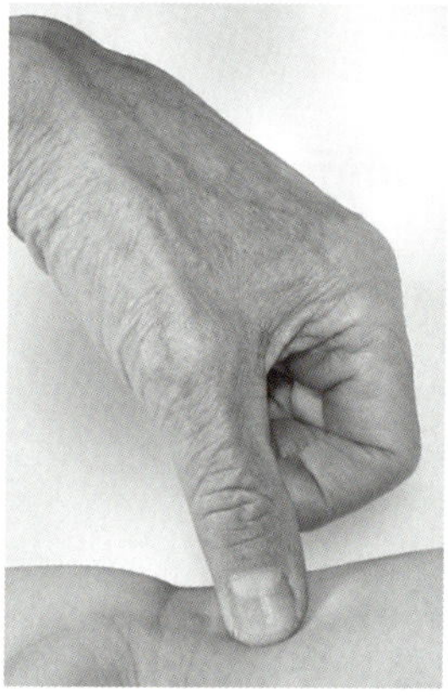

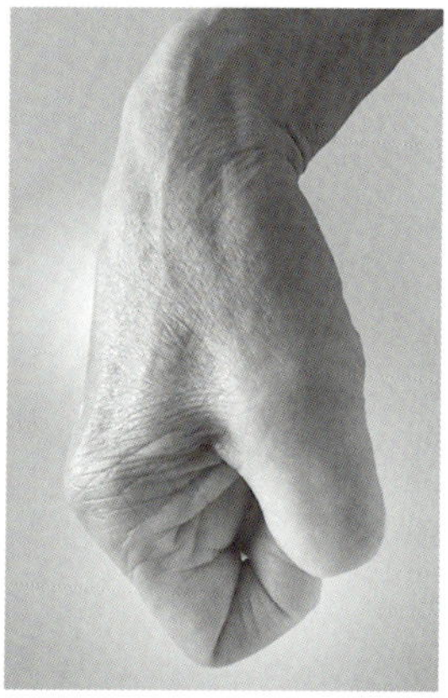

4.2 Drücken

Der Therapeut benutzt dabei die Handwurzel, die gekreuzten Hände oder die Kuppe des Daumens bzw. eines Fingers und übt einen senkrechten Druck auf einen Punkt oder eine Zone aus. Mit diesem Handgriff sollte der Druck nur unterhalb oder an der Schmerzgrenze liegen. Es dürfen keine unerträglichen Schmerzen hervorgerufen werden. In der Praxis wird der Handgriff Drücken oft mit dem Handgriff Schieben kombiniert. Für Bereiche mit dicker Muskelmasse wie Rücken, Oberschenkel oder Gesäß kann man mit dem Zeigefinger- oder Mittelfingerknöchel drücken.

Wirkung Aktiviert den *qi*- und Blut-Fluss, vertreibt die pathogenen Faktoren, löst Stau, lindert Schmerzen.

4.3 Reiben

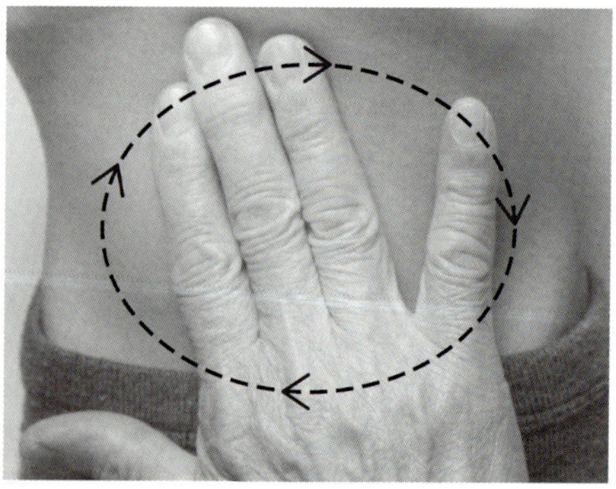

Man reibt mit dem Daumen, mit einem bzw. mit mehreren Fingern, mit der Handwurzel oder mit der ganzen Handfläche den zu behandelnden Punkt oder die zu behandelnde Zone. Man kann im Kreis, in spiral- oder wellenförmigen Linien reiben. Der Fingerdruck beim Handgriff Reiben ist sanfter als beim Handgriff Drücken.

Wirkung Erzeugt Wärme, aktiviert den *qi*- und Blut-Fluss, löst Stau, lindert Schmerzen, beruhigt den Geist.

4.4 Kneten

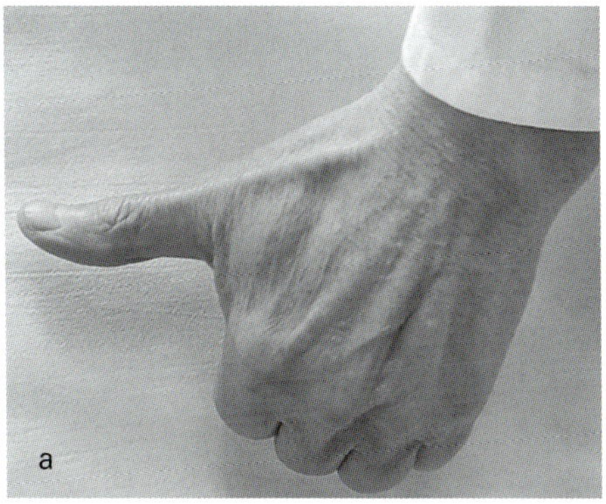
a

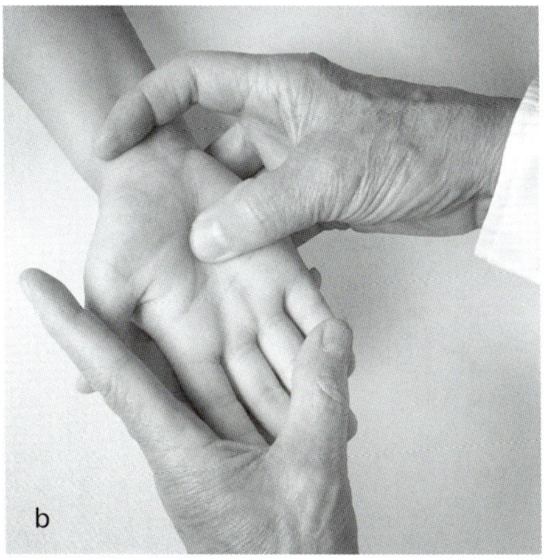
b

Bei diesem Handgriff, einer Kombination aus Drücken und Kreisreiben, benutzt man oft die Daumenkuppe oder die Handwurzel (a). Dabei drückt man den Punkt und schiebt ihn gleichzeitig im Kreis (b). Wenn die Handwurzel oder die Daumenkuppe zum Ausgangspunkt zurückkommt, wird der Druck losgelassen und der Handgriff wird erneut wiederholt.

Wirkung Erzeugt Wärme, aktiviert den *qi*- und Blut-Fluss, vertreibt die pathogenen Faktoren, lockert Muskeln und Sehnen, löst Stau, lindert Schmerzen.

Die eingesetzte Kraft beim Schieben ist stärker als beim Reiben, jedoch schwächer als beim Kneten.

4.5 Rollen

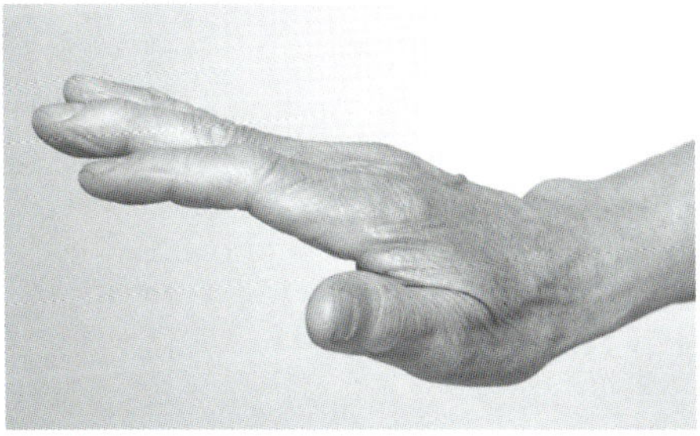

Der Therapeut legt seinen Daumenballen auf den zu behandelnden Bereich und rollt ihn von einer Seite zu der anderen. Es muss darauf geachtet werden, dass die rollende Bewegung ausschließlich aus dem Handgelenk ohne Beteiligung des Unterarms erfolgt. Für die kleinen sensiblen Bereiche, z. B. das Gesicht, benutzt man die Daumen- oder Fingerkuppe. Dabei legt man die radiale oder ulnare Kante der Daumen- oder Fingerkuppe auf und rollt sie über die ganze Kuppe zur anderen Seite ab.

Wirkung Erzeugt Wärme, aktiviert den *qi*- und Blut-Fluss, vertreibt die pathogenen Faktoren, löst Stau, lockert Muskeln und Sehnen, lindert Schmerzen, beruhigt den Geist.

4.6 Greifen

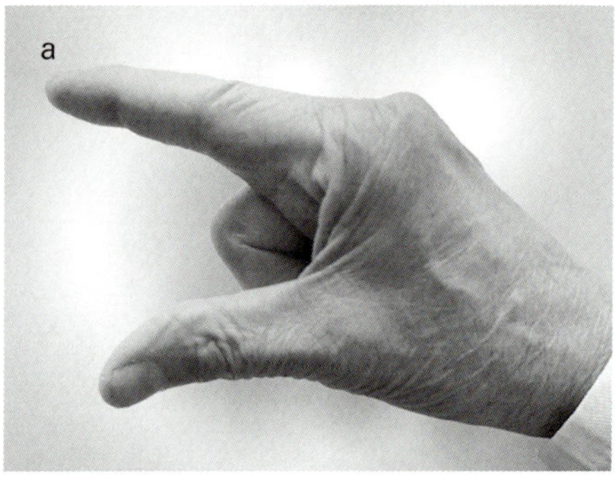
a

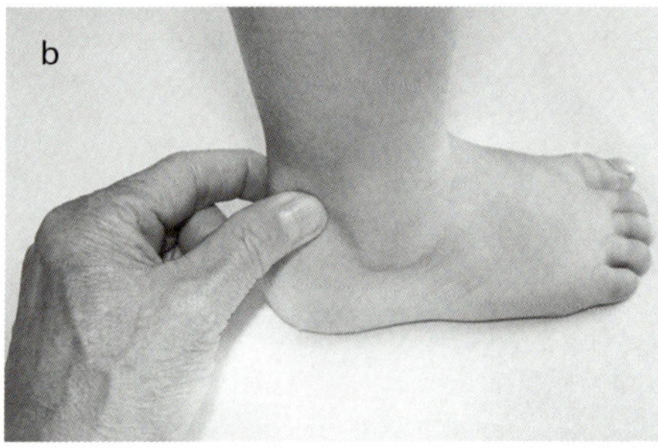
b

Mit diesem Handgriff behandelt man die tief gelegenen Gewebeschichten (Haut, Bindegewebe, Muskeln). Dabei fasst der Therapeut mit dem Daumen und Zeigefinger, ggf. auch mit dem Mittelfinger, im Gabelgriff den zu behandelnden Punkt (a, b). Der Ring- und Kleinfinger sind eingeschlagen. Der Therapeut drückt das Gewebe zusammen und lässt es dann wieder los. Auch ein Greifen mit den Fingerknöcheln ist möglich (e, f).

Eine Variante des Greifens ist bei der Behandlung von Linien oder großflächigen Bereichen (Rücken, Bauch usw.) der Auffaltgriff, bei dem eine Falte aufgeworfen und losgelassen wird (d). Dann werden weitere Falten auf die gleiche Weise nach vorn geformt und losgelassen. Dabei muss der Druck gut dosiert werden, um Schmerzen zu vermeiden.

Wirkung Aktiviert den *qi-* und Blut-Fluss, vertreibt die pathogenen Faktoren, löst den Stau, lockert die Muskeln und Sehnen, lindert Schmerzen.

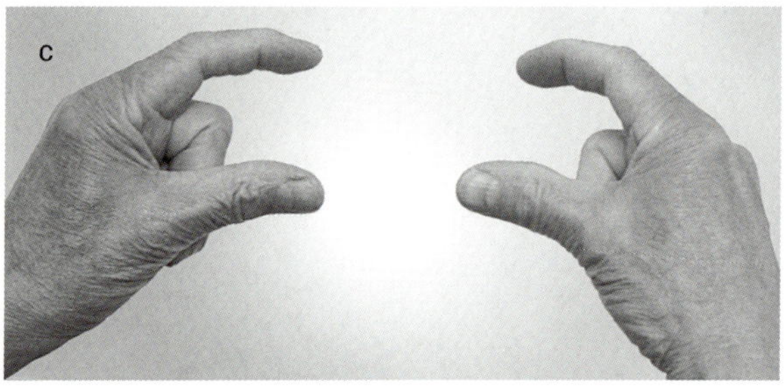
c

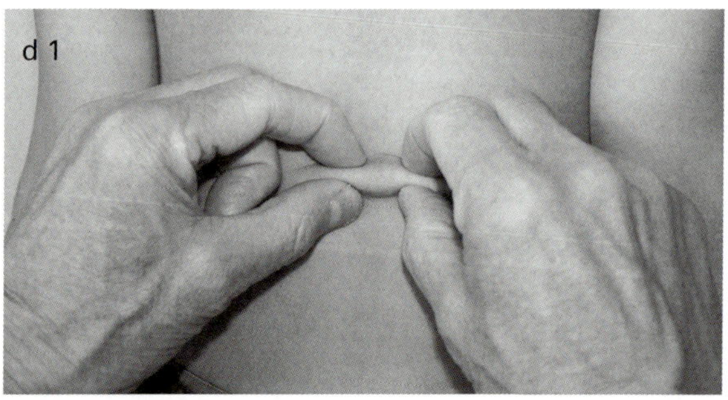
d 1

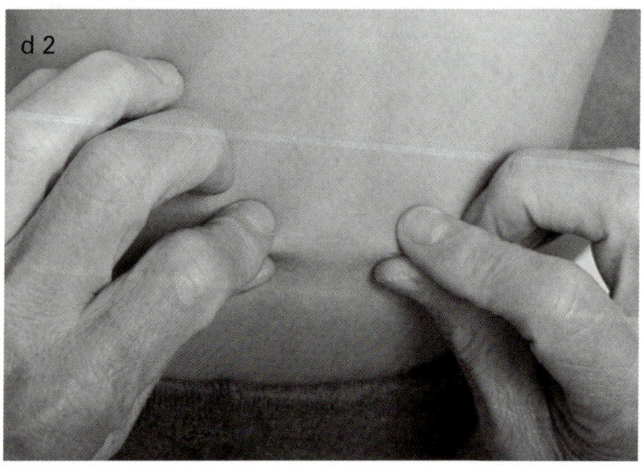
d 2

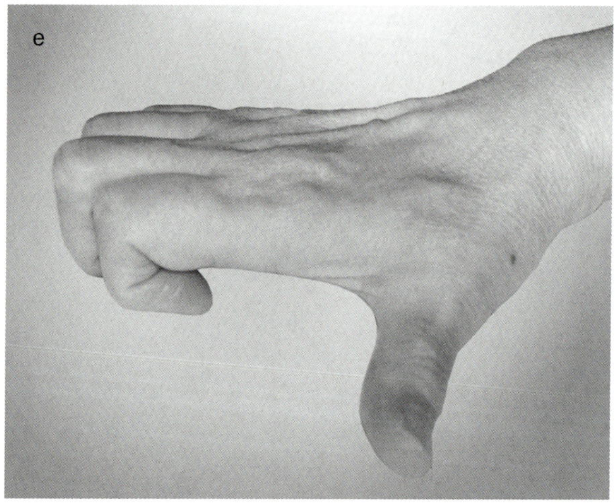
e

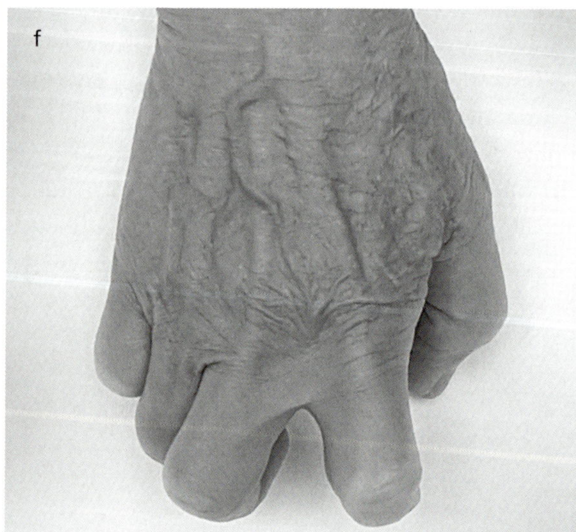
f

4.7 Zupfen

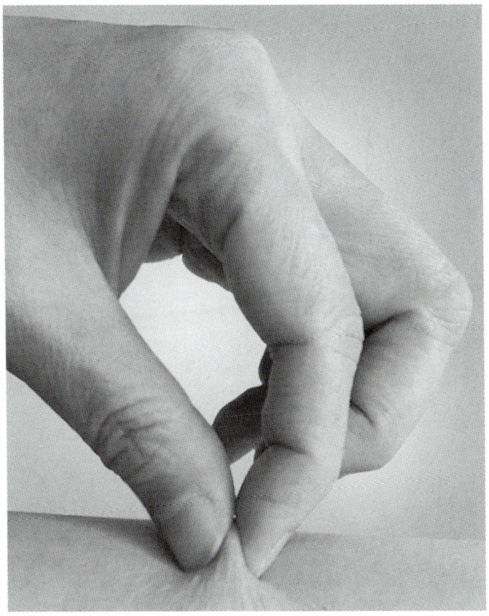

Dabei nimmt der Therapeut zuerst den Punkt im Gabelgriff (siehe Handgriff „Greifen"), jedoch fester (einerseits mit dem Daumen und andererseits mit dem Zeigefinger oder mit mehreren Langfingern), dann zieht er das Gewebe hoch, bevor er es loslässt. Dieser Handgriff wird oft bei der Sedierung oder zur Schmerzlinderung angewendet. Der Therapeut muss darauf achten, dass er durch diesen Handgriff keine unerträglichen Schmerzen verursacht.
Wirkung Vertreibt die pathogenen Faktoren, löst den Stau, erwärmt den Körper, lindert Schmerzen.

4.8 Schaben oder Schrubben

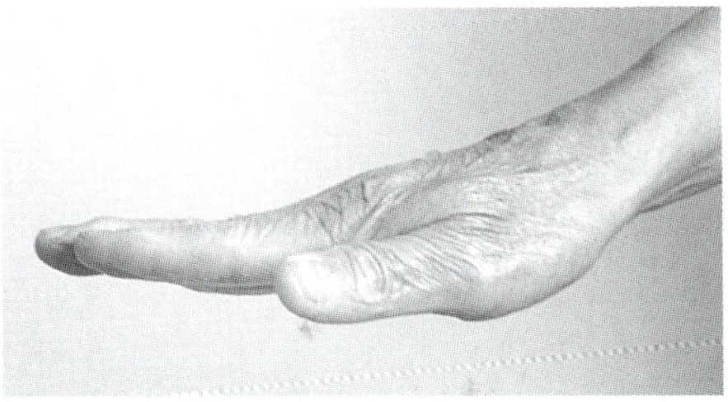

Der Therapeut legt die Handwurzel, die ganze Handfläche, den Daumenballen oder den Kleinfingerballen fest auf das zu behandelnde Areal, dann schiebt er schabend mit einem schnellen Tempo geradlinig hin und zurück, bis das Areal warm ist. Der Daumen beteiligt sich nicht an der Behandlung und berührt nicht die Haut.
Wirkung Erzeugt Wärme, vertreibt die pathogenen Faktoren, aktiviert den *qi-* und Blut-Fluss, lockert Muskeln und Sehnen.

4.9 Klemmen

Es wird mit der Daumen- oder Fingerspitze (mit kurz geschnittenen Nägeln) in senkrechter Richtung auf den zu behandelnden Punkt so fest gedrückt, dass es zu einer Einklemmung des Gewebes zwischen den Fingern einerseits und der tief gelegenen Muskelschicht bzw. dem Knochen andererseits kommt. Für das Kind ist dieser Handgriff meist nicht ganz angenehm, weshalb er erst am Ende der Behandlungsphase durchgeführt werden sollte.
Wirkung Vertreibt die pathogenen Faktoren, löst Stau, lindert Schmerzen.

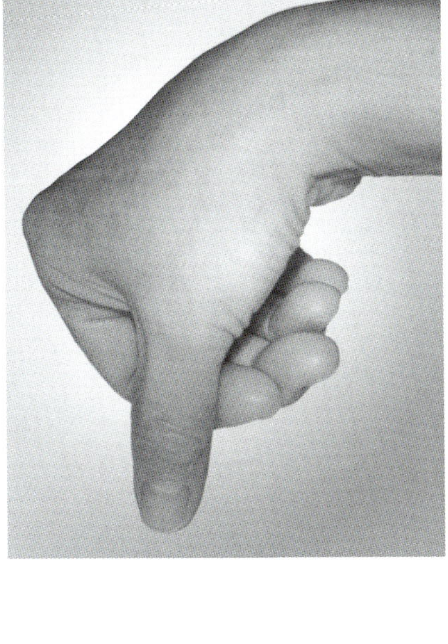

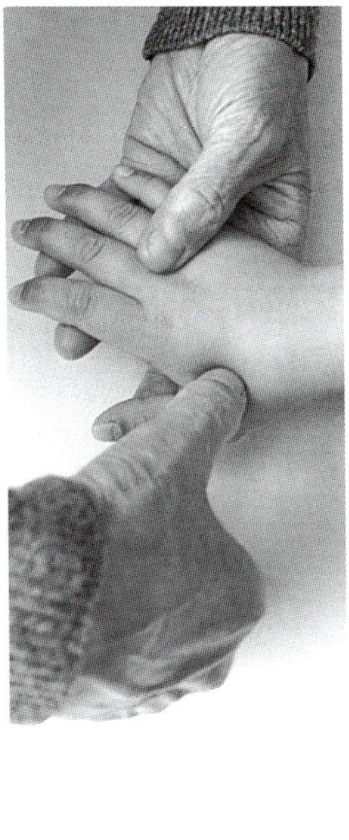

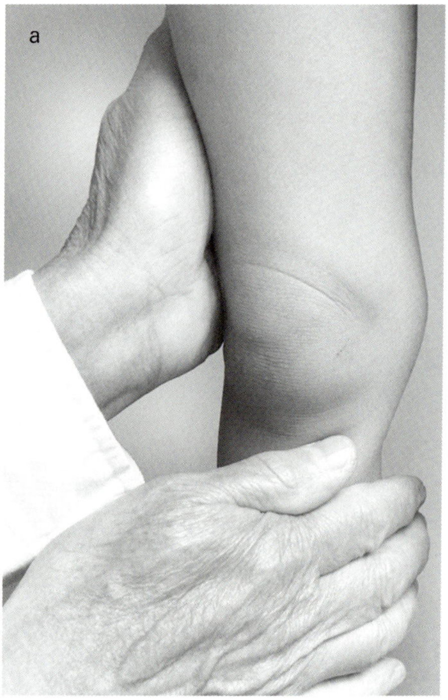

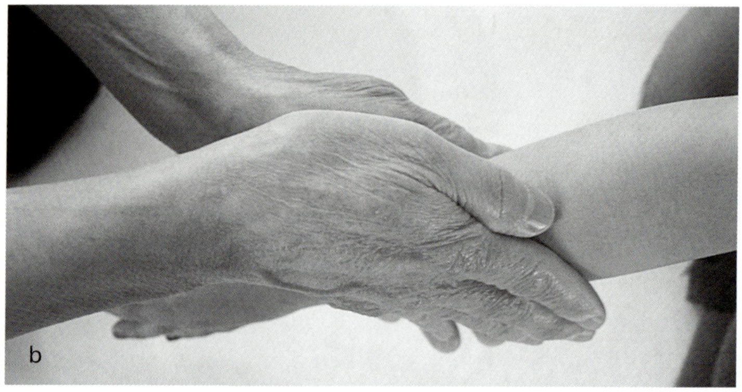

4.10 Scheuern

Der Therapeut hält den Arm oder das Bein des Kindes zwischen seinen Handflächen fest und reibt die Haut, um Wärme zu erzeugen (a und b). Die Hände bewegen sich schnell und in entgegengesetzter Richtung, vor und zurück oder nach oben und nach unten. Man muss darauf achten, dass die Haut des Kindes nicht durch starke Hitze geschädigt wird.
Wirkung Erzeugt Wärme, vertreibt die pathogenen Faktoren, besonders Wind und Kälte in der Oberfläche, aktiviert den *qi-* und Blut-Fluss, lockert Muskeln und Sehnen.

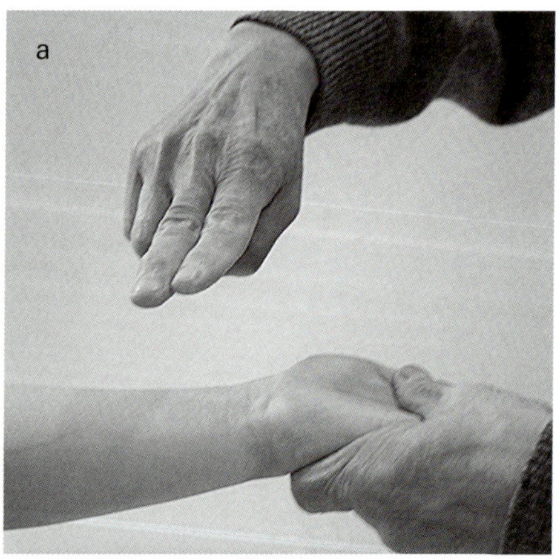

4.11 Klopfen

Der Therapeut beklopft den zu behandelnden Punkt und Bereich oder die zu behandelnde Linie mit der Fingerkuppe, auch mit mehreren Fingerkuppen oder mit der ganzen Handfläche (a bis c). Die angewandte Kraft ist im Gesicht leicht und in den Extremitäten bzw. im Nacken und Rücken stärker.
Wirkung Aktiviert den *qi-* und Blut-Fluss, vertreibt die pathogenen Faktoren, löst Stau, lockert Muskeln und Sehnen, lindert Schmerzen.

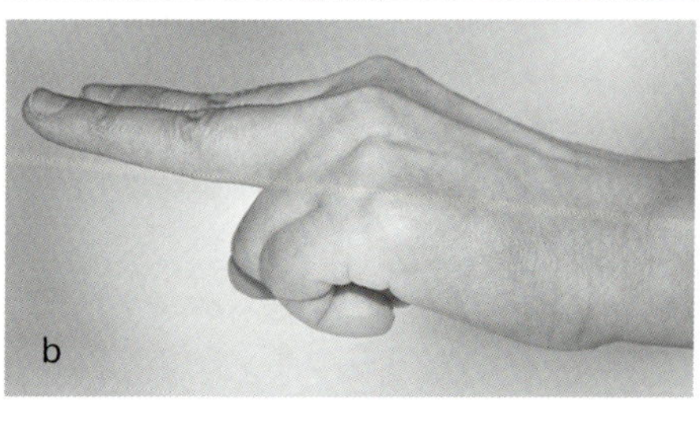

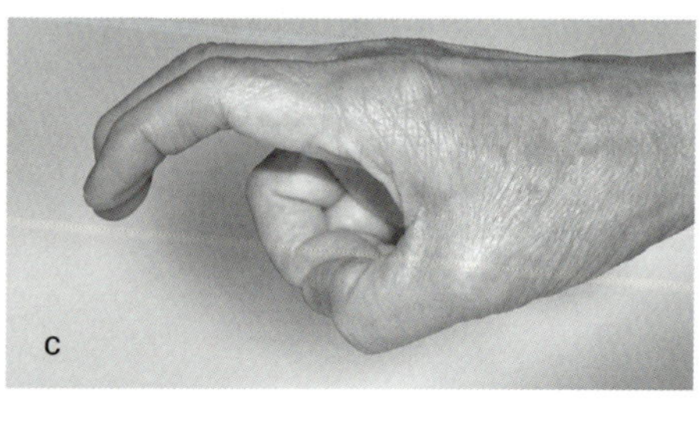

4.12 Beugen und Strecken

Dies sind passive Bewegungen, die in der sagittalen Ebene durchgeführt werden. Sie sind für das Schulter-, Ellenbogen- und Handgelenk oder das Hüft-, Knie- und Fußgelenk bei Flexion und Extension gleich. Dabei fixiert der Therapeut mit der einen Hand den Gelenkpartner, und mit der anderen Hand beugt und streckt er das zu behandelnde Gelenk (a und b).
Wirkung Reguliert den *qi-* und Blut-Fluss, löst Blockaden, erleichtert die Gelenkbewegungen, lindert Schmerzen.

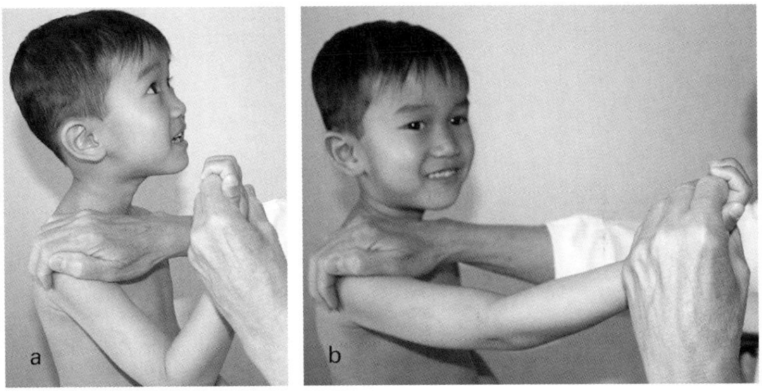

4.13 Ziehen

Dieser Handgriff ist eine mobilisierende Technik und wird auch Traktion oder Dehnung genannt. Er wird meistens am Arm, Bein oder an der Wirbelsäule, aber auch am Ohr durchgeführt (a und b). Die angewandte Kraft sollte zuerst sanft sein und wird während der Behandlung kontinuierlich erhöht. Wenn der Zug des Ziehens die gewünschte Intensität erreicht, sollte er für eine kurze Zeit konstant bleiben. Danach wird er gelockert. Wichtig ist, dass die Kraft und das Tempo der Behandlung nach dem Therapiezweck ausgerichtet werden und keine Schmerzen hervorrufen dürfen.
Wirkung Erweitert die Gelenkspalte und den Bewegungsumfang, dehnt Muskeln und Sehnen, reguliert den *qi-* und Blut-Fluss, lindert Schmerzen.

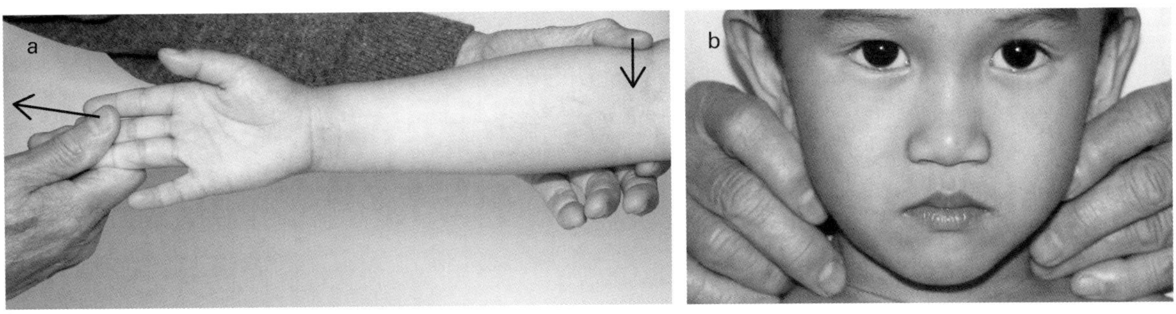

4.14 Schütteln

Dieser **Handgriff** ist eine mobilisierende Technik und wird an den Gelenken der Extremitäten, besonders an den Armen und Händen, angewendet. Der Therapeut fixiert in der Regel einen Gelenkpartner mit einer Hand, und mit der anderen Hand schüttelt er den anderen Gelenkpartner. Beispiel: Der Therapeut fasst mit seiner linken Hand den Ellenbogen des Kindes und fixiert damit dessen Oberarm. Mit seiner rechten Hand nimmt er die Hand des Kindes an dessen Langfingern. Dann schüttelt er den Unterarm des Kindes in waagerechter oder senkrechter Richtung.

Wirkung Aktiviert den *qi-* und Blut-Fluss, vertreibt die pathogenen Faktoren, dehnt Muskeln und Sehnen, löst Blockaden, lockert die Kapsel und verbessert das Bewegungsausmaß.

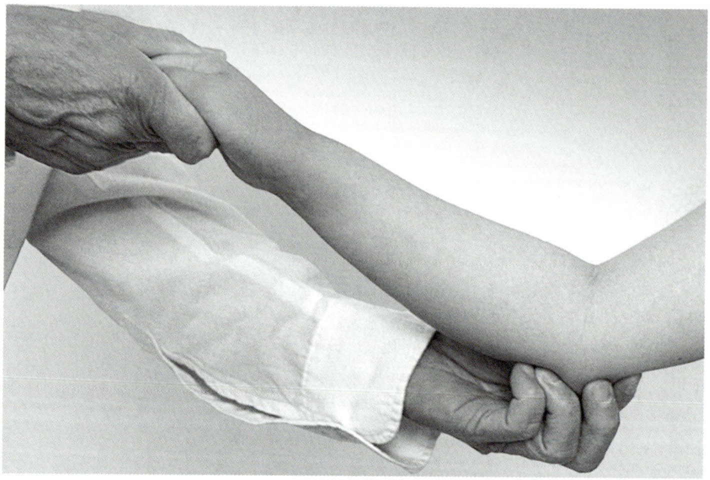

Bei dem Handgriff Schütteln sollte Folgendes beachtet werden:

- Die zu behandelnden Zonen und Gelenke sollten vorher erwärmt und gelockert werden.
- Das schnelle oder langsame Tempo, die große und kleine Bewegung sowie die Kraft des Handgriffs müssen genau dosiert und nach dem Therapiezweck ausgerichtet werden. Die schüttelnde Bewegung sollte nicht hektisch sein und immer unter der Schmerzgrenze bleiben.
- Im Allgemeinen wirkt das Schütteln in waagerechter Richtung sedierend bzw. regulierend und in senkrechter Richtung tonisierend bzw. aktivierend.

4.15 Kreisen

Diese mobilisierende Technik wird meistens für die oberen Extremitäten (Schulter, Ellenbogen) angewendet. Der Therapeut fixiert mit einer Hand die Schulter des Kindes, z. B. an einer Stelle über dem Schulterblatt. Mit der anderen Hand greift er dessen Hand oder dessen Unterarm oberhalb des Handgelenks. Dann rotiert er die Schulter langsam in beide Richtungen (Uhrzeigersinn und entgegen dem Uhrzeigersinn).

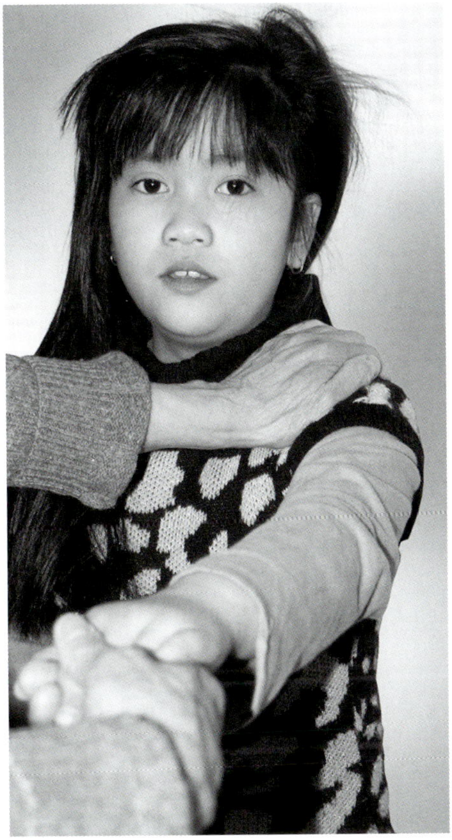

5 Lokalisierung der Punkte, Meridiane und Zonen

Anders als bei der Erwachsenen-Tuina erfolgt die Behandlung bei Kindern aufgrund ihrer physiologischen Besonderheiten nicht nur an den bekannten Punkten und Meridianen, sondern auch an speziellen Punkten und im Bereich von Zonen und Linien.

Die Punktlokalisierung erfolgt nach nach anatomischen Merkmalen und nach der *Cun*-Messung.

5.1 Punktlokalisierung nach anatomischen Merkmalen

Mit Hilfe anatomischer Merkmale, z. B. Lage der Sinnesorgane (Augen, Ohren, Mund, Nase), Finger- und Zehennägel, Muskelverlauf, Knochenvorsprung usw. kann die Lage bestimmter Punkte festgelegt werden.
Beispiele:

- Der Punkt *yintang* (Stempelhalle) ist der Mittelpunkt der Strecke zwischen den beiden medialen Augenbrauenenden.
- Der Punkt *zhuntou* (Nasenspitze) liegt an der äußersten Stelle der Nase.
- Der Punkt *erhougaogu* (Knochenvorsprung hinter dem Ohr) liegt am Hinterrand des Processus mastoideus.

5.2 Punktlokalisierung nach der *Cun*-Messung

Anhand der Länge bzw. Breite der Finger des Kindes kann man die Lage der Punkte bestimmen:

- Der Mittelfinger des Kindes in leichter Flexion: Der Abstand zwischen beiden Gelenkfalten des Mittelgliedes beträgt einen *Cun* (a).
- Die Breite des Daumens auf Höhe der distalen Daumengelenkquerfalte entspricht ebenfalls einem *Cun*. Diese Messmethode wird oft zur Lokalisierung der Punkte an den Extremitäten, an den Schultern oder bei Quermessung des Rückens benutzt (b).
- Die Breite der eng aneinandergelegten Zeige- und Mittelfinger auf Höhe der Mittelgelenkquerfalten des Mittelfingers beträgt 1,5 *Cun*, die Breite der Zeige-, Mittel- und Ringfinger beträgt zwei *Cun* und die Breite der vier Langfinger beträgt drei *Cun*. Diese Messmethoden werden oft benutzt, um die Punkte am Arm, Bein und Bauch zu finden, oder aber bei der Längsmessung des Rückens (c bis e).

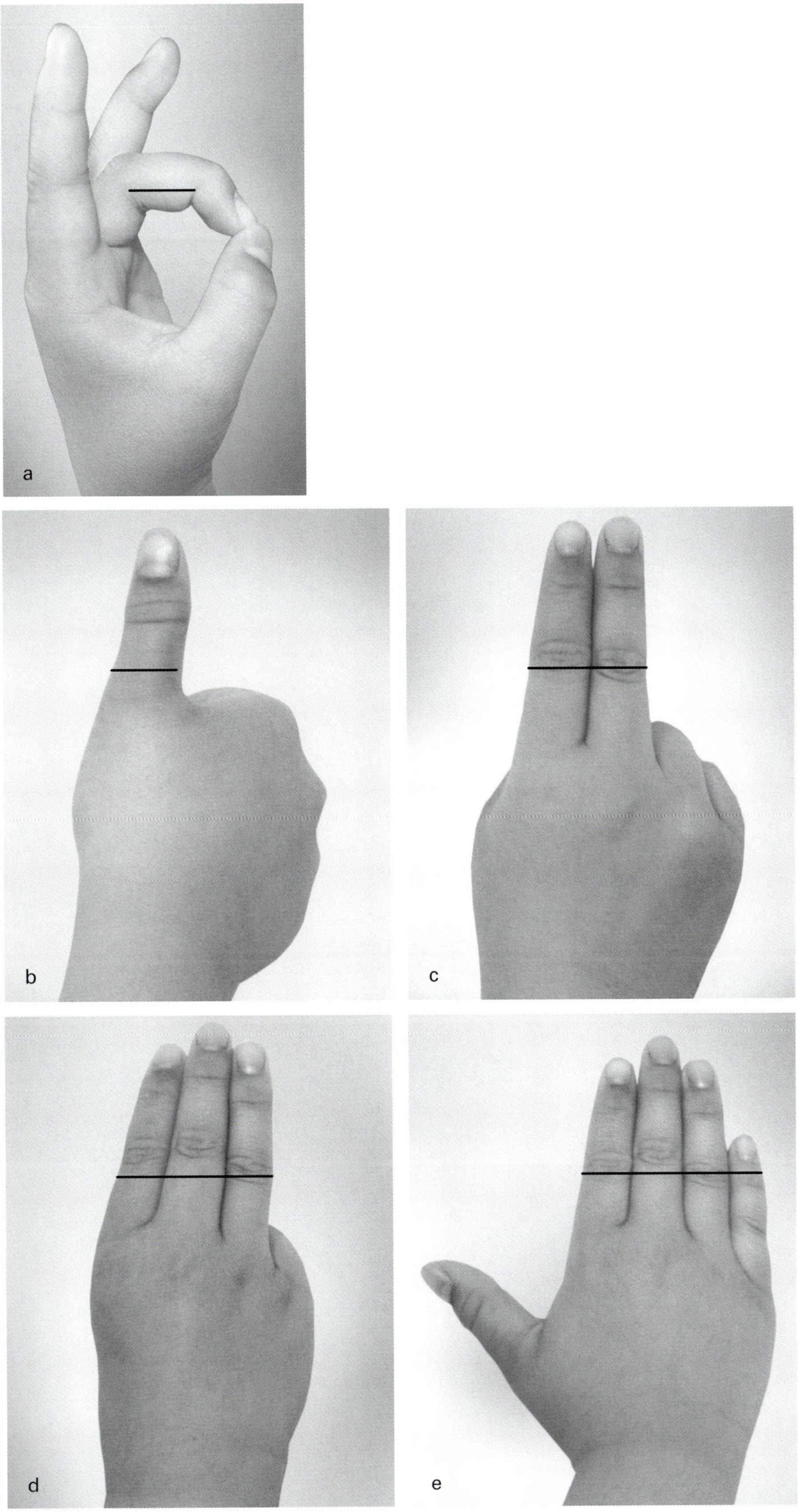
a
b
c
d
e

5.3 Die wichtigsten Punkte für die Behandlung von Kindern mit Tuina (ventral)

baichongwo	Nest der hundert Würmer
baihui	Hundertfaches Zusammentreffen, Du 20
baijin	Weiße Sehne
banmen	Holztor oder Brettertor
chengjiang	Aufnahme des Breis, Ren 24
danzhong	Brustmitte, Querlinie durch Brustmitte, Ren 17
douzhou	Ellenbogenspitze
etianmen	Stirn-Himmelstor
etianxin	Himmelszentrum der Stirn
ezhong (oder *tianting*)	Stirnmitte (oder Himmelssaal)
fenglong	Üppige Fülle, Ma 40
fu-yin-yang	Bauch-*yin-yang*
guanyuan	Passursprung, Ren 4
guiyan (auch *xiyan*)	Teufelsauge (auch Knieauge)
hongchi	großer Teich, Pe 3
jimen	Tor der Worfschaufel
neibagua	Innere acht Trigramme
neilaogong	Innerer Arbeitspalast, Pe 8
qianchengshan	Vordere Bergstütze
qianding	Vorderer Scheitel, Du 21
qiaogong	Brückenbogen
qingjin	Blaue Sehne
quchi	Gebogener Teich, Di 11
renzhong	Menschenmitte, Du 26
rugen	Wurzel der Brustwarze
rupang	Nachbarschaft der Brustwarze
shangen	Bergwurzel
shenque	Wachturm des Geistes, Ren 8
tianshu	Himmelstürangel, Ma 25
tiantu	Himmelskamin, Ren 22
xiaotianxin	Kleines Himmelszentrum
xinmen	Fontanelle
xuehai	Meer des Blutes, Mi 10
yangchi	*Yang*-Teich
yannian (oder *nianshou*)	Verlängerte Jahre (oder Langlebigkeit)
yinchi	*Yin*-Teich
yintang (oder *meixin*)	Stempelhalle (oder Zentrum der Augenbraue)
zhongwan	Mittlere Magengrube, Ren 12
zhuntou	Nasenspitze, Du 25
zongjin	Hauptsehne, Pe 7
zusanli	Drei Meilen des Beins, Ma 36

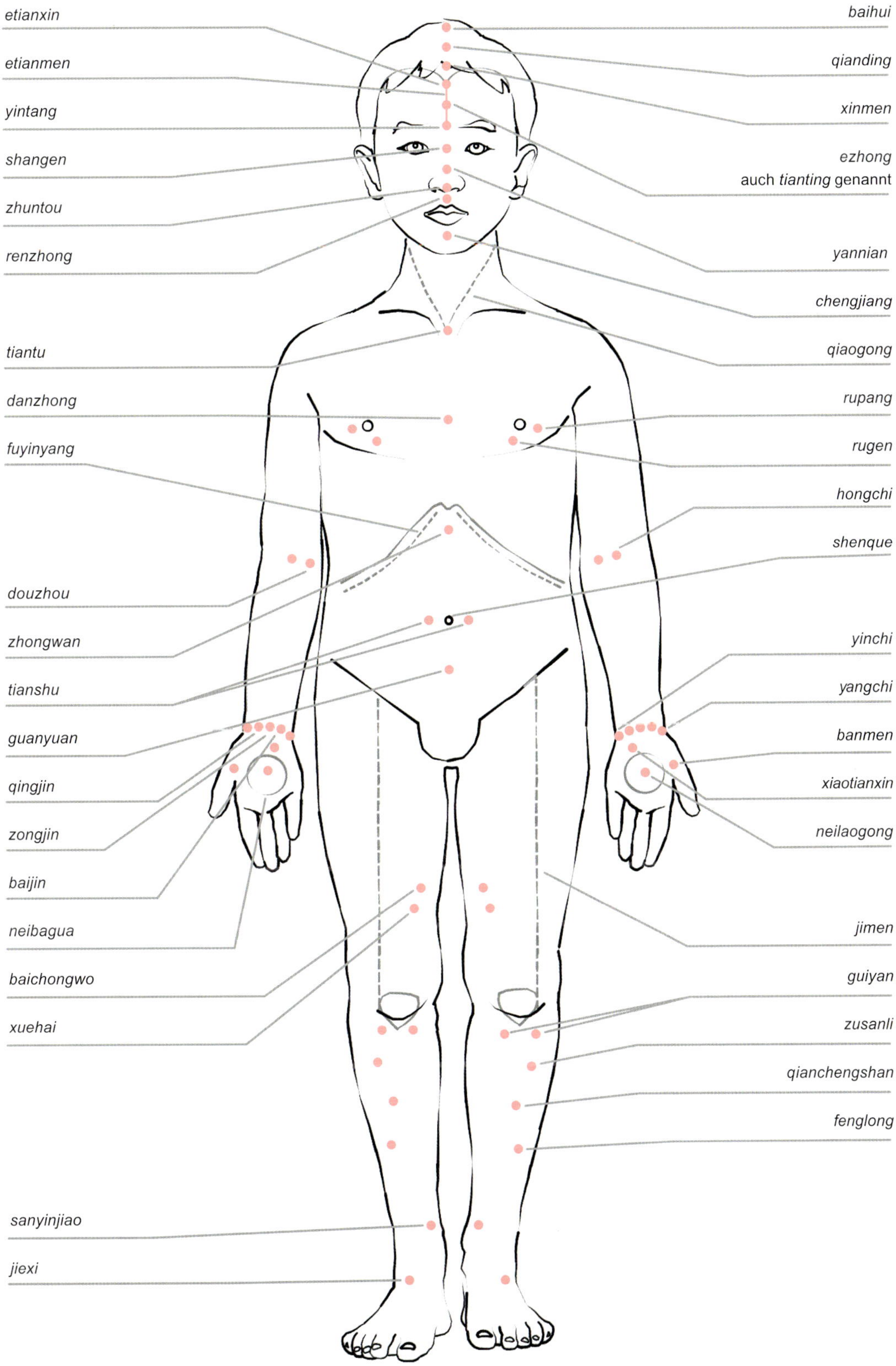
etianxin
etianmen
yintang
shangen
zhuntou
renzhong
tiantu
danzhong
fuyinyang
douzhou
zhongwan
tianshu
guanyuan
qingjin
zongjin
baijin
neibagua
baichongwo
xuehai
sanyinjiao
jiexi
baihui
qianding
xinmen
ezhong
auch *tianting* genannt
yannian
chengjiang
qiaogong
rupang
rugen
hongchi
shenque
yinchi
yangchi
banmen
xiaotianxin
neilaogong
jimen
guiyan
zusanli
qianchengshan
fenglong

5.4 Die wichtigsten Punkte für die Behandlung von Kindern mit Tuina (dorsal)

baihui	Hundertfaches Zusammentreffen, Du 20
boyangchi (auch *zhigou*)	*yang*-Teich des Arms, 3E 6 (auch Zweiggraben)
dazhui	Großer Wirbel, Du 14
erhougaogu	Vorspringender Knochen hinter dem Ohr
feishu	Transportpunkt der Lunge, Bl 13
fengchi	Windteich, Gb 20
fengfu	Palast des Windes, Du 16, zwischen Protuberantia occipitalis externa und Atlas, als Markierungspunkt
fengmen	Tor des Windes, Bl 12
guiwei	Schildkrötenschwanz, Du 1
hegu	Vereintes Tal, Di 4
houchengshan	Hintere Bergstütze, Bl 57
jiexi	Getrennter Bach, Ma 41
kunlun	*kunlun*-Berg, Bl 60
pishu	Transportpunkt der Milz, Bl 20
pucan	Aufwartung des Dieners, Bl 61
qijiegu	Knochen der sieben Gelenke
qianchengshan	Vordere Bergstütze
shenshu	Transportpunkt der Niere, Bl 23
tianshu	Himmelstürangel, Ma 25
tiantu	Himmelskamin, Ren 22
tianzhu	Himmelssäule
waibagua	Äußere acht Trigramme
wailaogong	Äußerer Arbeitspalast
weizhong	Mitte der Beugung Bl 40
yaoshu	*shu*-Punkt der Lende, Du 2
yaoyangguan	Dornfortsatz L4, Du 3 als Markierungspunkt
yiwofeng	Ein Windnest

Punkteübersicht

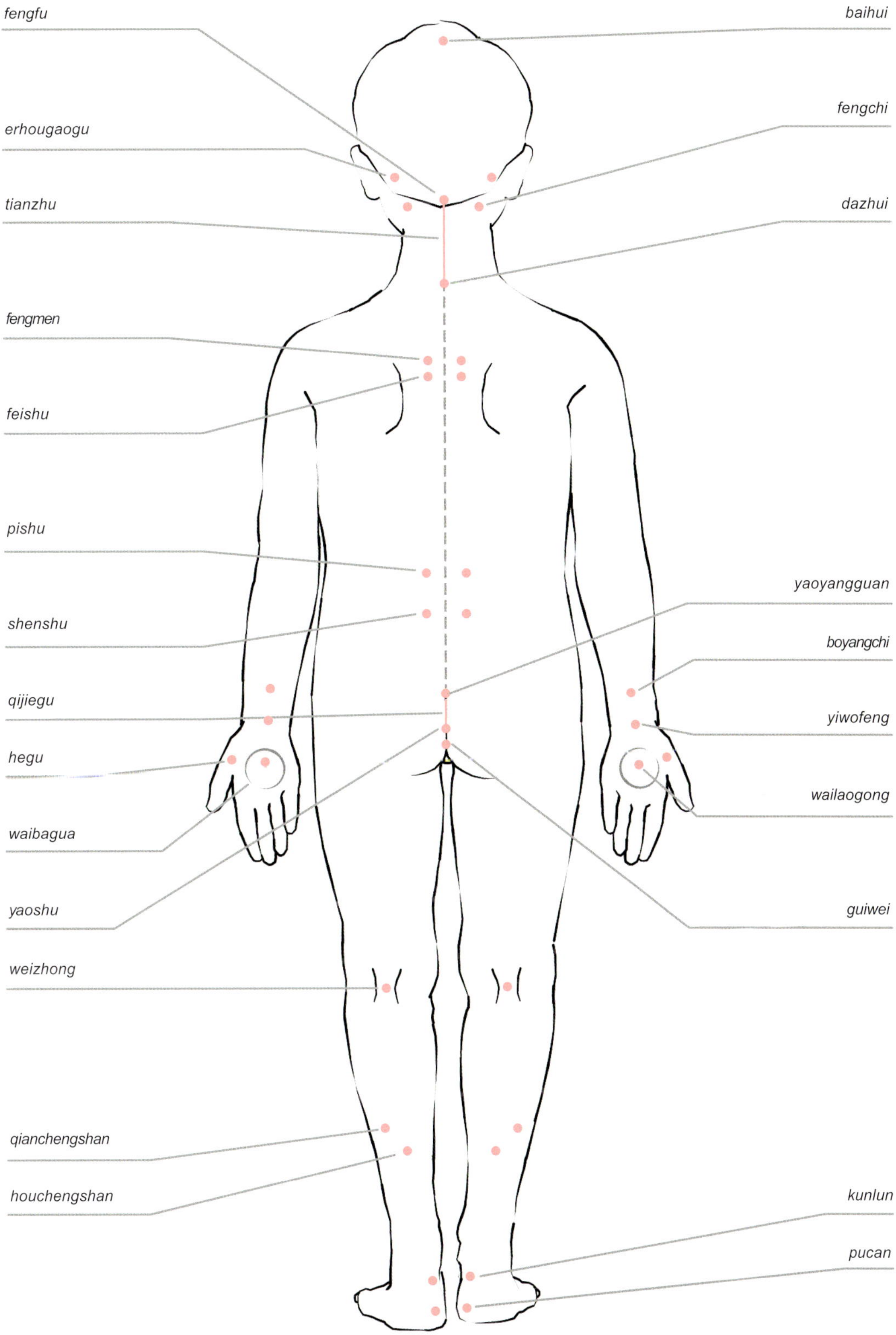
fengfu
erhougaogu
tianzhu
fengmen
feishu
pishu
shenshu
qijiegu
hegu
waibagua
yaoshu
weizhong
qianchengshan
houchengshan
baihui
fengchi
dazhui
yaoyangguan
boyangchi
yiwofeng
wailaogong
guiwei
kunlun
pucan

6 Handgriffe an Punkten, Meridianen und Zonen

Kopf, Gesicht und Hals

Kopf und Gesicht stehen in direktem Kontakt zur Umwelt und werden deshalb leicht von den pathogenen Klimafaktoren angegriffen. Infolgedessen besitzen sehr viele ihrer Punkte, Linien und Zonen die Wirkung, die Körperoberfläche zu befreien und die pathogenen exogenen Faktoren zu vertreiben. Außerdem können einige Punkte im Gesicht zur Diagnosestellung beitragen.

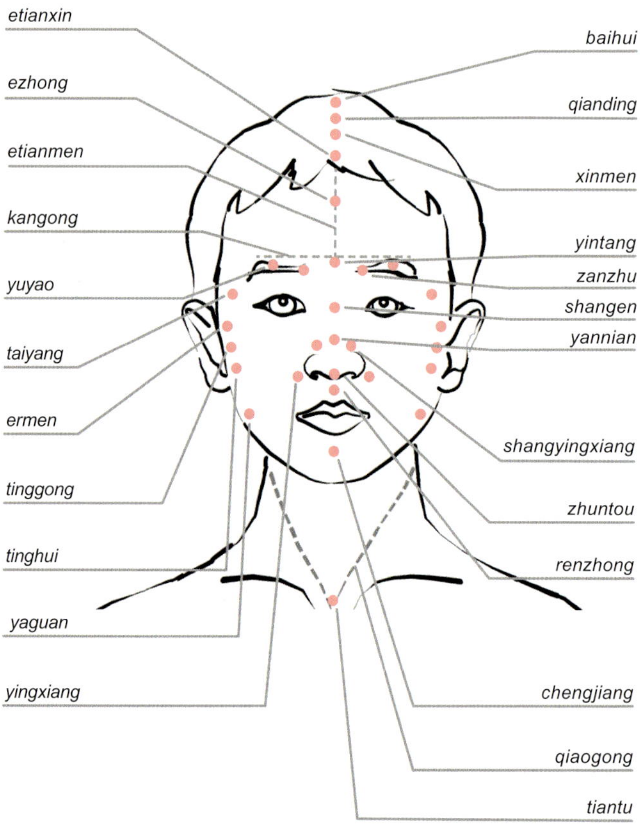

baihui	Hundertfaches Zusammentreffen, Du 20
chengjiang	Aufnahme des Breis, Ren 24
ermen (oder *erfengmen)*	Ohrtor, 3E 21 (oder Windtor des Ohrs)
etianmen	Stirn-Himmelstor
etianxin	Himmelszentrum der Stirn
ezhong (oder *tianting)*	Stirnmitte (oder Himmelssaal)
kangong	Palast der Vertiefung
qianding	Vorderer Scheitel, Du 21
qiaogong	Brückenbogen
renzhong	Menschenmitte, Du 26
shangen	Bergwurzel
shangyingxiang (oder *bitong)*	oberer Di 20, freie Nase
taiyang	Sonne
tiantu	Himmelskamin, Ren 22
tinggong	Palast des Hörens, Du 19
tinghui	Versammlung des Hörens, Gb 2
xinmen	Fontanelle
yaguan	Zahngrenze, Ma 6
yannian (oder *nianshou)*	Verlängerte Jahre (oder Langlebigkeit)
yintang (oder *meixin)*	Stempelhalle (oder Zentrum der Augenbraue)
yingxiang	Willkommen des Duftes, Di 20
yuyao	Fischtaille
zanzhu	Bambussammlung, Bl 2
zhuntou	Nasenspitze, Du 25

6.1 *baihui*, Hundertfaches Zusammentreffen, Du 20

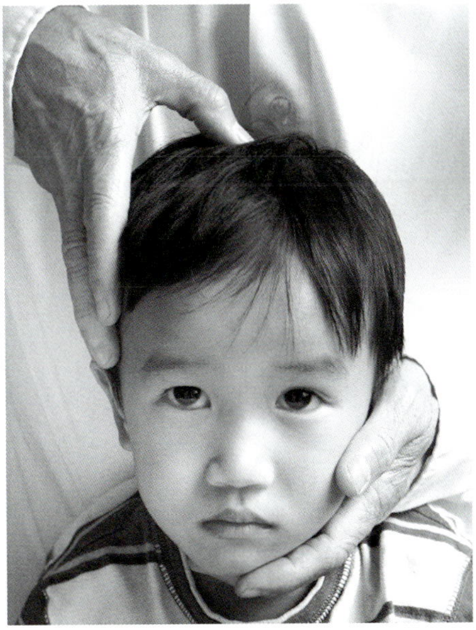

baihui drücken oder kneten

Lokalisation Kreuzungspunkt der Verbindungslinie der beiden Ohrspitzen mit der Kopfmittellinie
Wirkung Hebt das *yang* an, löst den *qi*-Stau, beseitigt Krämpfe und beruhigt bzw. stabilisiert den Geist
Indikationen Kopfschmerzen, Nasenverstopfung, verschwommenes Sehen, Krampfanfälle, Bettnässen, Analprolaps, Unruhe
Handgriff Drücken oder kneten mit der Daumen- oder Fingerkuppe (20–30 Mal)

6.2 *qianding*, Vorderer Scheitel, Du 21

Lokalisation Auf der Kopfmittellinie, 1,5 *Cun* vor *baihui* (Du 20)
Wirkung Vertreibt Wind, beseitigt Krämpfe und beruhigt den Geist
Indikationen Erkältung, Kopfschmerzen, Krampfanfälle
Handgriff Drücken oder kneten mit der Daumen- oder Fingerkuppe (20–30 Mal)

6.3 *xinmen,* Fontanelle

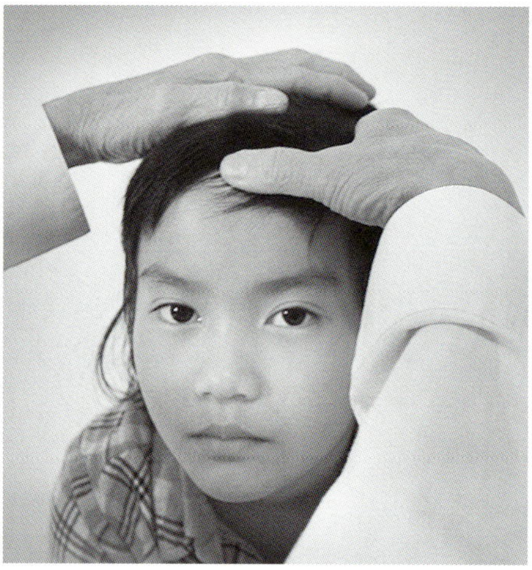
xinmen schieben

Lokalisation Auf der Kopfmittellinie, 2 *Cun* hinter der Stirnhaargrenze oder 3 *Cun* vor *baihui* (Du 20)
Wirkung Vertreibt Wind, löst den Stau der Sinnesorgane, beruhigt den Geist und beseitigt die Krämpfe
Indikationen Kopfschmerzen, Nasenbluten, Schnupfen, Konjunktivitis, Krampfanfälle
Handgriff Der Therapeut hält den Kopf des Kindes mit beiden Händen fest. Dann schiebt er *xinmen* mit beiden Daumenkuppen von kaudal nach kranial (20–30 Mal). Variante: Der Therapeut legt seinen rechten Daumen auf den Mittelpunkt der Stirn-Haar-Grenze und seinen linken Daumen an den Punkt *xinmen* (Fontanelle). Während er seinen rechten Daumen geradlinig nach kranial schiebt, bewegt sich sein linker Daumen bogenförmig nach dorsal und kaudal, ohne die Stirn des Kindes zu berühren. Wenn der rechte Daumen die Fontanelle erreicht, gelangt gleichzeitig der linke Daumen an den Mittelpunkt der Stirnhaargrenze. Nun wird die gleiche Prozedur mit abwechselndem Daumen wiederholt. Wenn die Fontanelle noch nicht verschlossen ist, nur bis zu deren Rand schieben

Diagnostische Bedeutung
- Fontanelle ist flach oder leicht konvex: das Körper-*qi* befindet sich in gutem Zustand
- Fontanelle hat eine konkave Form: Körper-*qi*-Mangel
- Flache Fontanelle wird konkav: übermäßige Kälte, Durchfall, hohes Fieber mit Panikangst
- Fontanelle ist rot und geschwollen: Retention von Feuchte-Hitze, Krampfanfall
- Fontanelle ist rot und überwärmt: Angst, Nachtschreien
- Fontanelle ist schwarz verfärbt: ernster Krankheitszustand

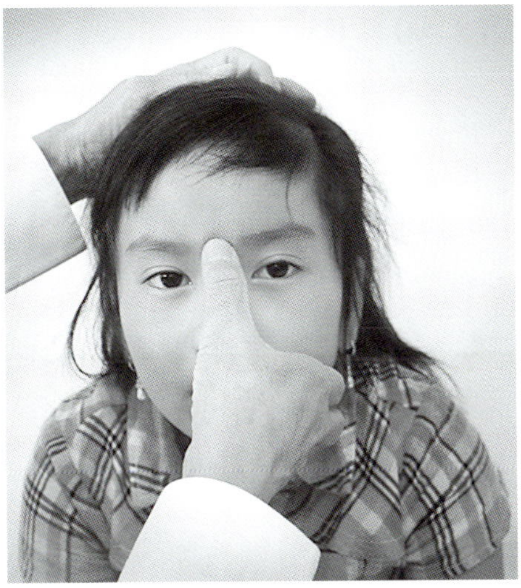

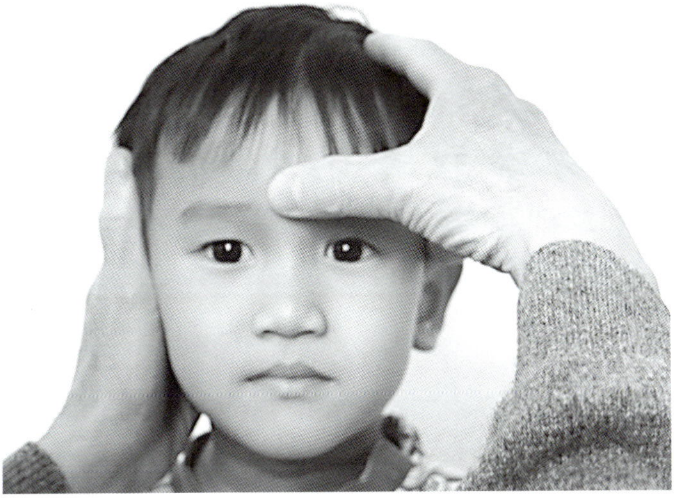

6.4 *yintang,* Stempelhalle oder *meixin,* Zentrum der Augenbrauen

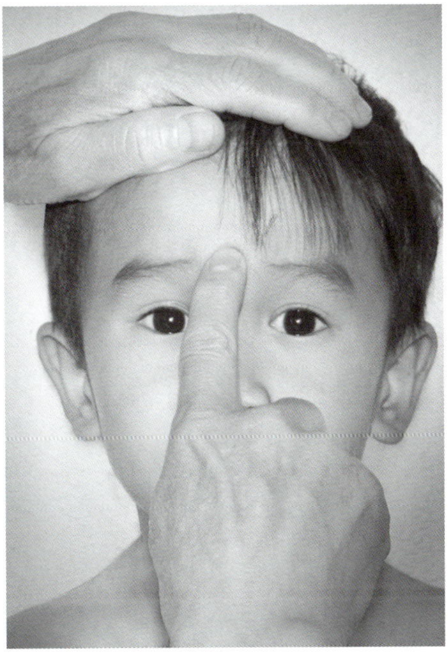

yintang oder *meixin* drücken oder kneten

Lokalisation Mittelpunkt der Verbindungslinie beider medialen Enden der Augenbrauen
Wirkung Vertreibt Wind, Kälte und Hitze, löst den Stau der Sinnesorgane, besonders von Auge und Nase, befreit die Körperoberfläche, beseitigt Krämpfe, lindert Kopfschmerzen
Indikationen Kopfschmerzen, Kinderkonvulsion, Epilepsie durch Schreck, Strabismus (Schielen), Nasenverstopfung, aufwärtsgerichtete Abweichung des Augapfels
Handgriff Klemmen mit der Daumen- oder Fingerspitze (5–10 Mal) oder drücken bzw. kneten mit der Daumen- oder Fingerkuppe (20–30 Mal)

Diagnostische Bedeutung

- Gelbe Farbe an *yintang:* Retention von Wind und Schleim
- *yintang* zeigt eine rosa Farbe: Retention von Hitze und Schleim
- Rotes *yintang:* übermäßige Hitze mit Fieber
- *yintang* hat eine grüne bzw. blaue Farbe: Panikangst

6.5 *etianmen,* Stirn-Himmelstor

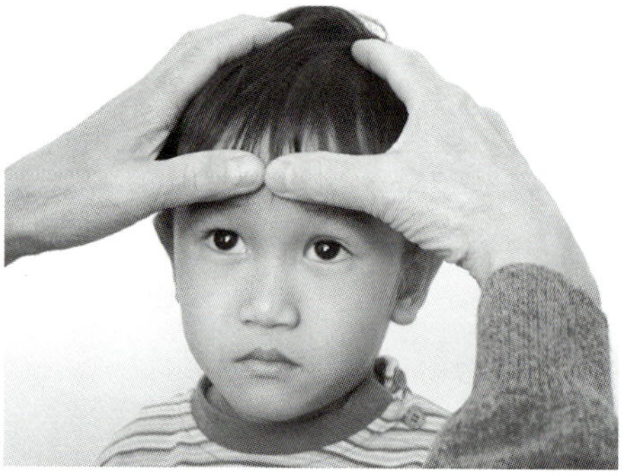

etianmen schieben

Lokalisation Vertikale Linie auf der Gesichtsmittellinie, die den Punkt *yintang* (Stempelhalle) mit dem Mittelpunkt der Stirnhaargrenze (*etianxin,* Himmelszentrum der Stirn) verbindet
Wirkung Befreit die Körperöffnungen im Gesicht, vertreibt die pathogenen Klimafaktoren, fördert das Schwitzen, beruhigt und stabilisiert den Geist, beseitigt Krämpfe, löst Angst
Indikationen Erkältung ohne Schwitzen, Kopfschmerzen, fehlende oder verminderte Schweißsekretion, Erschöpfung, Kinderkonvulsion, Erbrechen, Schwindel, innere Unruhe, Angstzustände
Handgriff Der Therapeut hält den Kopf mit beiden Händen. Dann schiebt er mit beiden Daumenkuppen die Linie *etianmen* von kaudal nach kranial (20–30 Mal). Variante: Ähnliche Technik wie bei *xinmen* (Fontanelle). Dabei legt der Therapeut seinen rechten Daumen über den Punkt *yintang* (Stempelhalle) und seinen linken Daumen über den Mittelpunkt der Stirnhaargrenze. Während er seinen rechten Daumen geradlinig nach kranial schiebt, bewegt sich sein linker Daumen bogenförmig nach dorsal und kaudal, ohne die Stirn des Kindes zu berühren. Wenn der rechte Daumen den Mittelpunkt der Stirnhaargrenze erreicht, gelangt gleichzeitig der linke Daumen an den Punkt *yintang*. Nun wird die gleiche Prozedur mit abwechselndem Daumen wiederholt

6.6 *zanzhu,* Bambussammlung, Bl 2

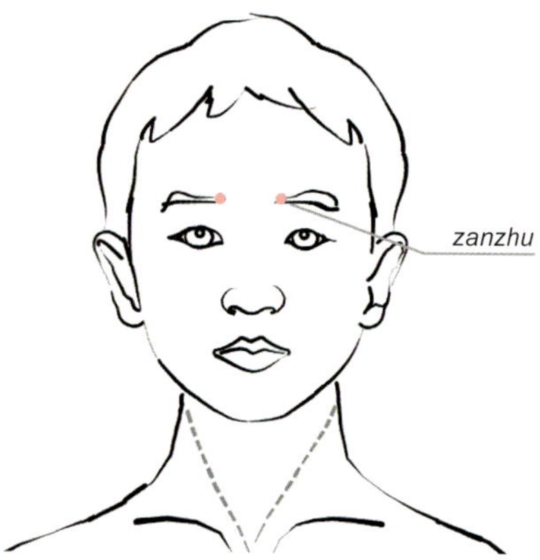

Lokalisation Am medialen Ende der Augenbraue
Wirkung Vertreibt die pathogenen Klimafaktoren besonders den Wind, lindert Kopfschmerzen, stärkt die Sehkraft
Indikationen Erkältung, Augenerkrankungen, Kopfschmerzen, Schwindel, fehlende oder verminderte Tränensekretion
Handgriff Den Kopf des Kindes mit den vier Langfingern beider Hände fixieren, *zanzhu* mit beiden Daumenspitzen klemmen (3–5 Mal)

6.7 *yuyao*, Fischtaille

Lokalisation Mitte der Augenbraue, direkt oberhalb der Pupille beim Blick geradeaus
Wirkung Vertreibt die pathogenen Klimafaktoren besonders den Wind, löst den Stau der Sinnesorgane, besonders der Augen, stärkt das Augen-*qi*
Indikationen Kopfschmerzen, Gesichtslähmung, Augenerkrankungen, Myopie, Sinusitis frontalis
Handgriff Drücken oder kneten mit der Daumen- oder Fingerkuppe. (20–30 Mal)

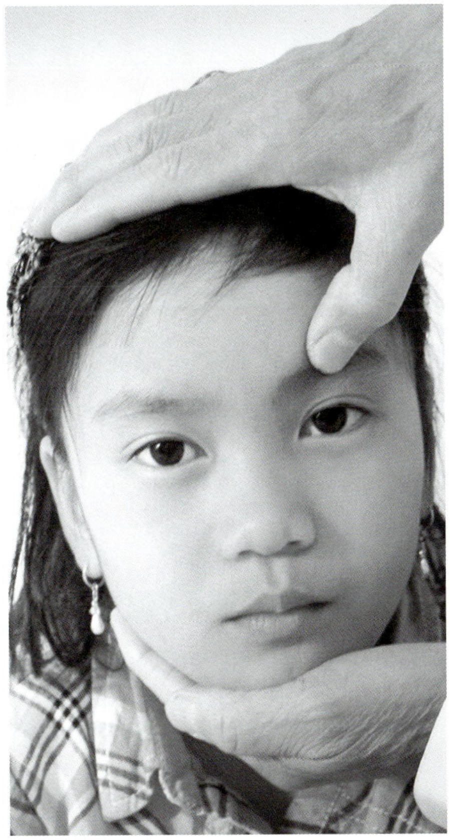

yuyao drücken oder kneten

6.8 *taiyang*, Sonne

Lokalisation In einer flachen Vertiefung an der Schläfe, 1 *Cun* lateral des Mittelpunktes einer senkrechten Linie, die das äußere Augenbrauenende mit dem äußeren Augenwinkel verbindet
Wirkung Vertreibt Wind, Kälte und Hitze, stärkt die Sehkraft, beruhigt den Geist, lindert Kopfschmerzen
Indikationen Erkältung, Fieber durch pathogene Klimafaktoren, Kopfschmerzen, Augenschmerzen, Kinderkonvulsion, innere Unruhe, Ärger
Handgriff Gleichzeitiges drücken oder kneten beider *taiyang* mit den Daumen- oder Fingerkuppen (20–30 Mal)

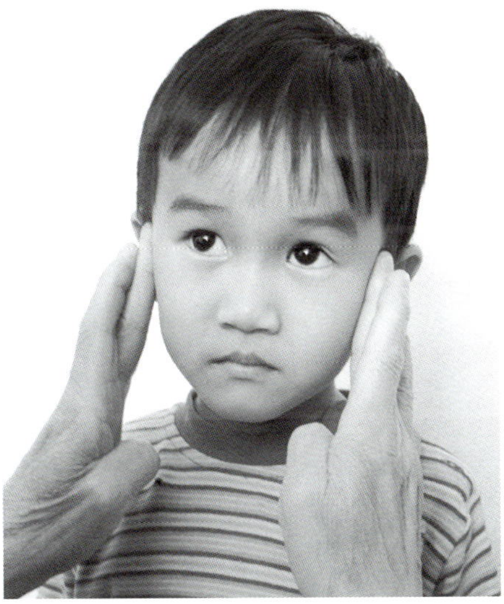

taiyang drücken oder kneten

Diagnostische Bedeutung

- *taiyang* auf der linken Gesichtsseite
  - Grün oder blau verfärbt: leichter Angstzustand
  - Rosarot verfärbt: wechselhaftes Fieber, Nasenverstopfung, Luftnot
  - Schwarz verfärbt: Stau von Milch im Magen
- *taiyang* auf der rechten Gesichtsseite
  - Grün oder blau verfärbt: starker Angstzustand
  - Rosarot verfärbt: hohes Fieber mit Krampfanfall

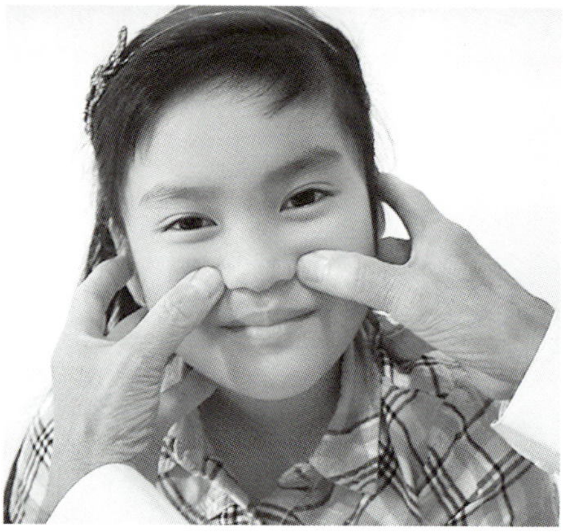
yingxiang drücken oder kneten

6.9 *yingxiang,* Willkommen des Duftes, Di 20

Lokalisation 0,5 *Cun* lateral der Nasenflügelmitte, auf der Nasolabialfalte
Wirkung Vertreibt Wind, Kälte und Hitze, aktiviert die *qi*-Zirkulation in der Lunge, löst den Stau in der Nase
Indikationen Schnupfen, Nasenbluten, Rhinitis, Sinusitis, Zahnschmerzen, Gesichtslähmung
Handgriff Gleichzeitiges drücken oder kneten beider *yingxiang*-Punkte mit den Daumen- oder Fingerkuppen (20–30 Mal)

6.10 *shangyingxiang,* oberer Di 20 *(yingxiang)* oder *bitong,* freie Nase

Lokalisation Kranial von Di 20, am oberen Ende der Nasolabialfalte
Wirkung Vertreibt Wind, kühlt Hitze, befreit die verstopfte Nase
Indikationen Rhinitis, Sinusitis, Kopfschmerzen
Handgriff Gleichzeitiges drücken oder kneten beider Punkte mit den Daumen oder Fingerkuppen (20–30 Mal)

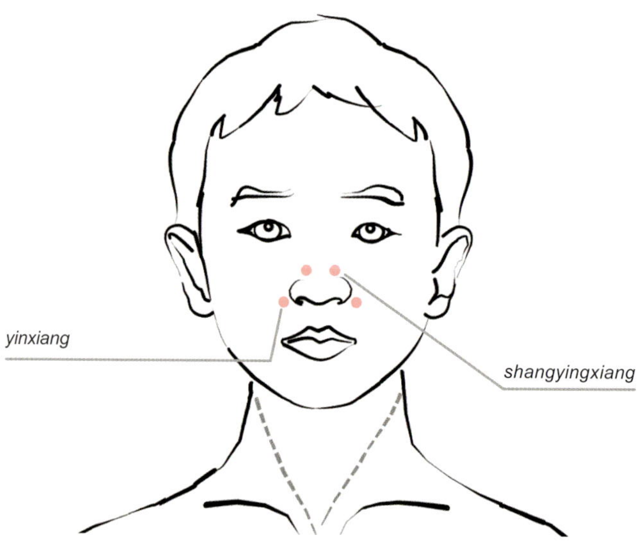

6.11 *yaguan,* Zahngrenze, Ma 6

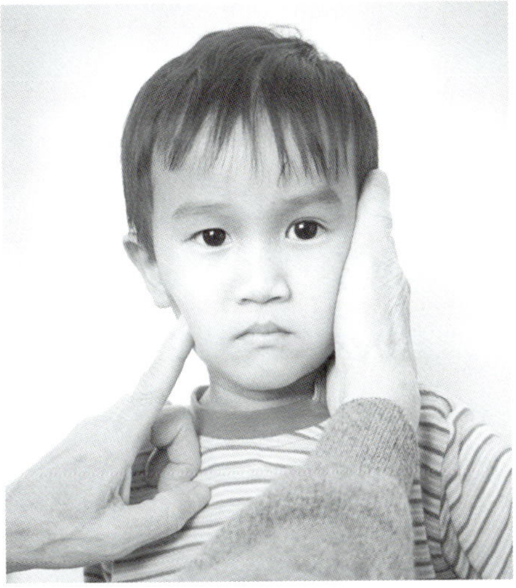

yaguan drücken oder kneten

Lokalisation 1 *Cun* anterior und superior des Unterkieferwinkels, auf der höchsten Vorwölbung des M. masseter beim Zusammenbeißen der Zähne
Wirkung Vertreibt Wind, löst den Stau im Mund und Kieferbereich, lindert Schmerzen
Indikationen Gesichts- und Zahnschmerzen, Kieferschmerzen, Kiefersperre, besonders bei Fieberkrämpfen
Handgriff Drücken oder kneten mit der Daumen- oder Fingerkuppe (20–30 Mal)

6.12 *shangen,* Bergwurzel

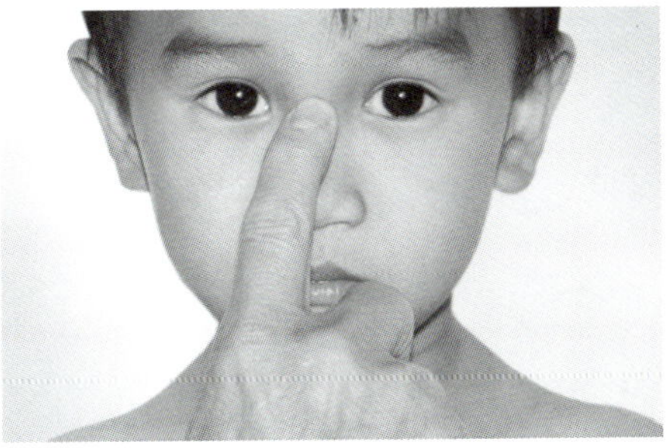

shangen drücken oder kneten

Lokalisation Mittelpunkt der Verbindungslinie zwischen beiden inneren Augenwinkeln
Wirkung Vertreibt Wind, löst den Stau der Sinnesorgane, besonders von Auge und Nase, beseitigt Krämpfe, stärkt die Sehkraft, erweckt den Geist
Indikationen Kinderkonvulsion, Schwindel, Bewusstseinsstörungen
Handgriff Klemmen mit der Daumenspitze (5–10 Mal) oder drücken bzw. kneten mit der Daumen- oder Fingerkuppe (20–30 Mal)

Diagnostische Bedeutung
Das Vorhandensein einer Venole, die den Punkt *shangen* überquert und beide inneren Augenwinkel miteinander verbindet, kann je nach Verfärbung Hinweise auf die Diagnose liefern:
- Venole hat eine grüne bzw. blaue Farbe: Durchfall, Krampfanfall
- Venole ist gelblich: Retention von Hitze und Schleim
- Venole ist rot: Nachtschreien
- Schwarz verfärbtes *shangen:* ernster Krankheitszustand

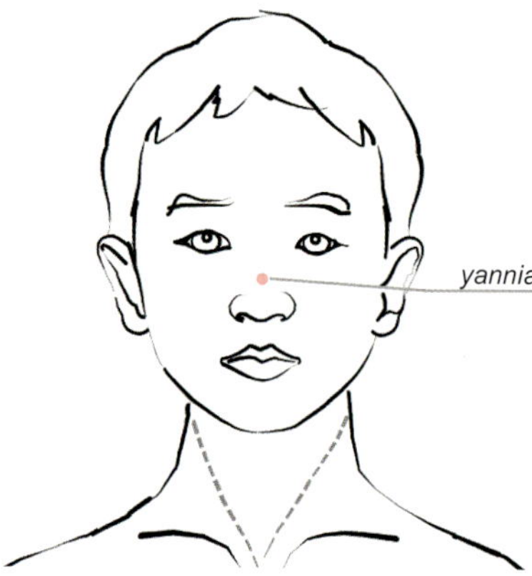

6.13 *yannian,* Verlängerte Jahre oder *nianshou,* Langlebigkeit

Lokalisation Mittelpunkt der Strecke zwischen *zhuntou* (Nasenspitze) und *shangen* (Bergwurzel)
Wirkung Vertreibt Wind, löst den Stau der Sinnesorgane, besonders der Nase, befreit die Körperoberfläche, beseitigt Krämpfe
Indikationen Erkältung, trockene Nasenschleimhaut, Kinderkonvulsion
Handgriff Klemmen mit der Daumen- oder Fingerspitze (5–10 Mal im Notfall) oder drücken bzw. kneten mit der Daumen- oder Fingerkuppe (20–30 Mal)

Eine Rotfärbung der Linie zwischen *shangen* und *zhuntou* gibt Hinweise auf Herz- und Magen-Hitze, Verstopfung oder Harnverhaltung

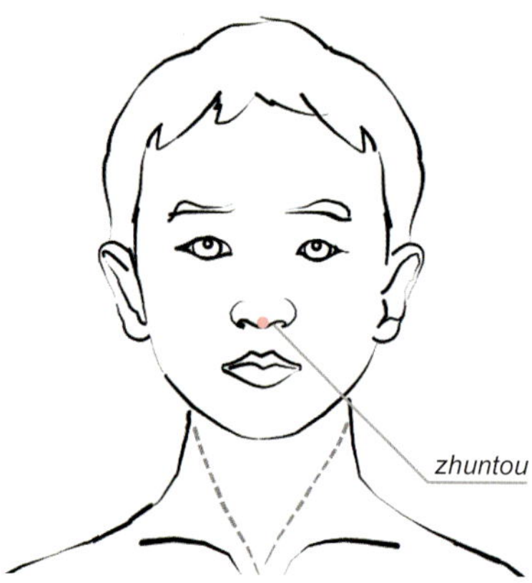

6.14 *zhuntou,* Nasenspitze, Du 25

Lokalisation An der höchsten Stelle der Nase
Wirkung Vertreibt Wind, löst den Stau der Sinnesorgane, besonders der Nase, befreit die Körperoberfläche
Indikationen Erkältung, Nasenverstopfung, Kinderkonvulsion
Handgriff Drücken bzw. kneten mit der Daumen- oder Fingerkuppe (10–20 Mal), im Notfall klemmen mit der Daumen- oder Fingerspitze (3–5 Mal)

Diagnostische Bedeutung
- Dunkelgelbe Farbe an *zhuntou:* Hitzezustand mit Miktionsstörung, Verstopfung
- Rote Farbe: Fieber, Appetitlosigkeit
- Dunkelrote oder blaurote Farbe: Stau von Blut oder Eiter
- Grüne Farbe: Erbrechen von Milch
- Blasse Farbe: Durchfall

6.15 *renzhong,* Menschenmitte, Du 26

Lokalisation Im Philtrum, am Übergang vom oberen zum mittleren Drittel der Entfernung Nase – Oberlippe
Wirkung Vertreibt Wind, befreit die Körperöffnungen, beseitigt Krämpfe, beruhigt und stabilisiert den Geist, löst Angst
Indikationen Kollaps verschiedener Genese, akute Kinderkonvulsion, akute Angstzustände, Sprachstörungen, Nasenverstopfung, Rhinitis
Handgriff Klemmen mit der Daumen- oder Fingerspitze (5–10 Mal im Notfall) oder drücken bzw. kneten mit der Daumen- oder Fingerkuppe (20–30 Mal)

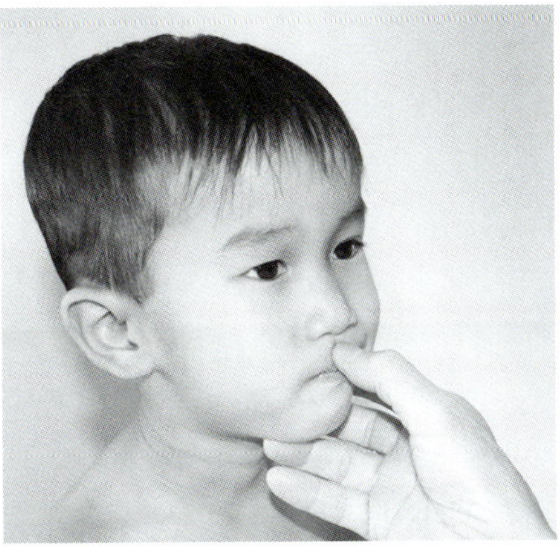

renzhong drücken oder kneten

6.16 *chengjiang,* Aufnahme des Breis, Ren 24

Lokalisation Auf der vorderen Gesichtsmittellinie, in einem Grübchen auf der Mentolabialfalte (Abb. 6.12)
Wirkung Vertreibt Wind, befreit die Körperöffnungen, beseitigt Krämpfe, beruhigt und stabilisiert den Geist
Indikationen Nackensteifigkeit, Konvulsion, Muskelkrämpfe, Gesichtsschwellung, Gesichtslähmung, Aphonie, Hypersalivation
Handgriff Klemmen mit der Daumen- oder Fingerspitze (5–10 Mal im Notfall) oder drücken bzw. kneten mit der Daumen- oder Fingerkuppe (20–30 Mal).

Diagnostische Bedeutung
- Grüne Farbe an *chengjiang:* Unruhe, nächtliches Schreien oder Vorzeichen von Konvulsionen des Kindes
- Gelbliche Farbe: Erbrechen durch abnorm steigendes *qi*
- Rosa Farbe: Nieren-Störungen
- Grüne Farbe: Erbrechen von Milch
- Blasse Farbe: Durchfall

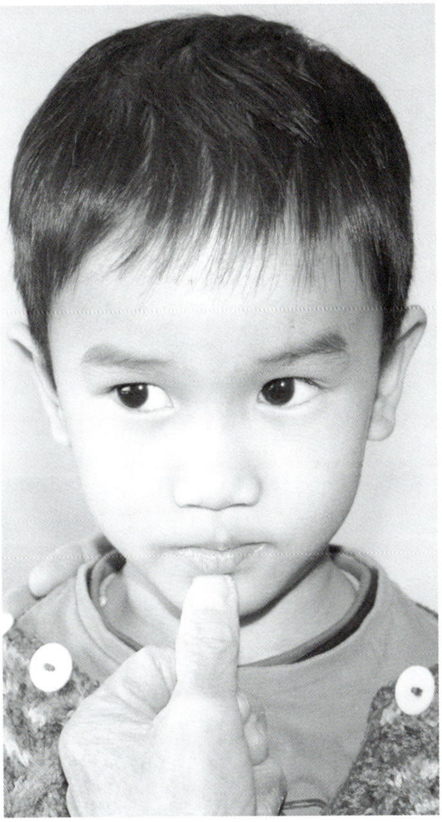

chengjiang drücken oder kneten

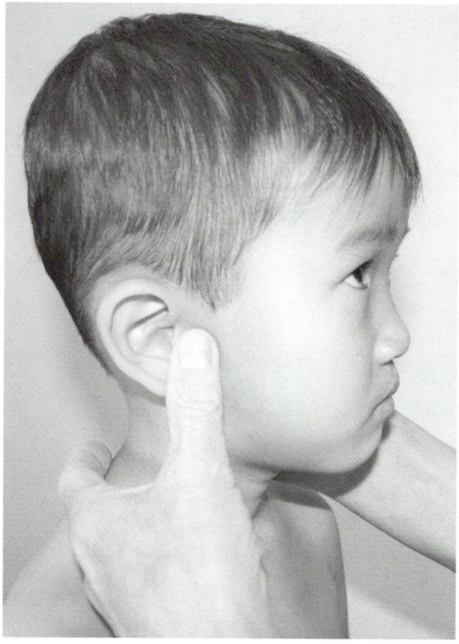

tinggong drücken oder kneten

6.17 *tinggong,* Palast des Hörens, Du 19

Lokalisation Bei leicht geöffnetem Mund in der Mitte einer Vertiefung vor dem Tragus und hinter dem Processus condylaris des Unterkiefers
Wirkung Macht das Ohr-*qi* durchgängig, befreit den Stau im Ohr, beruhigt den Geist
Indikationen Ohrenentzündung, Schwerhörigkeit, Tinnitus, Zahnschmerzen, Unterkieferschmerzen
Handgriff Drücken oder kneten mit der Daumen- oder Fingerkuppe (20–30 Mal)

6.18 *ermen,* Ohrtor, 3E 21 oder *erfengmen,* Windtor des Ohrs

Lokalisation In einer Vertiefung vor dem Tragus und kranial von *tinggong* (Palast des Hörens, Du 19)
Wirkung Vertreibt Wind, kühlt Hitze, reguliert den *qi*- und Blut-Fluss, löst den Stau im Ohr
Indikationen Ohrenentzündung, Schwerhörigkeit, Tinnitus, Unterkieferschmerzen
Handgriff Drücken oder kneten mit der Daumen- oder Fingerkuppe (20–30 Mal)

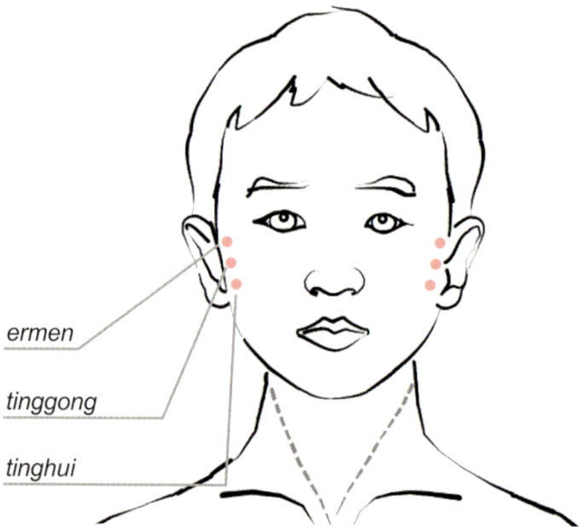

6.19 *tinghui,* Versammlung des Hörens, Gb 2

Lokalisation Bei leicht geöffnetem Mund in einer Vertiefung hinter dem Processus condylaris des Unterkiefers und kaudal von *tinggong* (Palast des Hörens, Du 19)
Wirkung Vertreibt Wind, kühlt Hitze, besonders Hitze in der Leber und Gallenblase, löst den Stau, befreit die Ohren
Indikationen Ohrenentzündung, Schwerhörigkeit, Tinnitus, Taub- und Stummheit, Zahnschmerzen, Kiefersperre
Handgriff Drücken oder kneten mit der Daumen- oder Fingerkuppe (20–30 Mal)

6.20 *erhougaogu,* Knochenvorsprung hinter dem Ohr

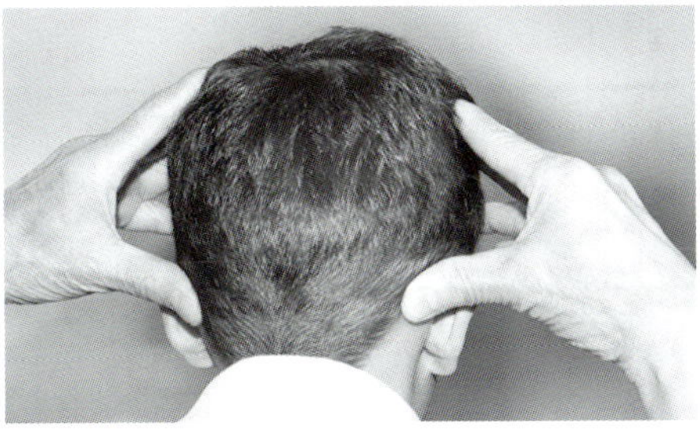
erhougaogu drücken oder kneten

Lokalisation In einer Vertiefung am Hinterrand des Processus mastoideus und auf der Haaransatzgrenze
Wirkung Vertreibt die pathogenen Klimafaktoren Wind, Kälte und Hitze, fördert das Schwitzen, beruhigt den Geist
Indikationen Erkältung, Fieber, Kopfschmerzen, innere Unruhe, Nackensteife
Handgriff Drücken oder kneten mit der Daumen- oder Fingerkuppe, gleichzeitiges reiben beider Punkte *erhougaogu* mit den Daumen- oder Fingerkuppen (20–30 Mal)

6.21 *kangong,* Palast der Vertiefung

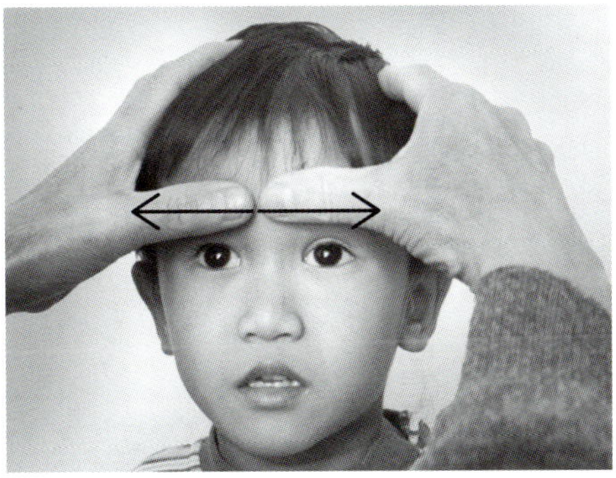
kangong trennen

Lokalisation Horizontale Linie, die sich gerade oberhalb der Augenbrauen befindet
Wirkung Befreit die Körperoberfläche, vertreibt die pathogenen Klimafaktoren Wind, Kälte und Hitze, fördert das Schwitzen, lindert Kopfschmerzen, beseitigt Krämpfe, stärkt die Sehkraft, beruhigt und stabilisiert den Geist
Indikationen Erkältung, Kopfschmerzen, Augenbeschwerden, aufwärtsgerichtete Abweichung des Augapfels, Kinderkonvulsion
Handgriff Die Behandlung wird „*kangong* trennen“ genannt. Zuerst werden die beiden Daumenkuppen des Therapeuten über den Punkt *yintang* (Stempelhalle) gelegt, dann die Linie *kangong* von medial nach lateral bis zu den äußeren Augenbrauenenden auseinandergeschoben (20–30 Mal)

6.22 *qiaogong,* Brückenbogen

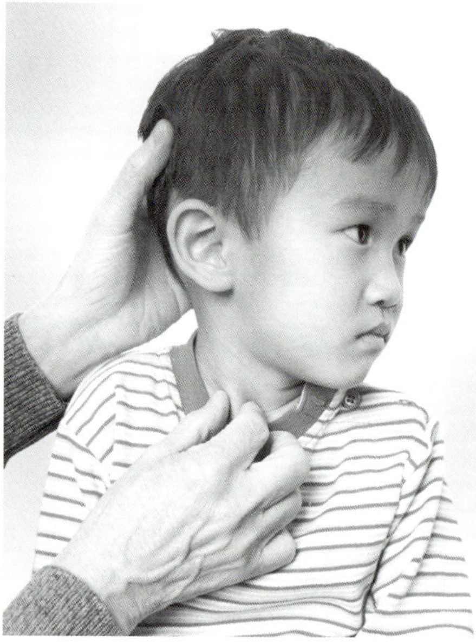

qiaogong

Lokalisation Zwei schräge Linien an beiden lateralen Halsseiten, die dem ganzen Verlauf beider Muskeln Sternocleidomastoideus (SCM) entsprechen

Wirkung Vertreibt die pathogenen Faktoren Wind, Kälte und Hitze, lockert die Sehnen und Muskeln am Hals, reguliert die *qi-* und Blut-Fluss, löst den Stau, beseitigt Krämpfe, macht die Meridiane und Kollateralen durchgängig

Indikationen Nackenbeschwerden mit Bewegungseinschränkung, Torticollis, Nackensteife, Halsschmerzen, Kinderkonvulsion

Handgriff Der Therapeut fixiert den Kopf des Kindes mit einer Hand. Mit dem Daumen und Zeigefinger der anderen Hand greift er den M. sternocleidomastoideus an dessen vorderem und hinterem Rand nahe dem Os mastoideus und schiebt die Finger sanft den Muskelverlauf entlang nach kaudal bis zum Schlüsselbein (10–20 Mal)

Wegen der großen Gefäße im Halsbereich sollte der M. sternocleidomastoideus nicht gleichzeitig links und rechts, sondern nur abwechselnd auf jeder Seite behandelt warden.

6.23 Linie der sieben Punkte

Lokalisation Es sind sieben Punkte, die auf der vertikalen Line zwischen der Stirnmitte und dem Kinn liegen:

- *tianting* (Himmelssaal) oder *ezhong* (Stirnmitte): Mitte der Linie *etianmen* (Himmelstor der Stirn)
- *yintang* (Stempelhalle), Zentrum der Augenbrauen genannt: Mitte der Strecke zwischen beiden inneren Augenbrauenenden
- *shangen* (Bergwurzel): zwischen beiden inneren Augenwinkeln
- *yannian* (Verlängerte Jahre): Mitte der Verbindungslinie *shangen – zhuntou*
- *zhuntou* (Nasenspitze, Du 25): auf der Nasenspitze
- *renzhong* (Menschenmitte, Du 26): auf dem Philtrum, unterhalb der Nase
- *chengjiang* (Aufnahme des Breis, Ren 24): unterhalb der Unterlippe, auf der Mentolabialfalte

Wirkung Erweckt den Geist, befreit die Körperöffnungen und -oberfläche, vertreibt die pathogenen Klimafaktoren, beseitigt Krämpfe

Indikationen Linie zur Wiederbelebung, akute und chronische Kinderkonvulsion, Bewusstseinsverlust, akute Erkrankungen durch exogene pathogene Faktoren

Handgriff Drücken bzw. klemmen mit der Daumen- oder Zeigefingerspitze an den sieben Punkten nacheinander von kranial nach kaudal (3–5 Mal pro Punkt)

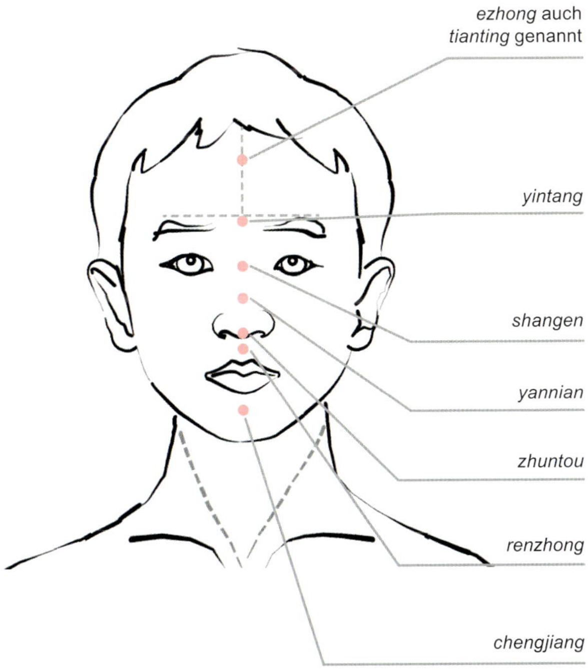

Thorax und Abdomen

danzhong	Brustmitte, Querlinie durch Brustmitte, Ren 17
guanyuan	Passursprung, Ren 4
rugen	Wurzel der Brustwarze
rupang	Nachbarschaft der Brustwarze
shenque	Wachturm des Geistes, Ren 8
tianshu	Himmelstürangel, Ma 25
tiantu	Himmelskamin, Ren 22
zhongwan	Mittlere Magengrube, Ren 12

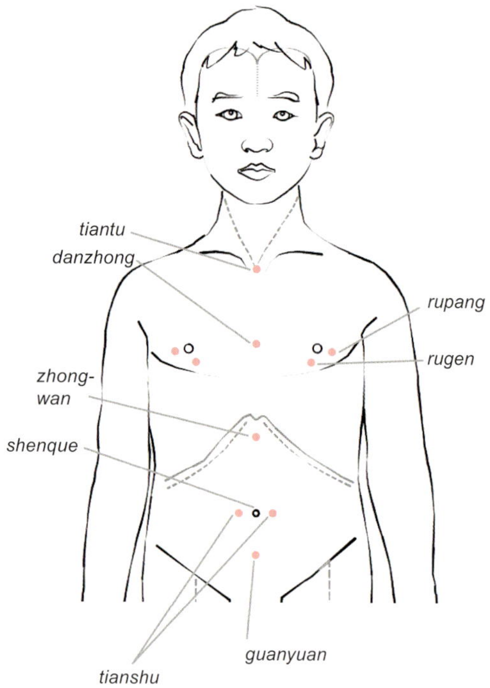

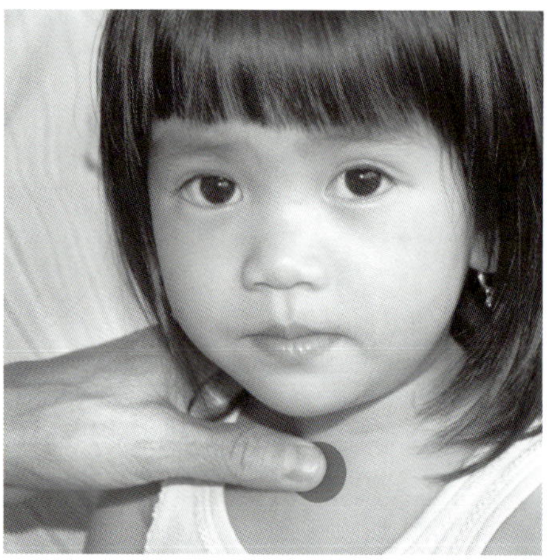

tiantu drücken oder kneten

6.24 *tiantu,* Himmelskamin, Ren 22

Lokalisation Mitte der Fossa suprasternalis
Wirkung Kühlt Hitze, senkt das abnorm steigende *qi*, erleichtert die Atmung, befreit den Rachen, beendet Erbrechen
Indikationen Asthma, Dyspnoe, Husten, Heiserkeit, Pharyngitis, Erbrechen
Handgriff Drücken oder kneten mit der Daumen- oder Langfingerkuppe (5–10 Mal)

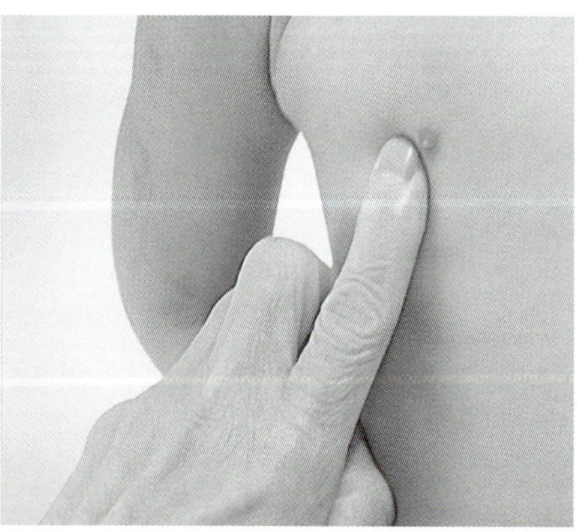

rupang drücken oder kneten

6.25 *rupang,* Nachbarschaft der Brustwarze

Lokalisation 0,2 *Cun* lateral der Brustwarze, im 4. ICR
Wirkung Entspannt den Thorax, reguliert den Lungen-*qi*-Fluss, befreit die Atemwege, löst Schleim, stillt Husten
Indikationen Beklemmungs- bzw. Spannungsgefühl in der Brust, Atembeschwerden, Asthma, Husten mit Auswurf, Erbrechen, Schluckstörungen
Handgriff Drücken oder kneten mit der Daumen- oder Langfingerkuppe (20–50 Mal)

6.26 *rugen,* Wurzel der Brustwarze

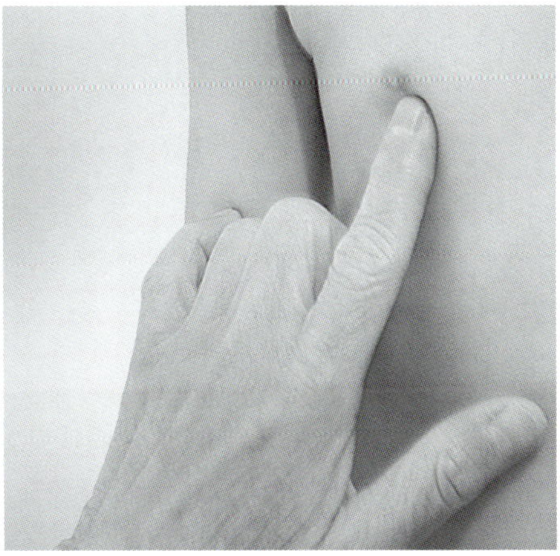

rugen drücken oder kneten

Lokalisation 0,2 *Cun* unterhalb der Brustwarze, im 5. ICR
Wirkung Entspannt den Thorax, befreit die Atemwege, löst Schleim, stillt Husten
Indikationen Beklemmungs- bzw. Spannungsgefühl in der Brust, Atembeschwerden, Husten mit Auswurf
Handgriff Drücken oder kneten mit der Daumen- oder Langfingerkuppe (20–50 Mal)

6.27 *danzhong,* Brustmitte, Ren 17

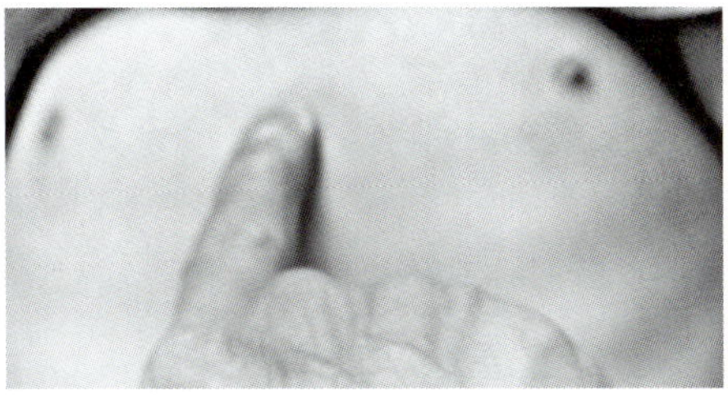

danzhong drücken

Lokalisation In der Mitte des Sternums, zwischen den beiden Brustwarzen
Wirkung Entspannt den Thorax, erleichtert die Atmung, reguliert den *qi*-Fluss, stillt Husten
Indikationen Beklemmungsgefühl in der Brust, Atembeschwerden, Asthma, Bronchitis, Dyspnoe, Husten
Handgriff Reiben, drücken oder kneten mit der Daumen- oder Langfingerkuppe (20–50 Mal)

6.28 Querlinie durch Brustmitte

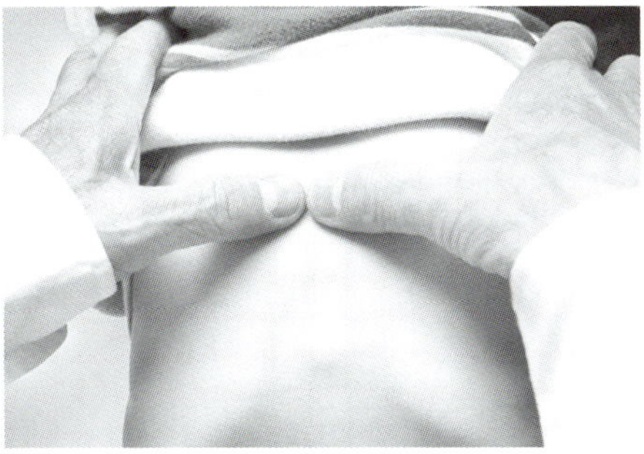

danzhong schieben

Lokalisation Querlinie, die den Punkt *danzhong* (Ren 17) mit den beiden Brustwarzen verbindet
Wirkung Entspannt den Thorax und Oberbauch, reguliert den *qi*- und Blut-Fluss, löst Schleim, erleichtert die Atmung, stillt Husten
Indikationen Beklemmungsgefühl in der Brust und im Oberbauch, Dyspnoe, Asthma, Bronchitis, Husten, Übelkeit, Erbrechen
Handgriff Schieben mit beiden Daumen vom Punkt *danzhong* (Ren 17) nach lateral bis zu den Brustwarzen (20–50 Mal)

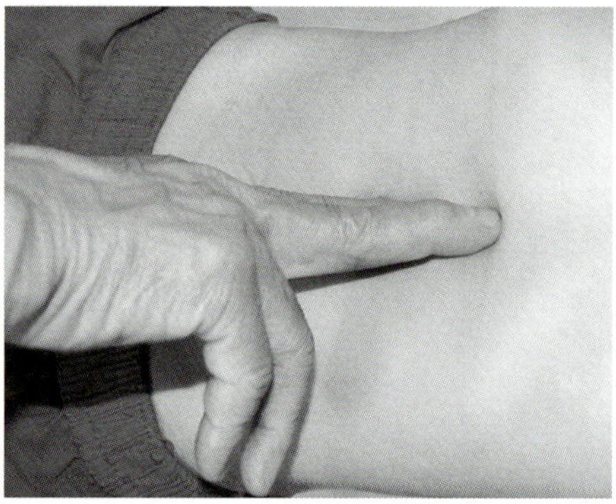

zhongwan schieben

6.29 *zhongwan,* Mittlere Magengrube, Ren 12

Lokalisation Auf der ventralen Körpermittellinie 4 *Cun* oberhalb des Nabels
Wirkung Stärkt Milz und Magen, reguliert den *qi-* und Blut-Fluss im mittleren Erwärmer, beseitigt Nahrungsstau
Indikationen Blähbauch, Magenbeschwerden, Erbrechen, Durchfall, Verdauungsstörungen
Handgriff Reiben, drücken oder kneten mit der Daumenkuppe bzw. mit der Handwurzel (50–200 Mal), oder mit dem Zeige- und Mittelfinger die Linie zwischen Ren 12 und Ren 22 am Hals abwechselnd nach kranial und kaudal schieben (10–20 Mal)

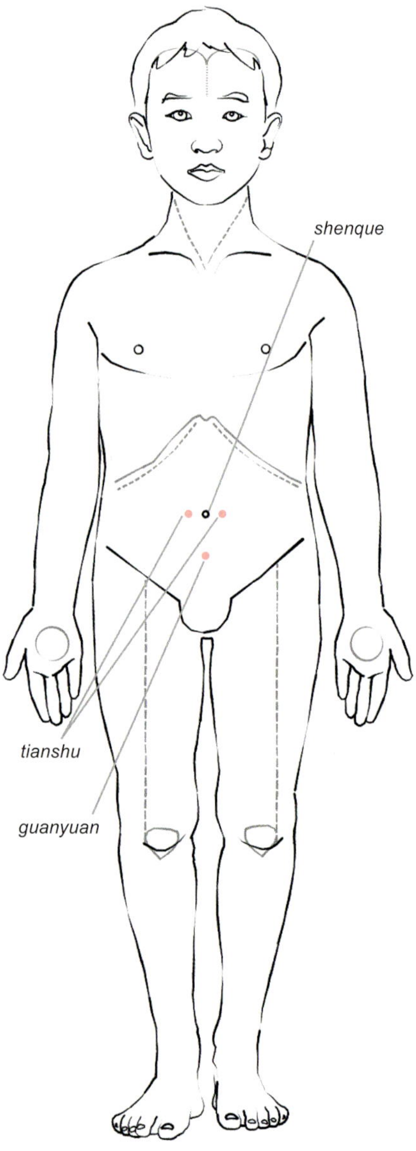

6.30 *shenque,* Wachturm des Geistes, Ren 8

Lokalisation Mitte des Nabels
Wirkung Vertreibt Kälte, stärkt das *yang* und die Milz, aktiviert den *qi-* und Blut-Fluss, reguliert die Verdauung
Indikationen Bauchschmerzen, Blähbauch, Reizmagen, Verstopfung, Durchfall, Erbrechen
Handgriff Reiben mit der flachen Handfläche, drücken oder kneten mit der Daumenkuppe bzw. mit der Handwurzel (50–200 Mal)

6.31 *tianshu,* Himmelstürangel, Ma 25

Lokalisation 2 *Cun* lateral des Nabels
Wirkung Aktiviert die Darmmotilität, beseitigt Stau im Darm, reguliert die Verdauung
Indikationen Bauchschmerzen, Blähbauch, Durchfall, Verstopfung
Handgriff Drücken oder kneten mit der Daumen- oder Langfingerkuppe (50–200 Mal)

6.32 *guanyuan,* Passursprung, Ren 4

Lokalisation Auf der ventralen Körpermittellinie 3 *Cun* unterhalb des Nabels
Wirkung Wärmt das *yang*, stärkt die Niere und das Quell-*qi*, aktiviert den *qi*- und Blut-Fluss, löst den Stau im Bauch; der Punkt *guanyuan* ist eine der wichtigsten Konzentrationsstellen des *qi*, besonders des Quell-*qi*
Indikationen Bauchschmerzen durch Kälte, Durchfall, Verstopfung, Miktionsstörungen, Bettnässen
Handgriff Drücken oder kneten mit der Daumenkuppe oder mit der Handwurzel (50–200 Mal)

6.33 *xielei,* Flanken und Rippen

Lokalisation Zone an der lateralen Bauchseite zwischen dem Rippenbogen und Darmbeinkamm
Wirkung Entspannt den Bauch, reguliert den *qi*- und Blut-Fluss, beseitigt Stau, löst Schleim
Indikationen Beklemmungsgefühl in der Brust und im Bauch, Atembeschwerden, Dyspnoe, Verdauungsstörungen, Blähbauch, Schmerzen an der Flanke
Handgriff In der Regel werden die beiden *xielei*-Zonen gleichzeitig behandelt. Das sitzende bzw. liegende Kind hebt seine Hände hoch. Damit liegen die beiden *xielei*-Zone frei für die Behandlung. Der Therapeut legt seine beiden Hände flach unterhalb der Rippenbögen des Kindes auf. Dann reibt er in kreisförmiger Bewegung die *xielei*-Zonen zwischen den Rippenbögen, Darmbeinkämmen und *tianshu* (Himmelstürangel, Ma 25) (50–200 Mal)

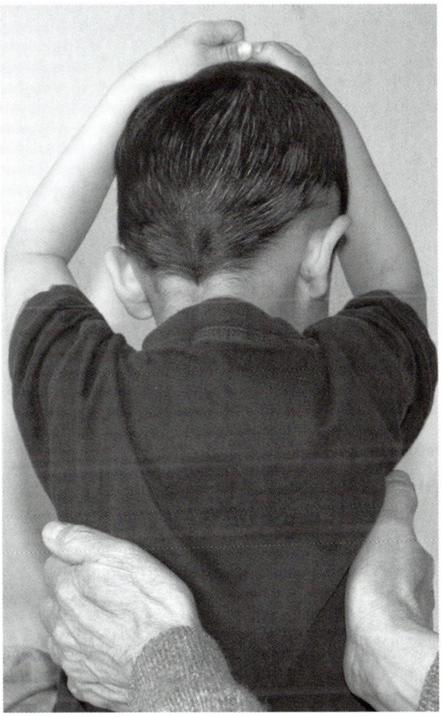

xielei

6.34 *dantian,* Zinnoberfeld

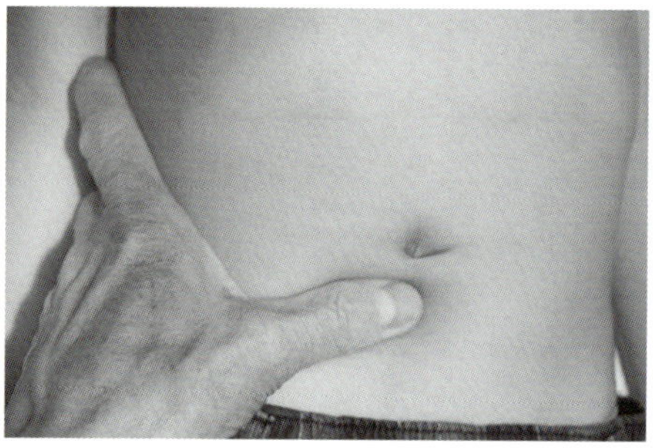

dantian reiben

Lokalisation Zone eine Handbreite direkt unterhalb des Nabels
Wirkung Wärmt das *yang* und den unteren Erwärmer, stärkt die Niere und das Quell-*qi*, reguliert den *qi*- und Blut-Fluss, stillt Schmerzen, fördert die Harnausscheidung
Indikationen Bauchschmerzen, besonders durch Stau von Kälte, Verstopfung, Durchfall, Bettnässen, Analprolaps
Handgriff Reiben mit der Daumenkuppe, mit der Handfläche oder Handwurzel (50–200 Mal)

6.35 *fu,* Bauch

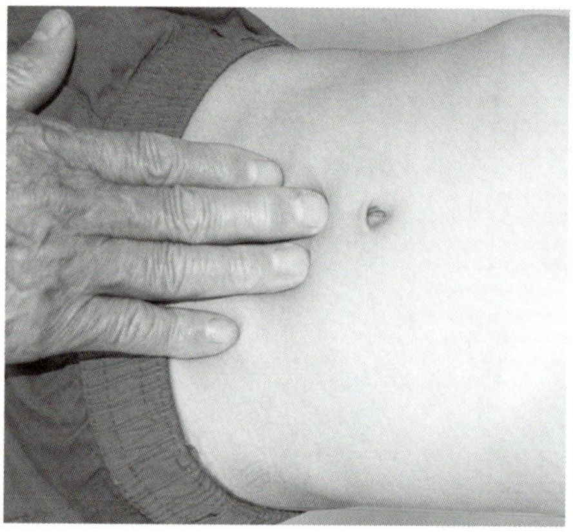

fu reiben

Lokalisation Der ganze Bauch
Wirkung Reguliert den *qi*- und Blut-Fluss im Bauch, beseitigt Nahrungsstau, stärkt die Milz und den Magen-Darm-Trakt, fördert die Verdauung
Indikationen Verdauungsstörungen, Bauchschmerzen, Blähbauch, Erbrechen, Durchfall, Verstopfung
Handgriff Reiben im Kreis mit der Handinnenfläche oder mit der palmaren Seite der vier Langfinger. Das Reiben im Uhrzeigersinn wirkt sedierend und dient zur Förderung der Verdauung bei Blähungen, Appetitlosigkeit und Verstopfung. Das Reiben gegen den Uhrzeigersinn wirkt tonisierend und dient zur Stärkung der Milz, Aktivierung des *qi*- und Blut-Flusses und zur Behandlung von Milz-Leere-Erkrankungen mit Bauchschmerzen, Appetitlosigkeit und Durchfall (50–200 Mal)

6.36 *fu-yin-yang,* Bauch-*yin-yang*

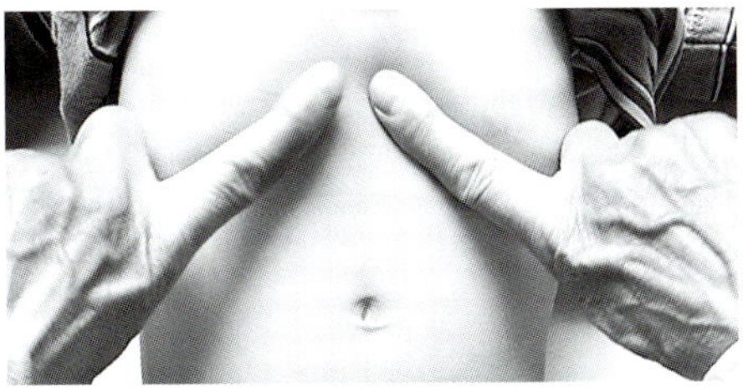

fu-yin-yang trennen

Lokalisation Zwei Zonen, die unter dem Schwertfortsatz beginnen und schräg nach laterokaudal bis zu beiden Bauchseiten verlaufen

Wirkung Kühlt Hitze, aktiviert den *qi-* und Blut-Fluss, beseitigt Stau im Bauch, reguliert die Milz- und Magen-Darm-Funktion, stillt Bauchschmerzen, beendet Erbrechen und Durchfall

Indikationen Verdauungsstörungen, Bauchschmerzen, Blähbauch, Erbrechen, Durchfall, Kinderkonvulsion durch Nahrungsstau

Handgriff Die Behandlung heißt Bauch-*yin-yang*-Trennen: Der Therapeut legt die Fingerspitzen seiner beiden Hände direkt unterhalb des Schwertfortsatzes auf. Auseinanderschieben mit den Daumenkuppen oder mit der ventralen Seite der vier Langfinger beider Hände vom Schwertfortsatzunterrand schräg nach laterokaudal bis zu beiden Bauchseiten (50–200 Mal)

6.37 *dujiao,* Bauchecke

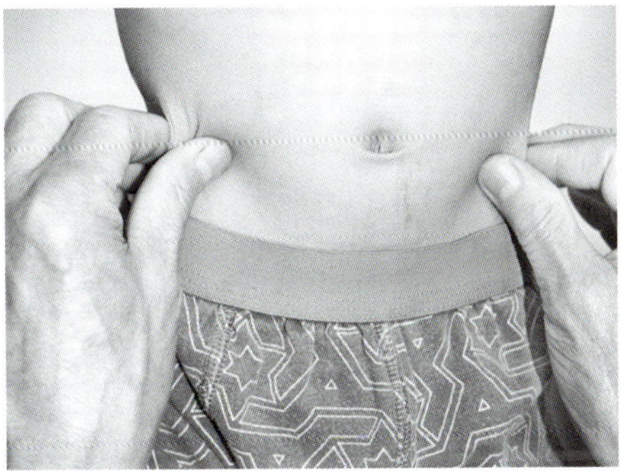

dujiao greifen oder zupfen

Lokalisation Zwei Zonen am Bauch, die 2 *Cun* unterhalb des Nabels, 2 *Cun* lateral der ventralen Körpermittellinie und auf dem geraden Bauchmuskelstrang liegen

Wirkung Vertreibt Kälte, stillt Bauchschmerzen, reguliert den *qi-* und Blut-Fluss, beseitigt Stau im Bauch

Indikationen Bauchschmerzen durch Kälte und durch Nahrungsmittelvergiftung, Durchfall, Verstopfung

Handgriff Gleichzeitiges greifen bzw. zupfen beider *dujiao* mit den Daumen und Zeigefingern (5–10 Mal)

Nacken und Rücken

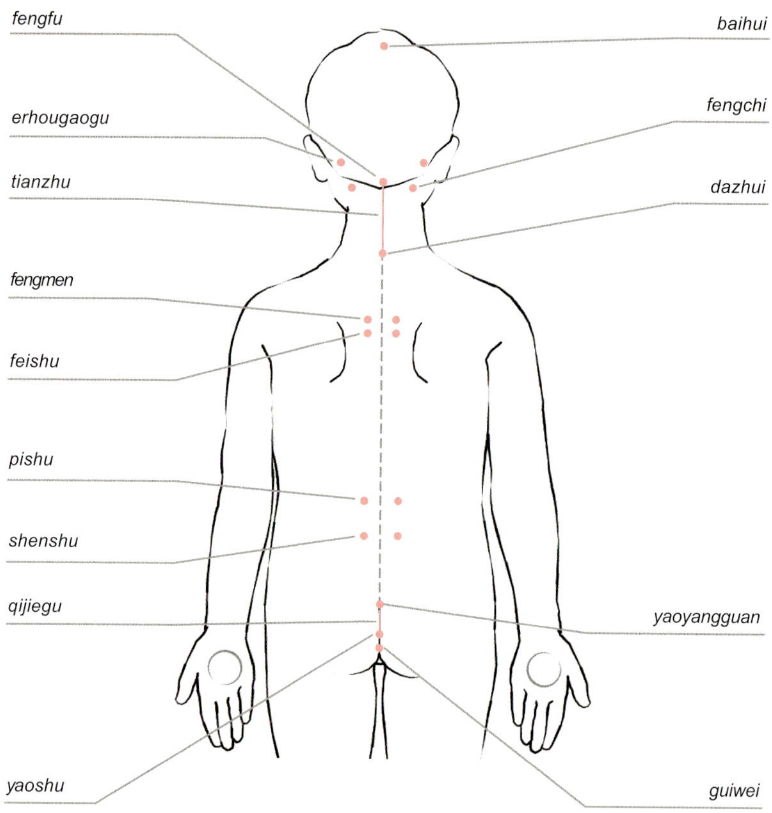

baihui	Hundertfaches Zusammentreffen, Du 20
dazhui	Großer Wirbel, Du 14
erhougaogu	Vorspringender Knochen hinter dem Ohr
fengchi	Windteich, Gb 20
fengfu	Palast des Windes als Markierungspunkt
fengmen	Tor des Windes, Bl 12
feishu	Transportpunkt der Lunge, Bl 13
guiwei	Schildkrötenschwanz, Du 1
pishu	Transportpunkt der Milz, Bl 20
gijiegu	Knochen der sieben Gelenke
shenshu	Transportpunkt der Niere, Bl 23
tianzhu	Himmelssäule
yaoshu	*shu*-Punkt der Lende, Du 2
yaoyangguan	Dornfortsatz L4, Du 3 als Markierungspunkt

6.38 *fengchi*, Windteich, Gb 20

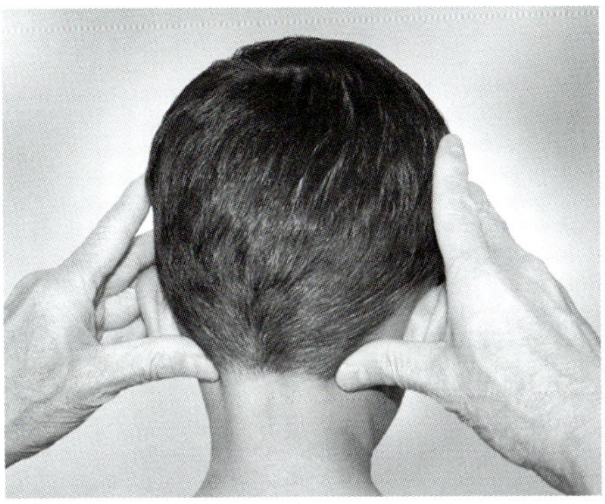

fengchi drücken oder kneten

Lokalisation In einer Vertiefung zwischen dem lateralen Rand des M. trapezius und dem medialen Rand des M. sternocleidomastoideus, auf Höhe des Unterrandes des Processus mastoideus
Wirkung Vertreibt Wind und Hitze, entspannt Sehnen und Muskeln, stärkt die Augen, lindert Kopfschmerzen
Indikationen Erkältung mit Fieber, Rhinitis, Sinusitis, Augenbeschwerden, Kopfschmerzen, Nackenschmerzen, Nackensteifigkeit, Kinderkonvulsion
Handgriff Gleichzeitiges drücken oder kneten beider Punkte *fengchi* mit den Daumenkuppen (10–30 Mal)

6.39 *jianjing*, Brunnen der Schulter, Gb 21

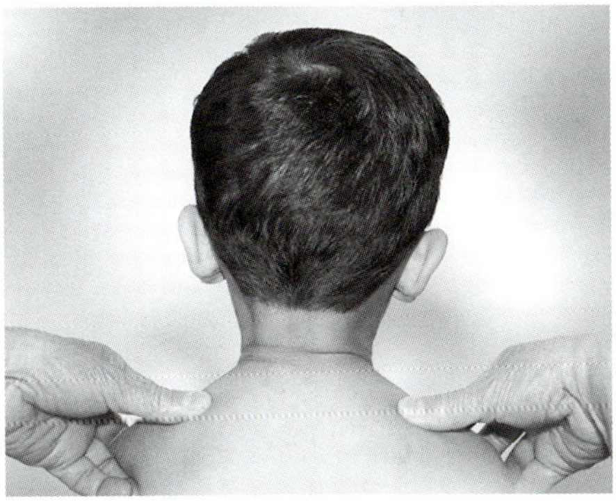

jianjing mit beiden Daumen drücken

Lokalisation Mittelpunkt der Verbindungslinie zwischen dem Außenrand des Akromions und der Unterkante des Dornfortsatzes C7
Wirkung Vertreibt Wind, kühlt Hitze, reguliert den *qi*- und Blut-Fluss, löst Stau, lindert Schmerzen, beruhigt den Geist
Indikationen Schulterschmerzen, Nackensteifigkeit, Kopfschmerzen, Kinderkonvulsion
Handgriff Drücken, kneten mit der Daumenkuppe oder Greifen mit dem Daumen und Zeigerfinger (10–20 Mal)

6.40 *jianjiagu*, Schulterblatt

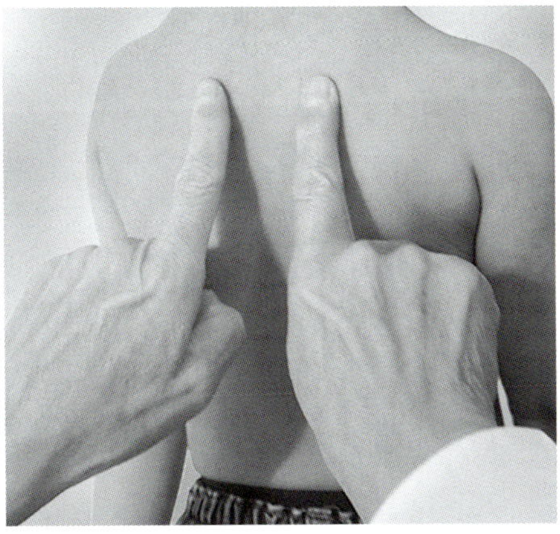

jianjiagu schieben

Lokalisation Linie entlang des inneren Schulterblattrands
Wirkung Aktiviert den Lungen-*qi*-Fluss, reguliert die Atmung, stillt Husten
Indikationen Schulterschmerzen, Nackensteifigkeit, Kopfschmerzen, Kinderkonvulsion
Handgriff Gleichzeitiges schieben entlang der inneren Rändern beider Schulterblätter mit den Daumen- oder Zeigefingerkuppen von kranial nach kaudal (100–200 Mal)

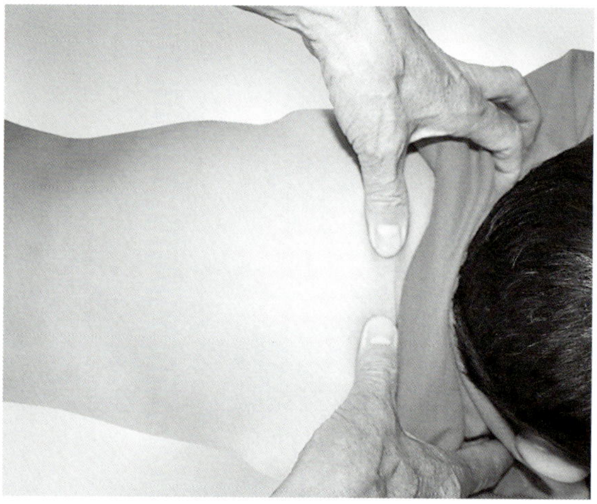

feishu drücken

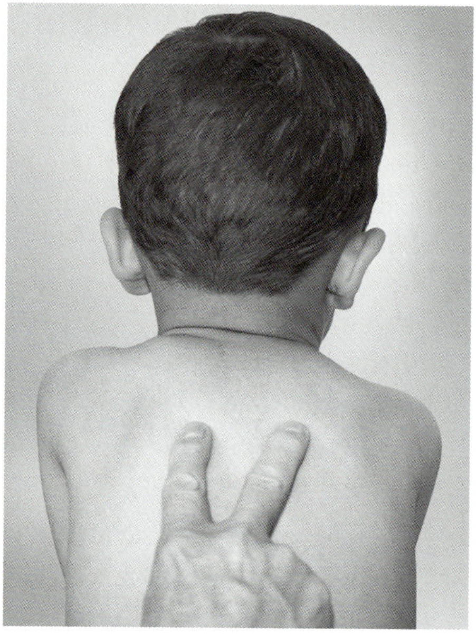

6.41 *feishu*, Transportpunkt der Lunge, Bl 13

Lokalisation 1,5 *Cun* lateral der dorsalen Körpermittellinie, auf Höhe der Unterkante des Dornfortsatzes Th 3

Wirkung Kühlt Lungen-Hitze, erleichtert die Atmung, entspannt den Thorax, aktiviert den Lungen-*qi*-Fluss

Indikationen Erkältung mit Schnupfen, Husten, Dyspnoe, Asthma, Bronchitis, Beklemmungsgefühl in der Brust

Handgriff Gleichzeitiges drücken oder kneten beider Punkte *feishu* mit den Daumenkuppen oder mit den Kuppen der in V-Form gelegten Zeige- und Mittelfinger (100–200 Mal)

6.42 *pishu,* Transportpunkt der Milz, Bl 20

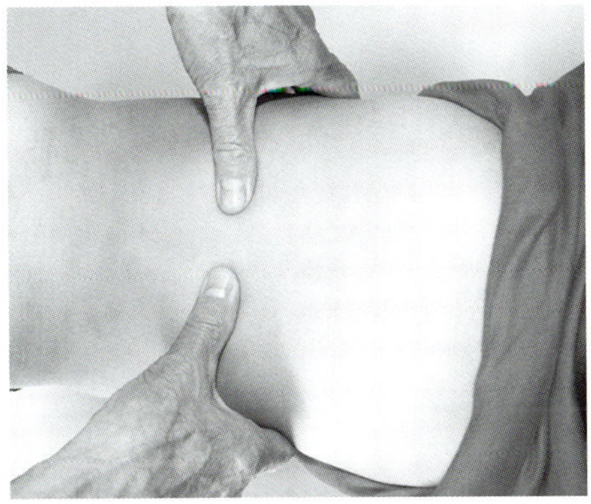

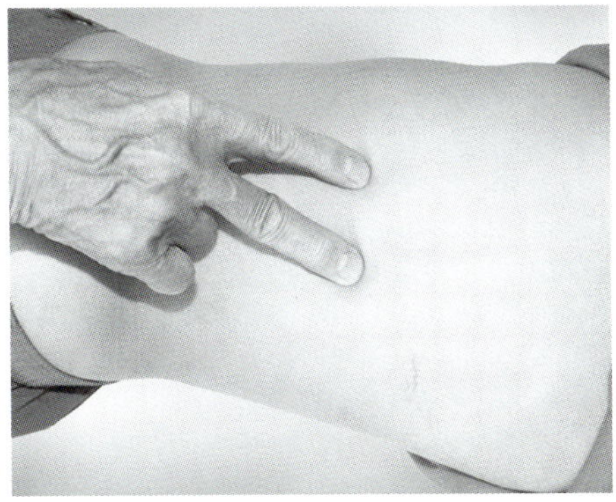

pishu drücken oder kneten

Lokalisation 1,5 *Cun* lateral der dorsalen Körpermittellinie, auf Höhe der Unterkante des Dornfortsatzes Th 11
Wirkung Stärkt Milz und Magen, reguliert die Körperflüssigkeiten, unterstützt die Verdauung, löst Nahrungsstau
Indikationen Erbrechen, Anorexie, Durchfall, Blähbauch, Dyspepsie, schwacher Rücken, Kinderkonvulsion
Handgriff Gleichzeitiges drücken oder kneten beider Punkte *pishu* mit den Daumenkuppen oder mit den Kuppen der in V-Form gebrachten Zeige- und Mittelfinger (100–200 Mal)

6.43 *shenshu,* Transportpunkt der Niere, Bl 23

Lokalisation 1,5 *Cun* lateral der dorsalen Körpermittellinie, auf Höhe der Unterkante des Dornfortsatzes L 2
Wirkung Wärmt das *yang*, stärkt die Niere und das Quell-*qi*, festigt den Rücken, entspannt Sehnen und Muskeln
Indikationen Allgemeine Körperschwäche, Durchfall, Verstopfung, Bettnässen, Asthma, Rückenschmerzen, schwache Lende, Angstzustände, Kinderkonvulsion, Wachstumsstörungen
Handgriff Gleichzeitiges drücken oder kneten beider Punkte *shenshu* mit den Daumenkuppen oder mit den Kuppen der in V-Form gebrachten Zeige- und Mittelfinger (100–200 Mal)

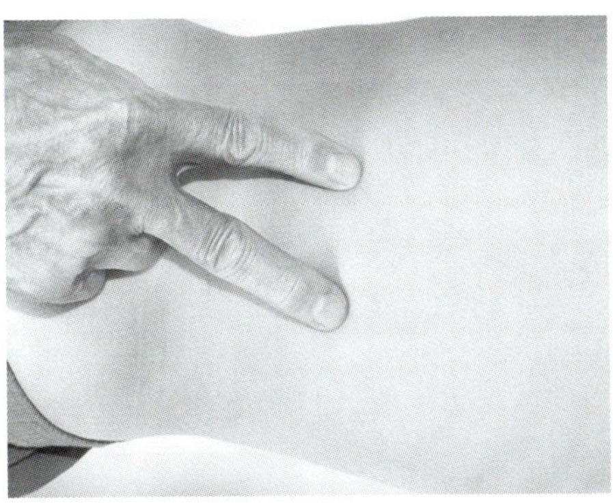

shenshu drücken oder kneten

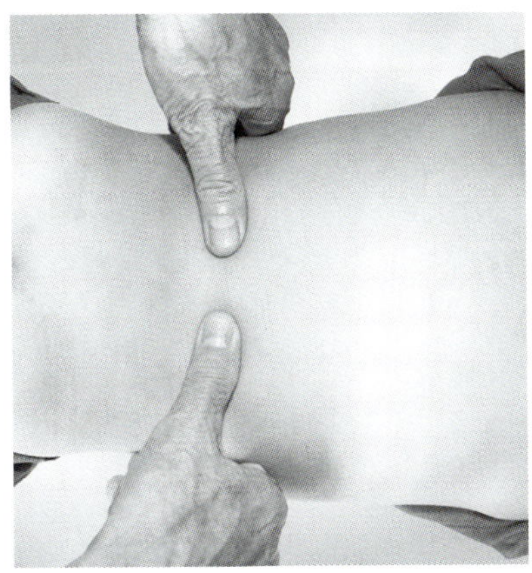

6.44 *dazhui*, Großer Wirbel, Du 14

Lokalisation Unterhalb des Dornfortsatzes C 7
Wirkung Vertreibt Wind, Hitze, Kälte und Feuchte, befreit die Körperoberfläche, senkt das gegenläufige *qi*, fördert das Schwitzen, beruhigt den Geist
Indikationen Erkältung mit oder ohne Fieber, Kopfschmerzen, Husten mit Auswurf, Erbrechen, Nackenschmerzen, Nackensteifigkeit, Kinderkonvulsion
Handgriff Drücken oder kneten mit der Daumenkuppe (30–50 Mal)

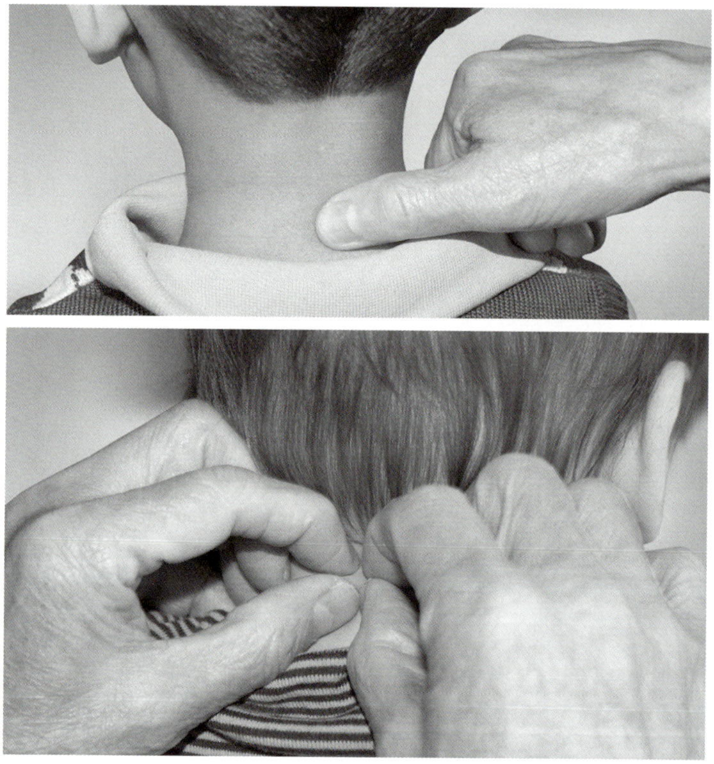

dazhui drücken oder kneten bzw. greifen

6.45 *jizhu*, Wirbelsäule

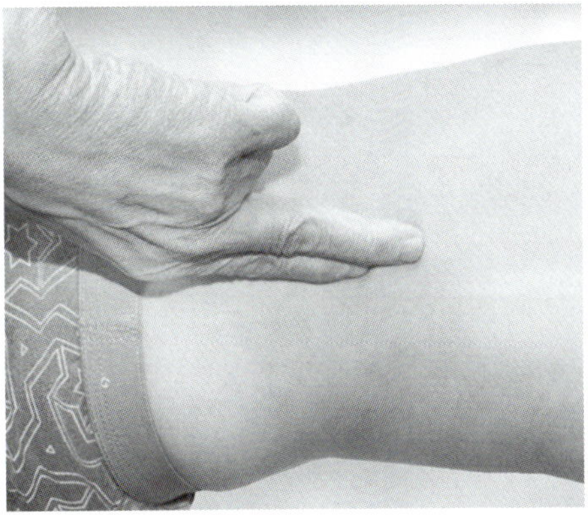

jizhu schieben

Lokalisation Linie zwischen *dazhui* (Du 14) und *guiwei* (Du 1)
Wirkung Vertreibt die pathogenen Faktoren Wind, Hitze, Feuchte und Kälte, befreit die Körperoberfläche, reguliert die *qi*- und Blut-Zirkulation in den Meridianen, stärkt die Niere und das Quell-*qi*, harmonisiert *yin yang* und die *zang fu*-Organe
Indikationen Fieber, Beschwerden durch Ernährungsfehler, Erkrankungen durch Milz-Schwäche, Nachtschreien, Kinderkonvulsion, Nacken- und Rückenschmerzen
Handgriff Das Kind sitzt oder besser liegt auf dem Bauch. Der Therapeut schiebt geradlinig mit der Daumenkuppe oder mit den Kuppen der aneinanderliegenden Zeige- und Mittelfinger die Linie *jizhu* je nach Therapiezweck nach kranial oder nach kaudal (100–200 Mal).

- Schieben von kaudal nach kranial erzeugt Wärme, vertreibt Kälte, stärkt die Essenz und den *qi*- und Blut-Fluss, harmonisiert *yin yang*, reguliert die Funktion der *zang fu*-Organe
- Schieben von kranial nach kaudal erzeugt Kälte, kühlt Hitze, reduziert das pathogene Feuer, entspannt den Darm

Das zukünftige Lenkergefäß *dumai* hat seinen Verlauf von kaudal nach kranial. Das Schieben in Verlaufsrichtung wirkt tonisierend und entgegen der Verlaufsrichtung sedierend. Zur Sedierung von *jizhu* kann man anstatt des Handgriffs Geradeschieben den Auffaltgriff praktizieren.

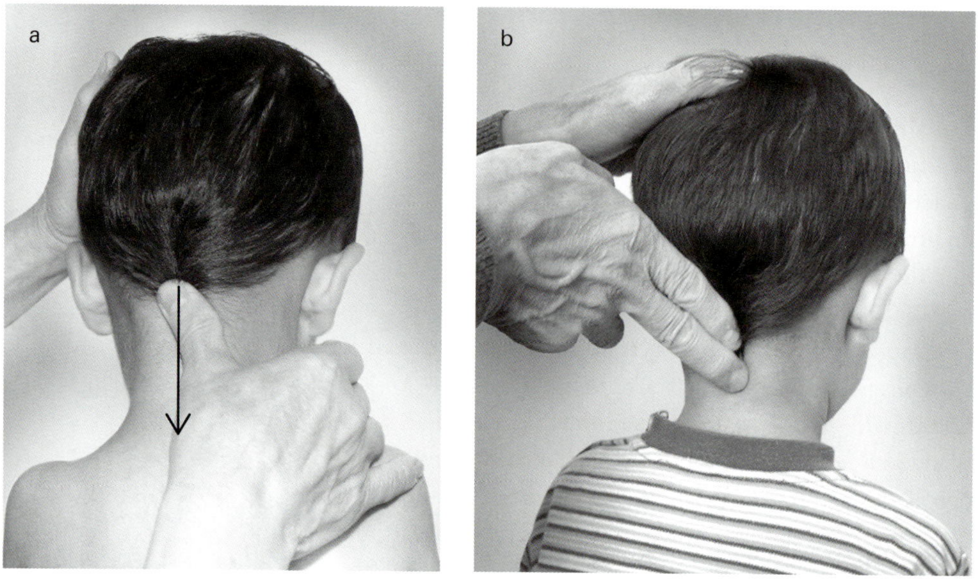

tianzhu schieben

6.46 *tianzhu,* Himmelssäule

Lokalisation Linie auf der Wirbelsäule zwischen *dazhui* (Du 14) und *fengfu* (Du 16; befindet sich zwischen Protuberantia occipitalis externa und Atlas)

Wirkung Unterstützt das Aufwärts- bzw. Abwärtsfließen von *qi* und Blut, vertreibt die pathogenen Faktoren Wind, Hitze und Kälte, befreit die Körperoberfläche, senkt das gegenläufige *qi*, aktiviert bzw. reguliert die *qi*- und Blut-Zirkulation

Indikationen Nackenschmerzen, Nackensteifigkeit, Kinderkonvulsion, Kopfschmerzen durch exogene Faktoren, Husten mit Auswurf bei Erkältung, Erbrechen

Handgriff Schieben mit der Daumenkuppe (a) oder mit den Kuppen des Zeige- und Mittelfingers (b) an der Linie *tianzhu* von kranial nach kaudal zur Sedierung oder von kaudal nach kranial zur Tonisierung (50–100 Mal)

6.47 *qijiegu*, Knochen der sieben Gelenke

Lokalisation Linie vom vierten Lendenwirbel (Du 3) bis zum Hiatus sacralis (Du 2)
Wirkung Erzeugt Wärme, beseitigt Kälte, reguliert die Verdauung
Indikationen Durchfall, Verstopfung, Analprolaps, Miktionsstörungen, Bettnässen, akute Krampfanfälle, Wachstumsstörungen
Handgriff Kind in Bauchlage, geradeschieben nach kaudal oder nach kranial je nach Therapiezweck mit der Daumenkuppe oder mit den Kuppen des Zeige- und Mittelfingers (100–200 Mal)
Zur Sedierung von *qijiegu* kann man anstatt des Handgriffs Geradeschieben den Auffaltgriff praktizieren (► 4.6d)

Bei Durchfall infolge von Leere-Kälte (► 5.12) nicht in kaudale Richtung schieben: Gefahr von Verschlimmerung durch Verstärkung der Kälte

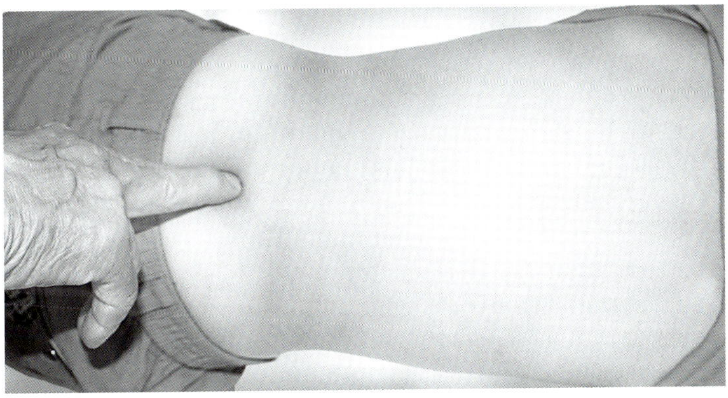

qijiegu geradeschieben

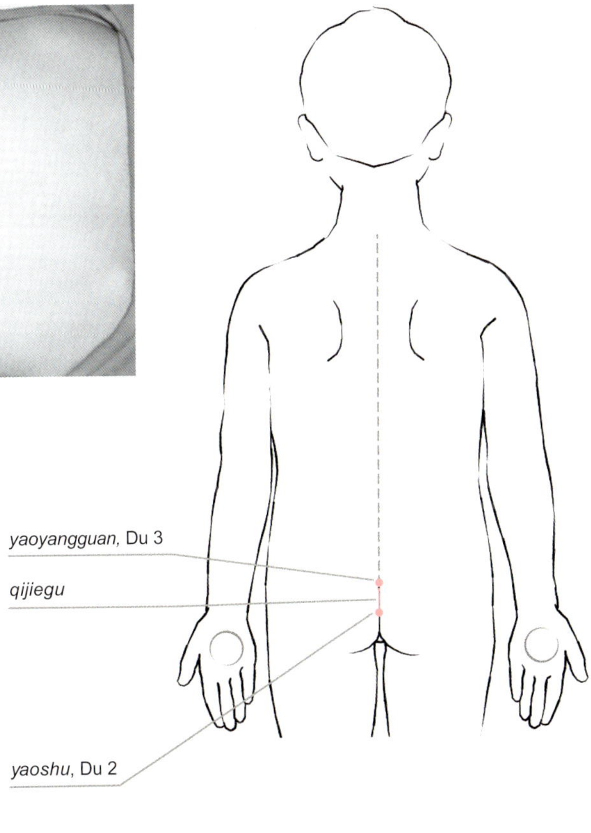

6.48 *yaoshu, shu*-Punkt der Lende, Du 2

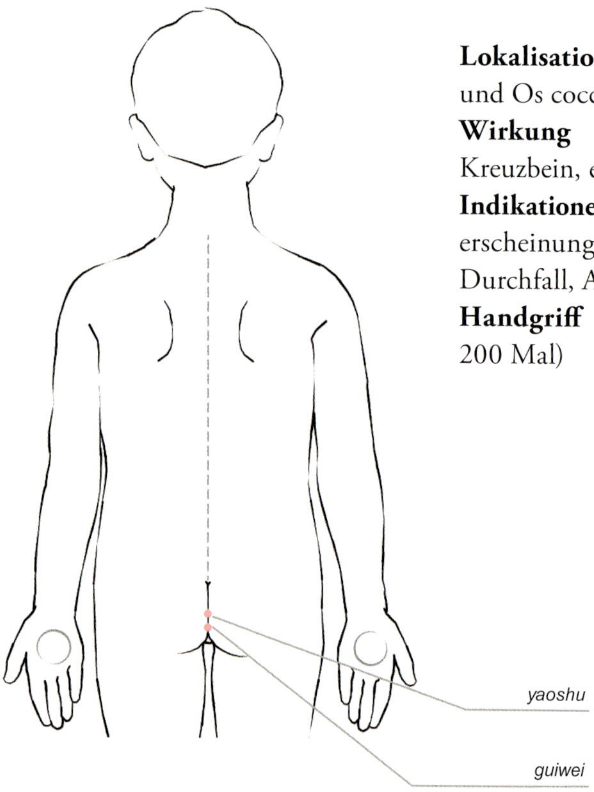

Lokalisation Mitte des Hiatus sacralis, zwischen Os sacrum und Os coccygis
Wirkung Wärmt den unteren Erwärmer, stärkt Niere und Kreuzbein, entspannt Sehnen und Muskeln, beseitigt Stau
Indikationen Rückenschmerzen, schwache Lende, Lähmungserscheinungen und Schmerzen in den unteren Extremitäten, Durchfall, Analprolaps
Handgriff Drücken oder kneten mit dem Daumen (100–200 Mal)

6.49 *guiwei,* Schildkrötenschwanz, Du 1

Lokalisation In der Mitte zwischen Anus und Coccyx
Wirkung Reguliert die Darm-Funktion, fördert die Verdauung, hebt das *qi* im Urogenitalbereich an, beseitigt Angst, löst Krämpfe, beruhigt den Geist
Indikationen Durchfall, Verstopfung, Bauchschmerzen, Analprolaps, Bettnässen, Kinderkonvulsion
Handgriff Klemmen mit der Daumen- bzw. der Fingerspitze (3–5 Mal) oder drücken bzw. kneten mit dem Daumen (100–200 Mal)

Hand und obere Extremität (ventral)

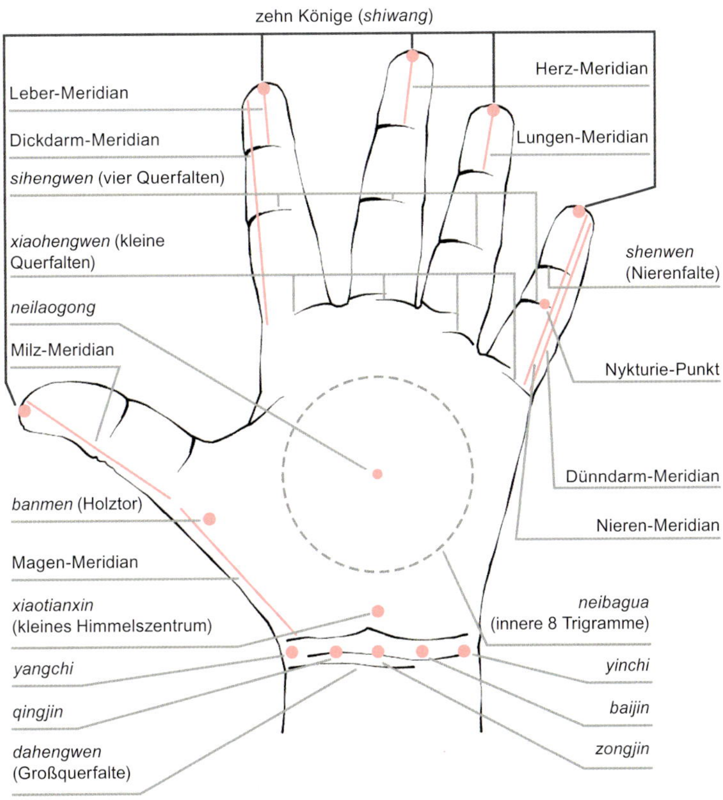

baijin	Weiße Sehne
banmen	Holztor oder Brettertor
dahengwen	Großquerfalte (Hand-*yin-yang*-Behandlung)
neibagua	Innere acht Trigramme
neilaogong	Innerer Arbeitspalast, Pe 8
Nykturie-Punkt	Zweite Querfalte des Kleinfingers
qingjin	Blaue Sehne
sihengwen	Vier Querfalten
xiaotianxin	Kleines Himmelszentrum
yangchi	*Yang*-Teich
yinchi	*Yin*-Teich
zongjin	Hauptsehne, Pe 7

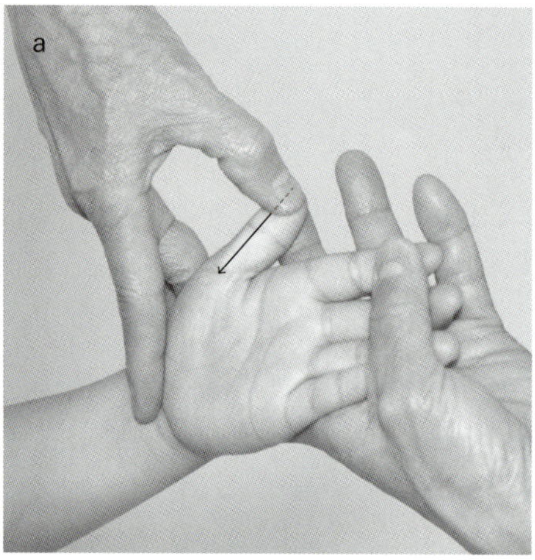

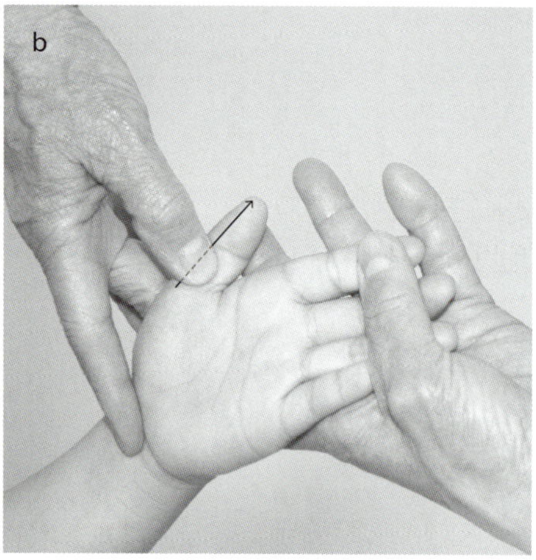

Milz-Meridian

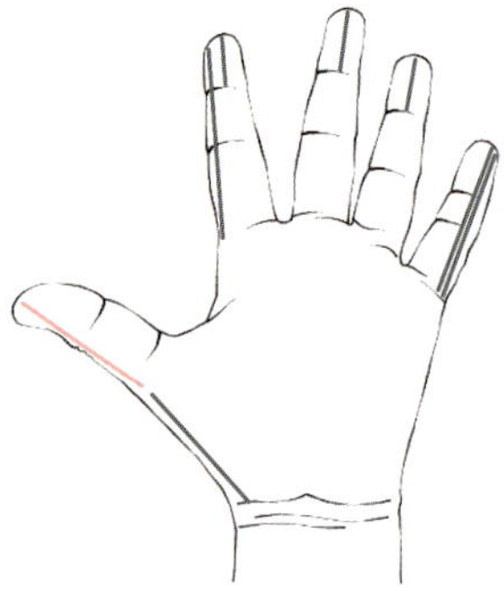

6.50 Milz-Meridian

Lokalisation Linie an der ventroradialen Seite des Daumens zwischen weißem und rotem Fleisch, von der Spitze bis zur Daumengrundgelenkquerfalte

Wirkung Reguliert die Milz-Funktion, die Feuchtigkeit und Körperflüssigkeiten, aktiviert den *qi-* und Blut-Fluss, reguliert die Körperfeuchtigkeit, beseitigt Nahrungsstau

Indikationen Appetitlosigkeit, Übelkeit, Erbrechen, Durchfall, Verstopfung, Bauchschmerzen, Spannungsgefühl am Bauch, spontanes oder nächtliches Schwitzen, Muskelschwäche

Handgriff Schieben mit der Daumenkuppe von distal nach proximal zur Tonisierung (a) und von proximal nach distal zur Sedierung (b) (100–300 Mal)

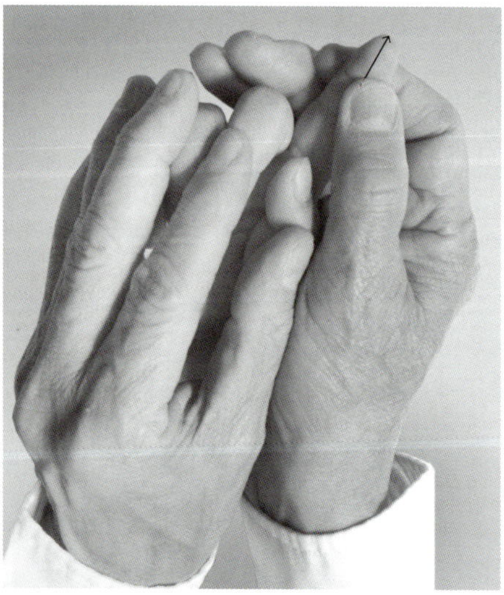

Leber-Meridian

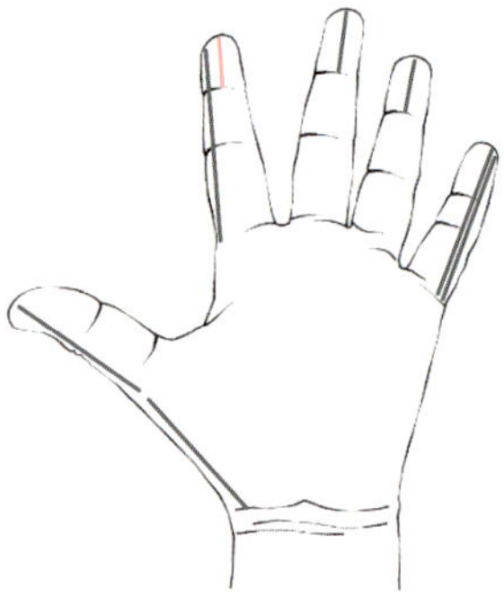

6.51 Leber-Meridian

Lokalisation Linie an der ventralen Seite des Zeigefingerendgliedes, von der Fingerspitze bis zur ersten Querfalte (distale Interphalangealfalte)

Wirkung Reguliert die Leber-Funktion, kühlt Hitze, vertreibt Wind, löst Krämpfe, beruhigt den Geist

Indikationen Gelbsucht, Spannungskopfschmerzen, Konjunktivitis, Ärger, Unruhe, dunkelgelber Urin, Dysurie, Bettnässen durch Leber-Hitze, Blähbauch

Handgriff Schieben mit der Daumenkuppe von distal nach proximal zur Tonisierung und von proximal nach distal zur Sedierung (100–300 Mal)

! Wegen seiner Neigung zum Übermaß wird der Leber-Meridian selten tonisiert. Stattdessen reguliert man ihn oder tonisiert als Ersatz den Nieren-Meridian.

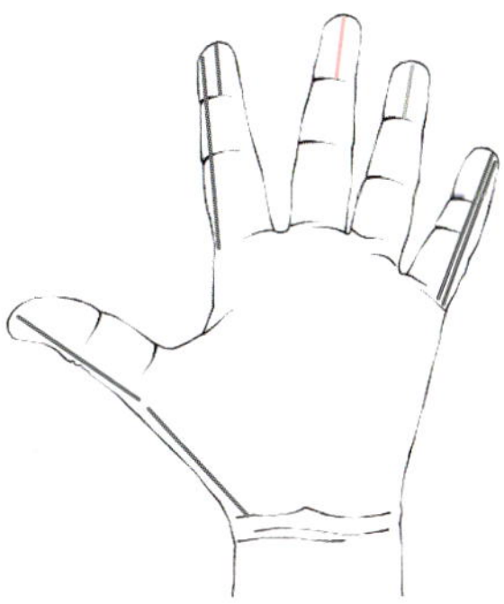

6.52 Herz-Meridian

Lokalisation Linie an der ventralen Seite des Mittelfingerendgliedes, von der Fingerspitze bis zur ersten distalen Querfalte
Wirkung Reguliert die Herz-Funktion, kühlt Herz-Hitze und Blut-Hitze, begünstigt die Harnausscheidung, beruhigt den Geist
Indikationen Hohes Fieber, Stomatitis, Dysurie, Oligurie mit dunklem Urin, Nachtschreien, Hitzegefühl in den Handflächen und Fußsohlen, Schlafstörungen, Unruhe
Handgriff Schieben mit der Daumenkuppe von distal nach proximal zur Tonisierung und von proximal nach distal zur Sedierung (100–300 Mal)

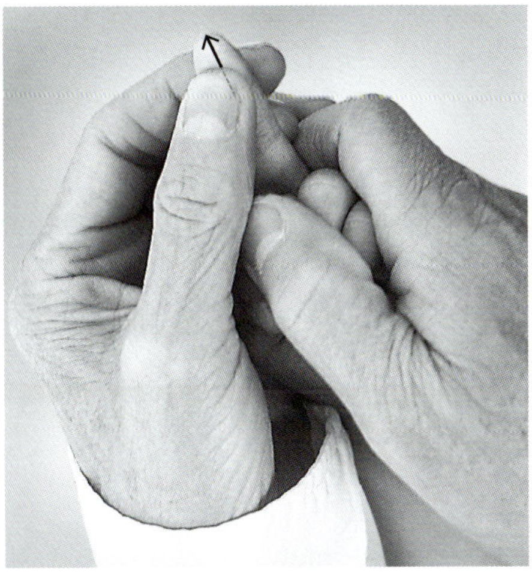

Herz-Meridian

Das Herz soll nicht zu viel und auch nicht zu oft tonisiert werden, um ein Übermaß an Herz-Hitze mit Unruhe, Übernervosität und Aufregung zu vermeiden.

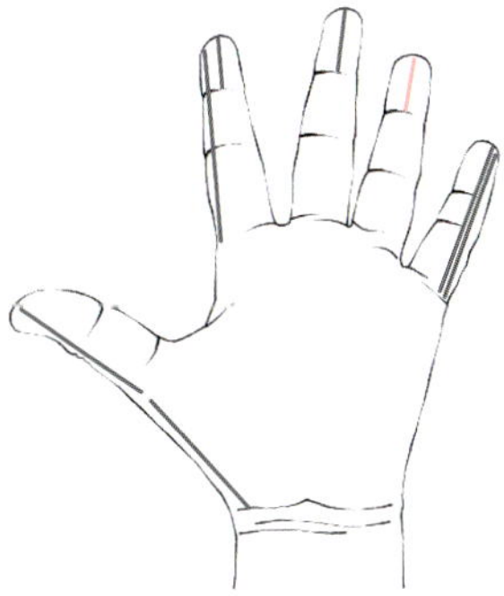

6.53 Lungen-Meridian

Lokalisation Linie an der ventralen Seite des Ringfingerendgliedes, von der Fingerspitze bis zur ersten distalen Querfalte
Wirkung Reguliert die Lungen-Funktion, erleichtert die Atmung, schützt die Lunge gegen pathogene Klimafaktoren, besonders Kälte und Trockenheit, befreit die Körperoberfläche, hemmt Husten, löst Schleim
Indikationen Erkältung, Atembeschwerden durch Schleimblockade, Husten, trockener Mund, trockener Rachen, trockene Nase, spontanes Schwitzen, Druckgefühl in der Brust, Verstopfung
Handgriff Schieben mit der Daumenkuppe von distal nach proximal zur Tonisierung (a) und von proximal nach distal zur Sedierung (b) (100–300 Mal)

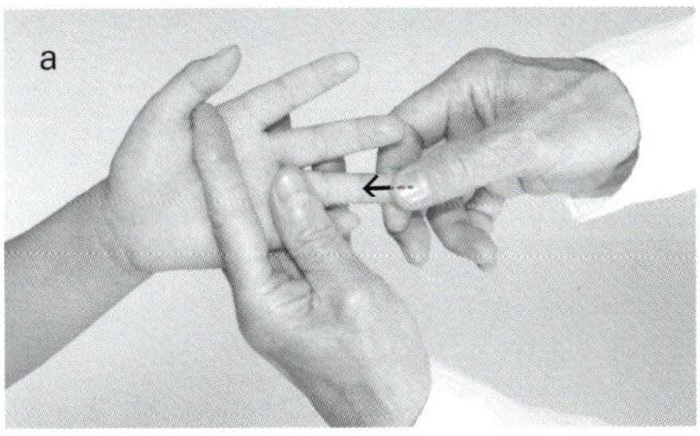

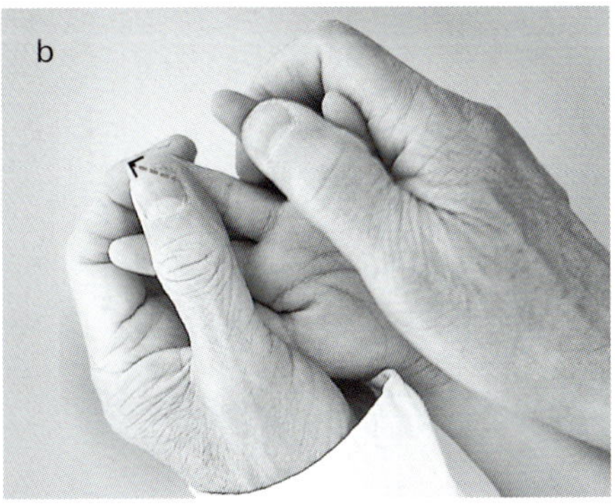

Lungen-Meridian

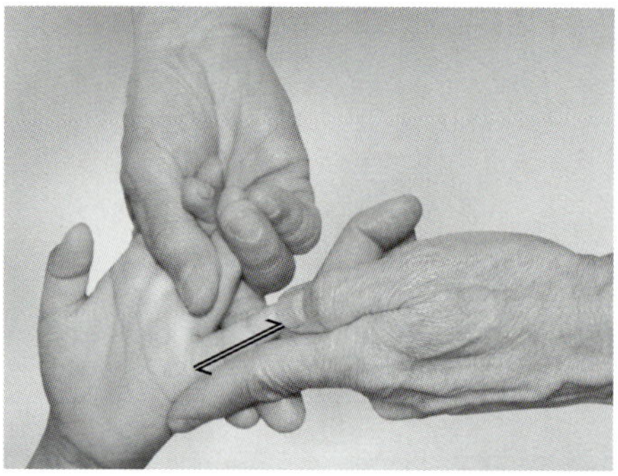
Nieren-Meridian

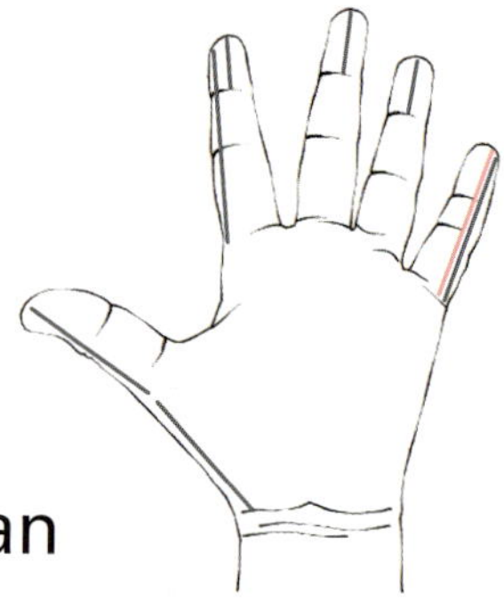

6.54 Nieren-Meridian

Lokalisation Linie an der ventralen und etwas ulnar gelegenen Seite des Kleinfingers, von der Fingerspitze bis zur Fingergrundgelenkquerfalte

Wirkung Wärmt den unteren Erwärmer, reguliert die Nieren-Funktion, harmonisiert *yin yang*, stärkt das Quell-*qi*, festigt das Knochen-Muskel-System, fördert die Harnausscheidung, beseitigt Angst

Indikationen Miktionsstörungen, Bettnässen, Durchfall in der Morgenfrühe, Asthma, Kinderkonvulsion, Zahnschmerzen, Wachstumsstörungen, fünf Formen der Retardierung, fünf Formen der Schwäche

Handgriff Schieben mit der Daumenkuppe von distal nach proximal zur Tonisierung und von proximal nach distal zur Sedierung (100–300 Mal)

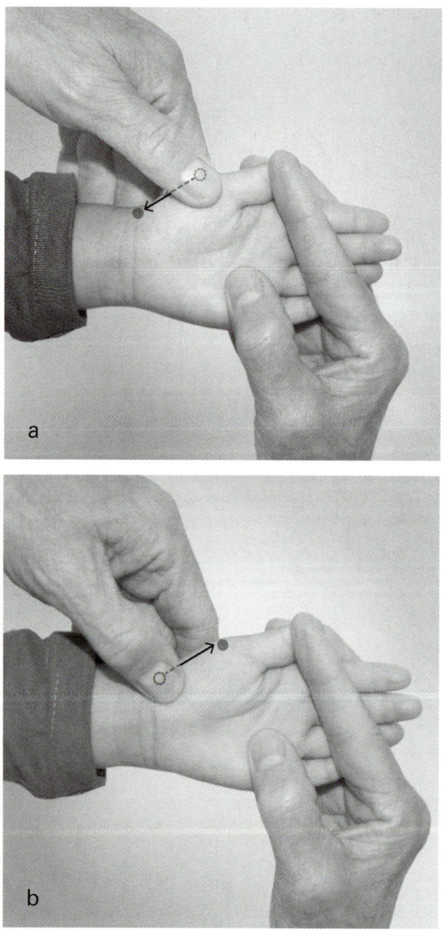
Magen-Meridian

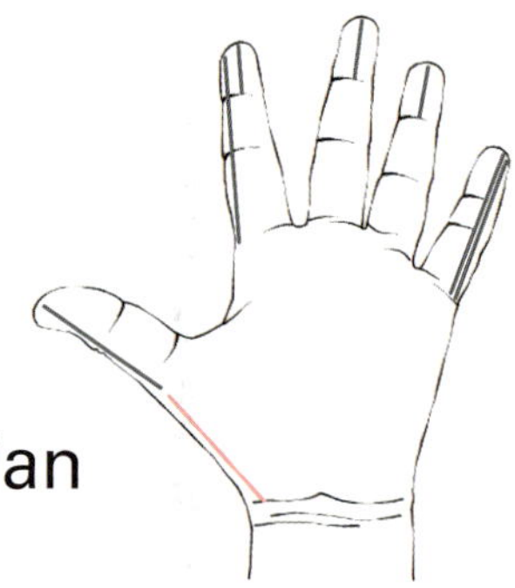

6.55 Magen-Meridian

Lokalisation Linie am Daumenballen von der Daumengrundgelenkquerfalte bis zur Handgelenkbeugefalte, zwischen weißem und rotem Fleisch

Wirkung Reguliert die Magen-Funktion, kühlt Hitze und Feuchte in Milz und Magen, fördert die Verdauung, beendet Erbrechen, senkt gegenläufigen *qi*-Fluss

Indikationen Erbrechen, Milcherbrechen, Schluckauf, Blähbauch, Bauchschmerzen, Appetitlosigkeit, Durchfall

Handgriff Schieben mit der Daumenkuppe von distal nach proximal zur Tonisierung (a) und von proximal nach distal zur Sedierung (b) (100–300 Mal)

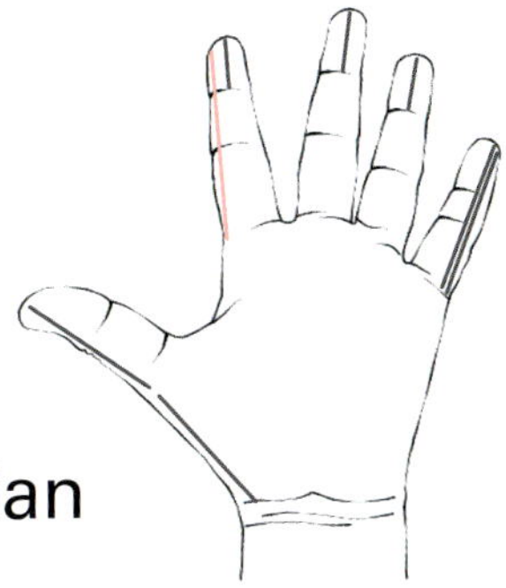

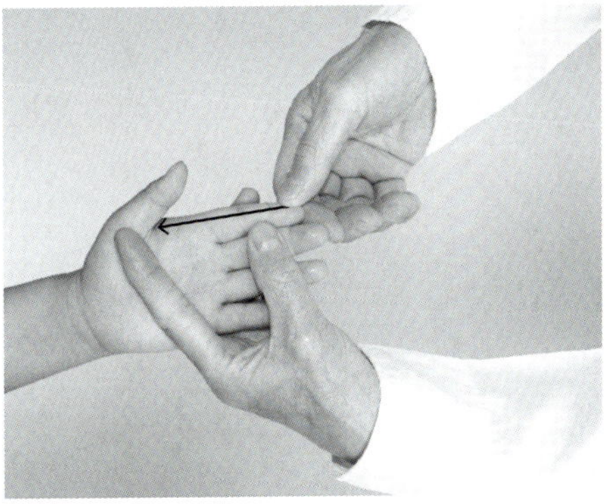

Dickdarm-Meridian

6.56 Dickdarm-Meridian

Lokalisation Linie an der ventroradialen Seite des Zeigefingers von der Fingerspitze bis zu einer Stelle nahe dem Tigermund, zwischen weißem und rotem Fleisch
Wirkung Reguliert die Dickdarm-Funktion, aktiviert die Zirkulation von *qi* und Blut im Dickdarm, löst Stau, vertreibt Hitze und Kälte, beendet Durchfall
Indikationen Verdauungsstörungen mit Durchfall oder Verstopfung, Analprolaps, Blähungen, Bauchschmerzen
Handgriff Schieben mit der Daumenkuppe von distal nach proximal zur Tonisierung und von proximal nach distal zur Sedierung (100–300 Mal)

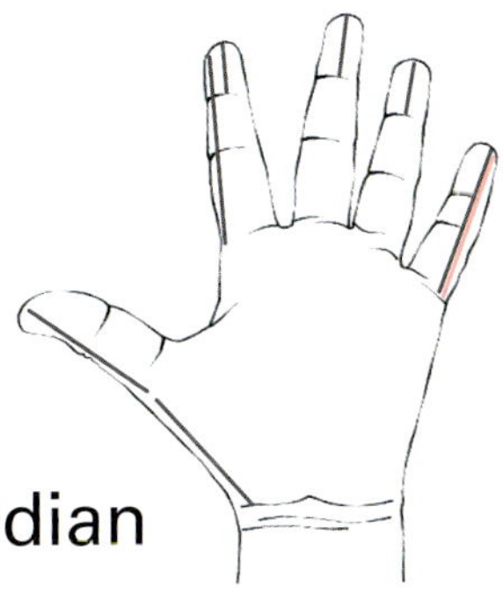

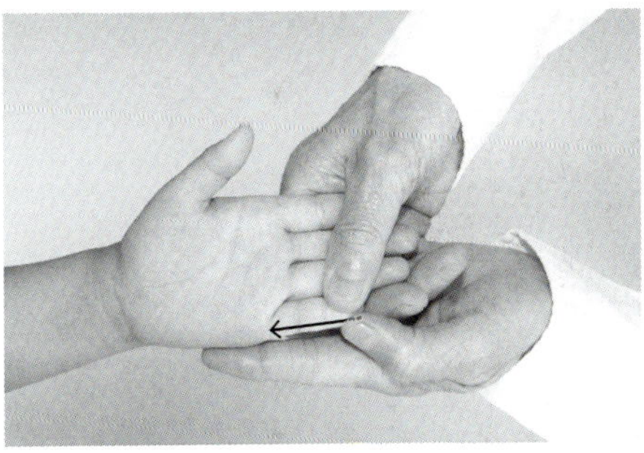

Dünndarm-Meridian

6.57 Dünndarm-Meridian

Lokalisation Linie am ulnaren Kleinfingerrand, von der Fingerspitze bis zur Fingergrundgelenkquerfalte
Wirkung Reguliert die Dünndarm-Funktion, kühlt Hitze, begünstigt die Harnausscheidung, beendet Durchfall
Indikationen Bettnässen, Dysurie, Anurie, Durchfall, Entzündung der Mundschleimhaut
Handgriff Schieben mit der Daumenkuppe von distal nach proximal zur Tonisierung und von proximal nach distal zur Sedierung (100–300 Mal)

shiwang und *shixuan* sind Notfallpunkte zur Behandlung von Kollaps

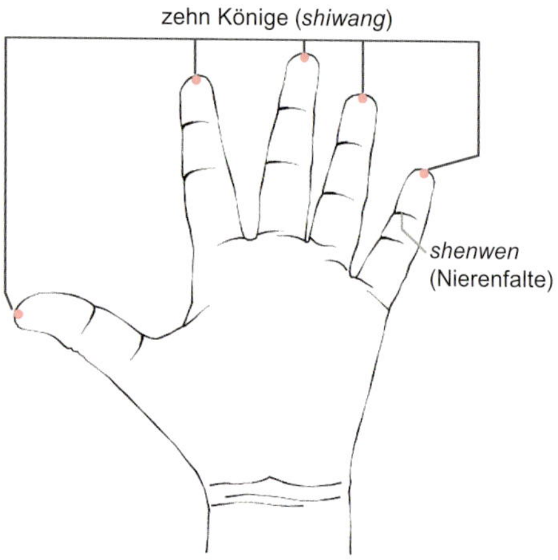

6.58 *shiwang,* Zehn Könige oder *shixuan,* Zehnfaches Ableiten

Lokalisation Zehn Punkte an den Fingerspitzen, 0,1 *Cun* distal vom Nagel
Wirkung Kühlt Hitze, erweckt und stabilisiert den Geist, beseitigt Stau, löst Krämpfe
Indikationen Akutes Fieber, Hitzegefühl am ganzen Körper, Kinderkonvulsion, Zuckungen, aufwärtsgerichtete Abweichung des Augapfels, Unruhe, Bewusstseinsstörung, Lungentuberkulose
Handgriff Klemmen mit der Daumen- oder Langfingerspitze (3–5 Mal)

6.59 *shending,* Nierenspitze

Lokalisation Kleinfingerspitze
Wirkung Kühlt Hitze, bewahrt das Quell-*qi*, festigt die Körperoberfläche, hemmt das Schwitzen
Indikationen Spontanes nächtliches Schwitzen, verzögerte Zusammenschließung der Fontanelle bei Kindern nach dem 1. Lebensjahr
Handgriff Drücken oder kneten mit dem Daumen oder Langfinger (100–300 Mal)

6.60 *shenwen,* Nierenfalte

Lokalisation Die erste Querfalte des Kleinfingers (distale Interphalangealfalte)
Wirkung Kühlt Hitze, stärkt die Sehkraft, beseitigt Stau, löst Krämpfe
Indikationen Augenentzündung, Entzündung der Mundschleimhaut, Kinderkonvulsion, Fieberkrämpfe
Handgriff Kneten mit der Daumenkuppe (100–300 Mal)

Auf der zweiten Querfalte des Kleinfingers (proximale Interphalangealfalte) liegt der Nykturie-Punkt. Er dient zur Behandlung von Bettnässen; Handgriff: Klemmen (5–10 Mal)

6.61 *lieque,* Lücke in der Reihe, Lu 7

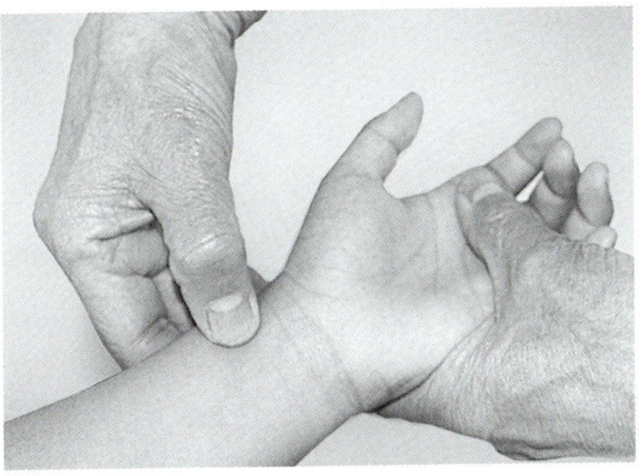

lieque klemmen oder kneten

Lokalisation 1,5 *Cun* proximal der Handgelenkbeugefalte, direkt hinter dem Processus styloideus radialis
Wirkung Vertreibt Wind und Kälte, kühlt Hitze, befreit die Körperoberfläche, fördert das Schwitzen, reguliert dien *qi*- und Blut-Fluss, senkt das abnorm steigende *qi*, beruhigt den Geist
Indikationen Erkältung, Kopfschmerzen, Erbrechen, Asthma, Husten, Dyspnoe, Schwindel, Kinderkonvulsion, Koma mit seitlicher Abweichung des Augapfels und Kiefersperre
Handgriff Klemmen mit der Daumen- oder der Fingerspitze (3–5 Mal) oder kneten mit der Daumen- oder der Fingerkuppe (20–50 Mal)

6.62 *yuji,* Fischrand, Lu 10

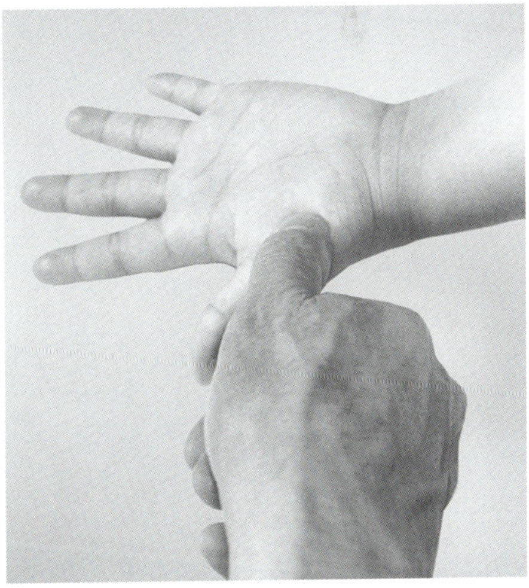

yuji klemmen oder kneten

Lokalisation Mitte des ersten Metakarpalknochens, an der Grenze zwischen weißem und rotem Fleisch
Wirkung Kühlt Hitze, löst Stau, entspannt Thorax und Bauch, beseitigt Angst
Indikationen Erkältung mit Fieber, akute und chronische Kinderkonvulsion, Spannungsgefühl in der Brust und im Bauch, Hypersalivation
Handgriff Klemmen mit der Daumen- bzw. der Fingerspitze (5–10 Mal) oder kneten mit der Daumen- oder der Fingerkuppe (20–50 Mal)

6.63 *douzhou,* Ellenbogenspitze

Lokalisation Arm des Kindes in Flexion, *douzhou* liegt in der Mitte der Verbindungslinie zwischen dem medialen Ende der Ellenbogenbeugefalte und dem Epicondylus medialis humeri
Wirkung Kühlt Hitze, besonders Herz-Hitze, reguliert die *qi*- und Blut-Zirkulation, löst Schleim
Indikationen Schmerzen und Sensibilitätsstörungen am Ellenbogen und Unterarm, Husten mit Auswurf, Kinderkonvulsion
Handgriff Klemmen mit der Daumenspitze (3–5 Mal) oder drücken bzw. kneten mit der Daumenkuppe (20–30 Mal)

6.64 *banmen,* Holztor oder Brettertor

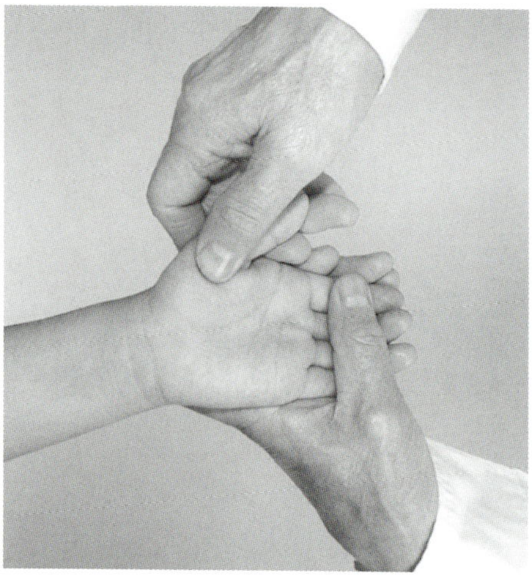

banmen klemmen oder drücken bzw. kneten

Lokalisation 0,5 *Cun* proximal des Daumengrundgelenks, auf der höchsten Stelle des Daumenballens, der wie ein dickes Brett aussieht

Wirkung Kühlt Hitze in Milz und Magen, aktiviert die Milz- und Magen-Funktion, fördert die Verdauung, beseitigt Nahrungsstau, löst Krämpfe

Indikationen Übelkeit, Erbrechen, Durchfall, Hypersalivation, Spannungsgefühl am Bauch, Blähungen, Verdauungsstörungen, Mundgeruch, Epistaxis durch Übermaß an Magen-Hitze, Rhinitis, Kinderkonvulsion durch Nahrungsstau

Handgriff Klemmen mit der Daumen- bzw. Fingerspitze (10–20 Mal) oder drücken bzw. kneten mit der Daumen- bzw. Fingerkuppe (100–200 Mal)

6.65 *xiaotianxin,* Kleines Himmelszentrum

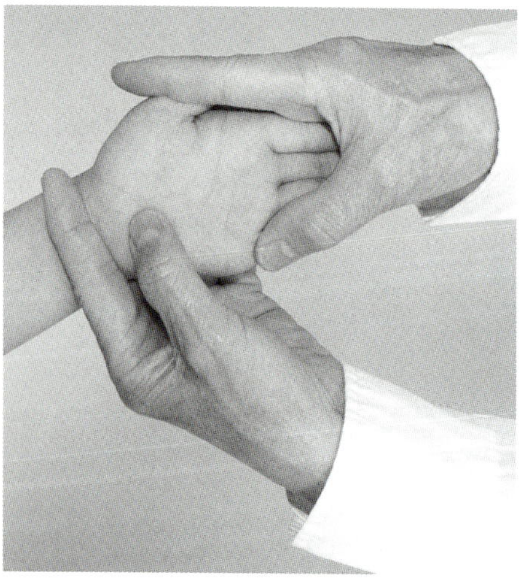

xiaotianxin klemmen oder drücken, kneten

Lokalisation Wenn man die Kuppen des Daumens und des Kleinfingers in Oppositionsbewegung zusammenpresst, treffen sich der Daumen- und der Kleinfingerballen vor der Mitte der Handgelenkbeugefalte auf dem gesuchten Punkt

Wirkung Kühlt Hitze, besonders Herz-Hitze, befreit die Körperöffnungen, stärkt die Sehkraft, aktiviert den *qi-* und Blut-Fluss, beseitigt Stau, löst Krämpfe

Indikationen Koma, hohes Fieber, Kinderkonvulsion, Nachtschreien, Schlafstörungen, Anurie, auf- und abwärtsgerichtete Abweichung des Auges, unvollständige Maserneruption, verzögerte Zusammenschließung der Fontanelle bei Kindern nach dem 1. Lebensjahr, Ärger, Unruhe

Handgriff Klemmen mit der Daumen- bzw. Langfingerspitze (5–10 Mal) oder drücken, kneten mit der Daumen- bzw. Fingerkuppe (100–200 Mal)

6.66 *hongchi,* Großer Teich, Pe 3 (auch *quze,* Krummer Sumpf)

Lokalisation Auf der Ellenbogenbeugefalte, ulnar der Bizepssehne
Wirkung Kühlt Hitze besonders Herz-Hitze, reguliert die *qi-* und Blut-Zirkulation, beruhigt den Geist, beseitigt Angst, löst Krämpfe
Indikationen Krämpfe in den oberen Extremitäten, Kinderkonvulsion, Angstzustände, Sensibilitätsstörungen und Schmerzen am Ellenbogen
Handgriff Klemmen mit der Daumen- bzw. der Fingerspitze (3–5 Mal) oder kneten mit der Daumen- bzw. der Fingerkuppe (20–50 Mal)

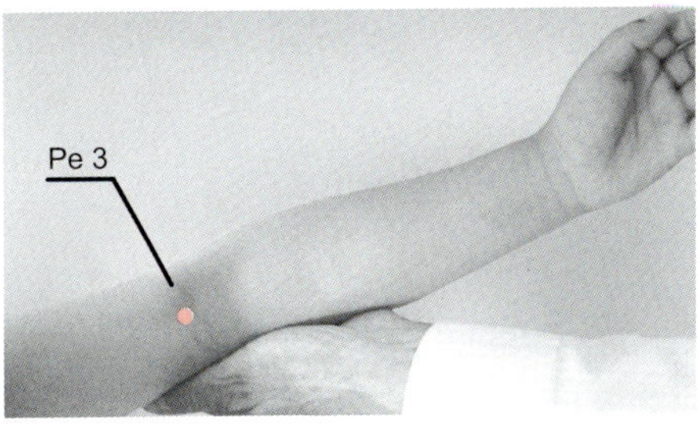

hongchi klemmen oder kneten

6.67 *neiguan,* Inneres Passtor, Pe 6

Lokalisation In einer Vertiefung, 2 *Cun* proximal der Handgelenkbeugefalte, zwischen den Sehnen der Mm. flexor carpi radialis und palmaris longus
Wirkung Kühlt Hitze, besonders Herz-Hitze, reinigt den Herzbeutel, reguliert den *qi-* und Blut-Fluss im Thorax, beruhigt den Geist, löst Krämpfe
Indikationen Spannungsgefühl und Schmerzen im Thorax, Herzklopfen, innere Unruhe, Schlafstörungen, Kinderkonvulsion
Handgriff Klemmen mit der Daumen- bzw. der Fingerspitze (3–5 Mal) oder kneten mit der Daumen- bzw. der Fingerkuppe (20–50 Mal)

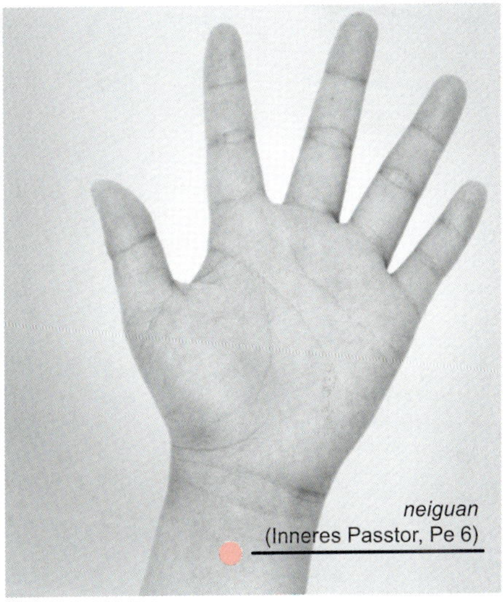

6.68 *zongjin,* Hauptsehne, Pe 7

Lokalisation Mittelpunkt der Handgelenkbeugefalte
Wirkung Kühlt Hitze, besonders Herz-Hitze, reguliert die *qi-* und Blut-Zirkulation, beseitigt Stau, löst Krämpfe
Indikationen Hohes Fieber, Kinderkonvulsion, Nachtschreien, Unruhe, Zahnschmerzen, Stomatitis
Handgriff Klemmen mit der Daumen- oder Langfingerspitze (3–5 Mal) oder drücken bzw. kneten mit der Daumenkuppe (20–50 Mal)

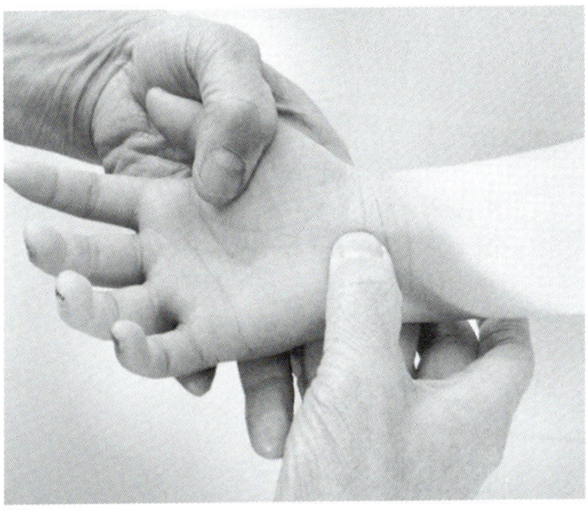
zongjin klemmen oder drücken bzw. kneten

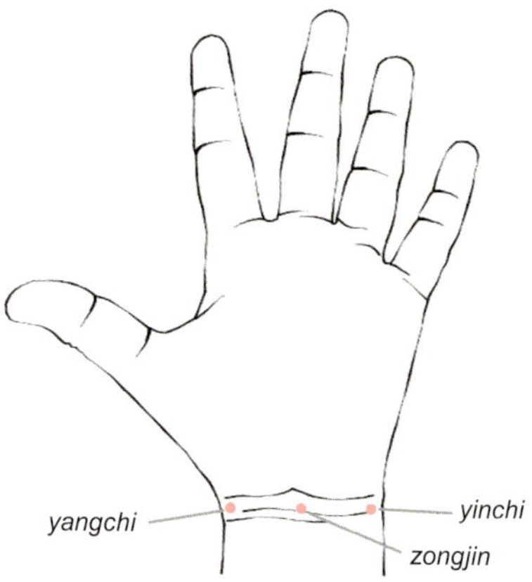

6.69 *qingjin,* Blaue Sehne

Lokalisation Zwischen dem Punkt *zongjin* (Hauptsehne, Pe 7) und dem Punkt *yangchi* (*yang*-Teich) an der Daumenseite
Wirkung Aktiviert die *qi*- und Blut-Zirkulation in den Augen
Indikationen Konjunktivitis, verschwommenes Sehen
Handgriff Klemmen mit der Daumen- bzw. Langfingerspitze (3–5 Mal) oder kneten mit der Daumen- bzw. Fingerkuppe (20–50 Mal)

6.70 *baijin,* Weiße Sehne

Lokalisation Zwischen dem Punkt *zongjin* (Hauptsehne, Pe 7) und dem Punkt *yinchi* (*yin*-Teich) an der Kleinfingerseite
Wirkung Befreit Stau im Thorax, beruhigt den Geist
Indikationen Unruhe- bzw. Beklemmungsgefühl im Thorax, Dyspnoe durch Schleim-Retention
Handgriff Klemmen mit der Daumen- bzw. Langfingerspitze (3–5 Mal) oder kneten mit der Daumen- bzw. Fingerkuppe (20–50 Mal)

6.71 *neilaogong,* Innerer Arbeitspalast, Pe 8

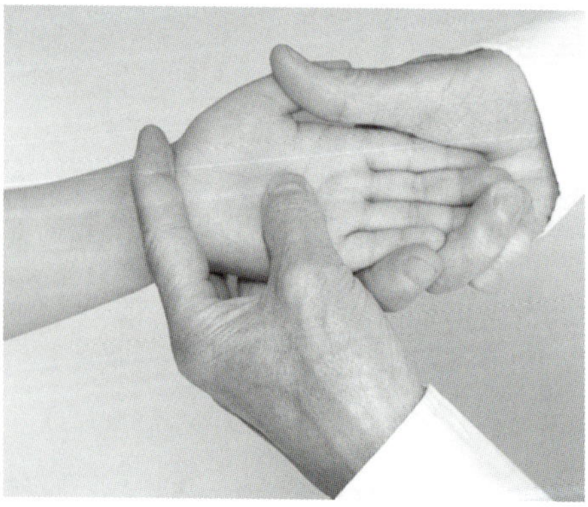

neilaogong klemmen oder kneten

Lokalisation Beim Faustschluss, an der Stelle, wo die Mittelfingerspitze die Handinnenfläche berührt, zwischen dem zweiten und dritten Metakarpalknochen
Wirkung Vertreibt die äußeren pathogenen Faktoren, kühlt Hitze, besonders Herz-Hitze, reguliert den *qi*- und Blut-Fluss, beseitigt Stau, löst Krämpfe, beruhigt den Geist, beseitigt Angst
Indikationen Erkrankungen mit Hitze-Syndrom, besonders bei andauerndem Fieber durch Herz-Hitze, Mundschleimhautentzündung, Zahnfleischentzündung, Fieberkrämpfe, Unruhe, Angstzustände, Kinderkonvulsion, Fieberkrämpfe, Schlafstörungen
Handgriff Klemmen mit der Daumen- bzw. Fingerspitze (10–20 Mal) oder kneten mit der Daumen- bzw. Fingerkuppe (100–200 Mal)

6.72 *neibagua,* Innere acht Trigramme

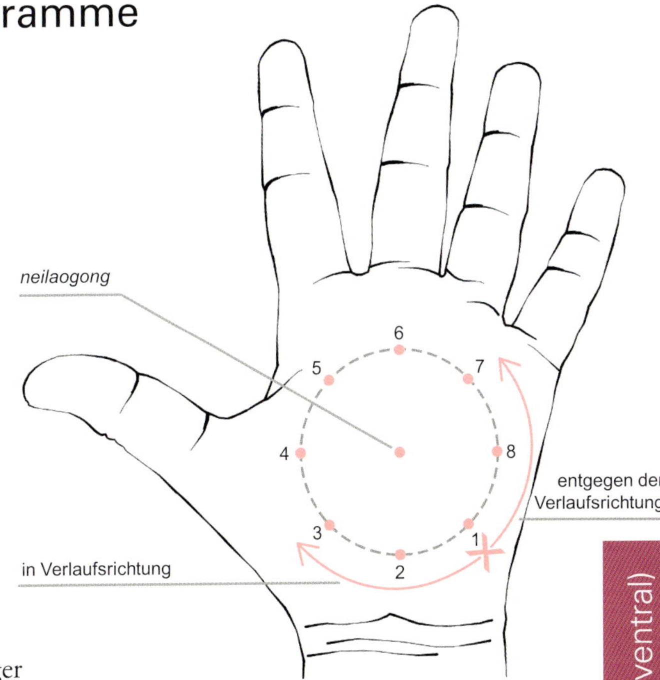

Lokalisation Kreisförmige Linie in der Handinnenfläche mit einem Radius von 2/3 der Strecke zwischen dem Punkt *neilaogong* (Innerer Palast der Arbeit, Pe 8) und der Querfaltenmitte des Mittelfingergrundgelenks. Es gibt insgesamt acht Punkte, die als Palast bezeichnet werden und sich gleichmäßig auf den *neibagua*-Kreis wie folgt verteilen:

- Punkt 1 (*qian*-, Himmel-Palast): am Kleinfingerballen
- Punkt 2 (*kan*-, Wasser-Palast): kranial vom Punkt *xiaotianxin* (Kleines Himmelszentrum)
- Punkt 3 (*gen*-, Berg-Palast): am Daumenballen
- Punkt 4 (*zhen*-, Donner-Palast): auf der Mitte des von den Punkten 2 und 6 gebildeten Halbkreises, gegenüber von Punkt 8
- Punkt 5 (*xun*-, Wind-Palast): kaudal vom Zeigefinger
- Punkt 6 (*li*-, Feuer-Palast): kaudal von der Mitte der Mittelfingerquerfalte. Der Punkt 6 befindet sich im Zentrum des physiologischen Herz-Feuers. Beim Schieben durch diesen Punkt soll der Daumendruck sehr sanft dosiert werden, um das Herz-Feuer nicht zu irritieren (oder den Punkt 6 überspringen).
- Punkt 7 (*kun*-, Erde-Palast): kaudal vom Ringfinger
- Punkt 8 (*dui*-, See-Palast): auf der Mitte des von den Punkten 2 und 6 gebildeten Halbkreises, gegenüber von Punkt 4

Durchführung Beispiel für die Anwendung des linken *neibagua* (die Behandlung des rechten *neibagua* ist gleich wie die des linken, nur seitenverkehrt): Der Therapeut nimmt mit seiner linken Hand die linke Hand des Kindes, indem seine vier Langfinger dessen Handrücken fassen und seine Daumenkuppe eine Stelle in der Handinnenfläche des Kindes gerade oberhalb des Punktes 6 (*li*-Palast) greift. Mit seinem rechten Zeige- und Mittelfinger fixiert er im Zangengriff den linken Daumen des Kindes, dann kann er mit seiner rechten Daumenkuppe das *neibagua* schieben. Das Schieben von *neibagua* erfolgt je nach Therapiebedarf in die Verlaufsrichtung (Richtung der zunehmenden Punktzahlen, z. B. die Punkte 1, 2, 3, 4 usw.) oder entgegen der Verlaufsrichtung (Richtung der abnehmenden Punktzahlen, z. B. die Punkte 8, 7, 6, 5 usw.).

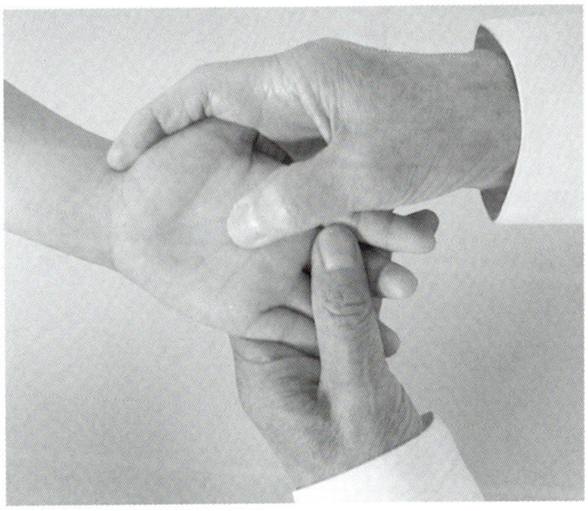

neibagua schieben

Wirkung Reguliert das *qi* bzw. hebt das abnorm sinkende *qi*, kühlt Hitze, entspannt den Thorax und Bauch, harmonisiert die Funktionen der inneren Organe, beruhigt den Geist. Im Allgemeinen dient diese Therapie-Richtung zur *qi*-Regulation.

Schieben von *neibagua* in die Verlaufsrichtung

Indikationen Fieber, Erkältung, Beklemmungsgefühl in der Brust, Appetitlosigkeit, Verdauungsstörungen, Bauchschmerzen, Blähbauch, Durchfall, innere Unruhe
Handgriff Schieben mit der Daumenkuppe (50–200 Mal)

Schieben von *neibagua* entgegen der Verlaufsrichtung

Wirkung Senkt das *qi*, stillt Erbrechen und Husten. Im Allgemeinen dient diese Therapie-Richtung zur *qi*-Senkung
Indikationen Asthma, Husten mit Auswurf, Dyspnoe, Erbrechen
Handgriff Schieben mit der Daumenkuppe (50–200 Mal)
Je nach Therapiebedarf kann man einzelne *neibagua*-Punkte auswählen:

- Punkt 1: Schieben von der Daumenspitze des Kindes zu Punkt 1 (Himmel-Palast). Diese Anwendung wird „Hand-Himmelstor“ *(shoutianmen)* genannt. Wirkung: zur Aktivierung der Zirkulation von *qi* und Blut, Harmonisierung der Milz und Förderung der Verdauung.
- Punkt 3: tonisierend drücken oder kneten, zur Stärkung der Milz und Förderung der Verdauung
- Punkt 6: sedierend drücken oder kneten, bei Unruhe mit Herzklopfen und Schlafstörungen
- Schieben von mehreren Punkten in Verlaufsrichtung
  - Von Punkt 1 zu Punkt 4: zur Stabilisierung des Geistes
  - Von Punkt 2 zu Punkt 5: zur Hemmung von Durchfall
  - Von Punkt 3 zu Punkt 6: zur Förderung des Schwitzens
  - Von Punkt 6 zu Punkt 1: zur Stillung des Hustens
  - Von Punkt 7 zu Punkt 2: zur Kühlung von Hitze und Senkung des Fiebers
- Schieben von mehreren Punkten entgegen der Verlaufsrichtung
  - Von Punkt 5 zu Punkt 2: zur Beseitigung von Husten und Erbrechen

! An der Stirn gibt es eine Linie, die „Stirn-Himmelstor“ *(etianmen)* heißt.

6.73 *sihengwen,* Vier Querfalten

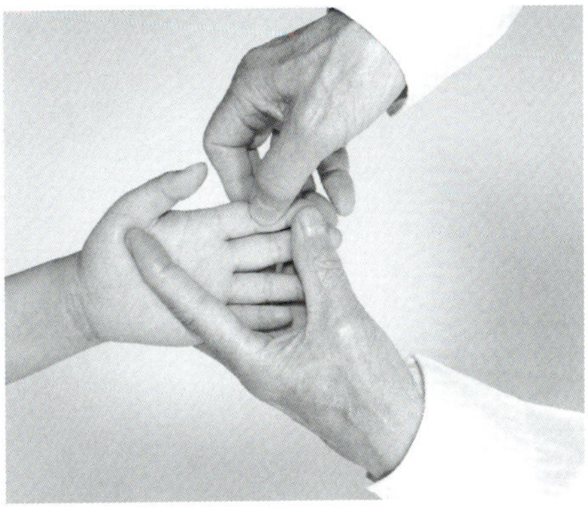

sihengwen klemmen oder drücken oder kneten

Lokalisation Auf der palmaren Seite der Mittelgelenkquerfalten (proximale Interphalangealfalten) der vier Langfinger
Wirkung Kühlt Hitze, beseitigt Stau, löst Krämpfe, beruhigt den Geist
Indikationen Beklemmungsgefühl in der Brust, Atembeschwerden, Bauchschmerzen, Völlegefühl im Bauch, Erkältung, Husten mit Auswurf, Dyspepsie, Stomatitis, Epilepsie, Kinderkonvulsion
Handgriff Klemmen mit der Daumen- bzw. der Fingerspitze (3–5 Mal) oder drücken oder kneten mit der Daumen- bzw. Fingerkuppe (100–200 Mal)

6.74 *xiaohengwen,* Kleinquerfalten

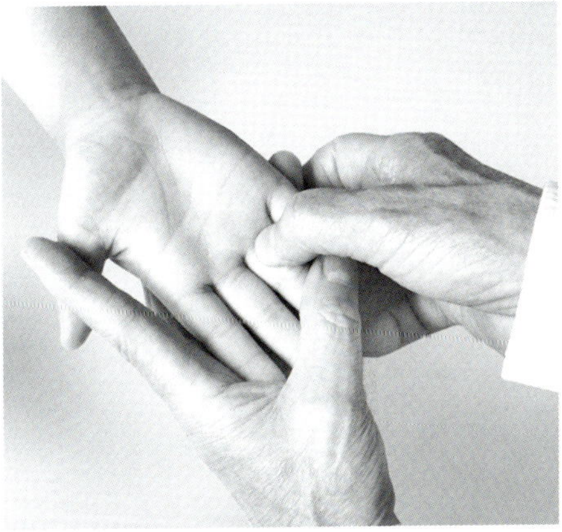

xiaohengwen klemmen oder drücken oder kneten

Lokalisation Auf der palmaren Seite der Grundgelenkquerfalten (Metakarpophalangealfalten) der vier Langfinger
Wirkung Kühlt Hitze, beseitigt Stau, löst Schleim
Indikationen Erkältung mit Fieber, Husten mit Auswurf, Atembeschwerden, Stomatitis
Handgriff Klemmen mit der Daumen- bzw. der Fingerspitze (3–5 Mal) oder drücken oder kneten mit der Daumen- bzw. Fingerkuppe (100–200 Mal)

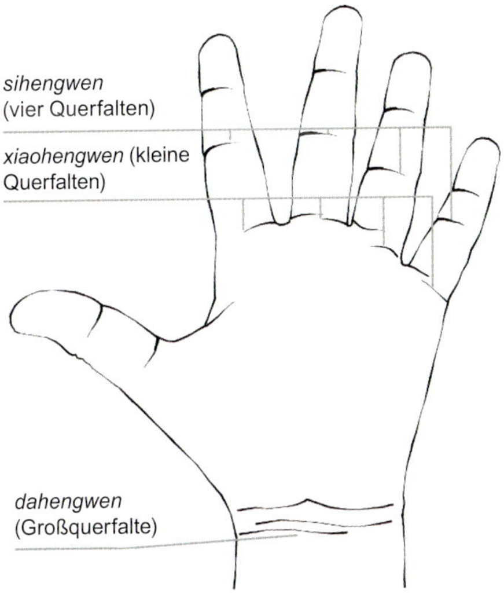

Hand, obere Extremität (ventral)

6.75 *dahengwen,* Großquerfalte (Hand-*yin-yang*-Behandlung)

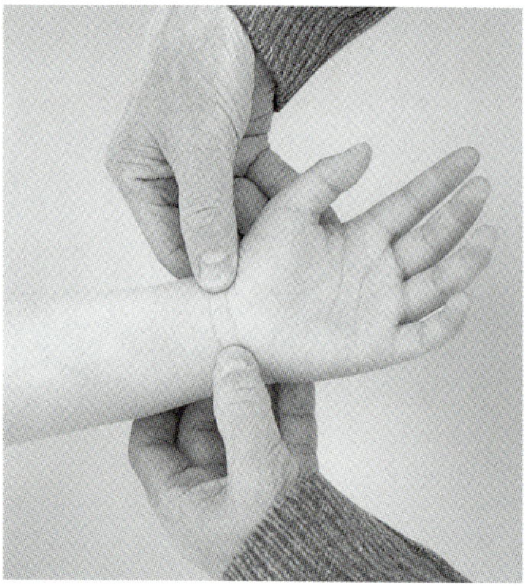
Hand-*yin-yang*-Behandlung

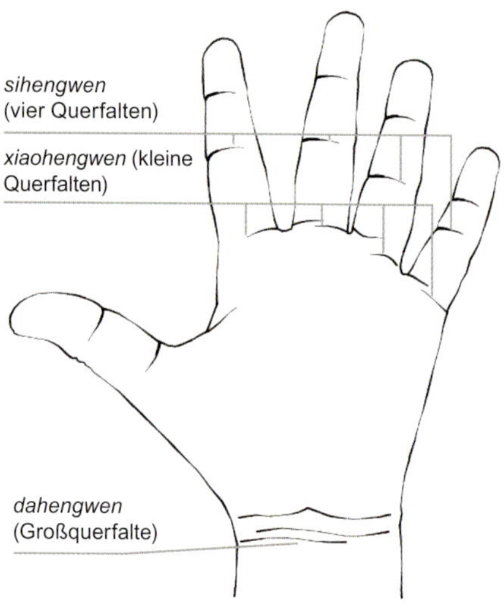

Lokalisation Die lange Handgelenkbeugefalte, die das radiale Ende an der Daumenseite mit dem ulnaren Ende an der Kleinfingerseite verbindet. Die Behandlung der Großquerfalte wird Hand-*yin-yang*-Behandlung genannt.

Hand-*yin-yang* trennen

Wirkung Kühlt Hitze, harmonisiert *yin yang* und die Funktionen der inneren Organe, reguliert die *qi*- und Blut-Zirkulation, fördert die Verdauung, beseitigt Stau, löst Krämpfe

Indikationen Koma, intermittierendes Fieber (abwechselndes Ansteigen und Abfallen der Temperatur innerhalb von 24 Stunden), Übelkeit, Erbrechen, Durchfall, Blähbauch, Bauchschmerzen, Unruhe, Kinderkonvulsion, Stau von Milch und Nahrungsmitteln, Gelbsucht

Handgriff „Auseinanderschieben“: Querschieben mit beiden Daumen vom Punkt *zongjin* (Hauptsehne, Pe 7) nach lateral zu den Punkten *yinchi* (*yin*-Teich) und *yangchi* (*yang*-Teich). Bei Patienten mit Leere-Hitze mehr Druck am Punkt *yinchi* und bei Patienten mit Leere-Kälte mehr Druck am Punkt *yangchi* ausüben (30–50 Mal).

Hand-*yin-yang* schließen

Wirkung Vertreibt Kälte, löst Stau und Schleim, stillt Husten

Indikationen Husten mit reichlichem schleimigem Auswurf, Asthma, Beklemmungsgefühl im Thorax, Nachtschreien durch Kälte

Handgriff „Zueinanderschieben“: Querschieben mit den Daumen von den Punkten *yinchi* (*yin*-Teich) und *yangchi* (*yang*-Teich) nach medial zum Punkt *zongjin* (Hauptsehne, Pe 7) (30–50 Mal).

6.76 *zhisanguan,* Drei Pässe des Zeigefingers

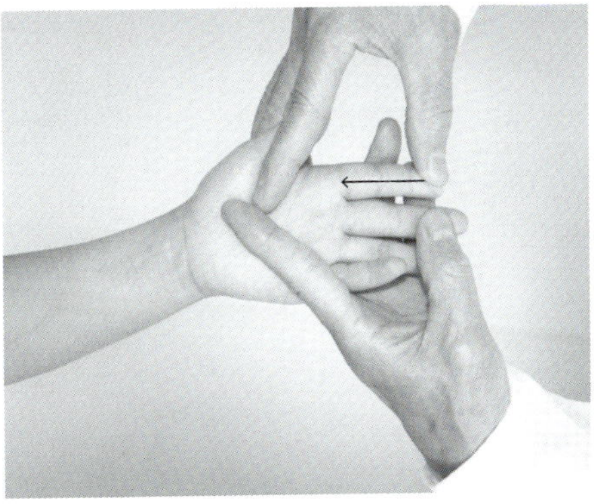

zhisanguan schieben

Lokalisation Drei Glieder auf der palmaren Seite des Zeigefingers, die den drei Pässen (Wind-, *qi-* und Leben-Pass) des Zeigefingers entsprechen
Wirkung Reguliert die *qi-* und Blut-Zirkulation, macht die drei Schranken (Wind-, *qi-* und Lebensschranke) durchgängig, löscht das pathogene Feuer in Leber und Gallenblase, kühlt Hitze im Dickdarm
Indikationen Erkältung mit Fieber, Durchfall, akute und chronische Kinderkonvulsion
Handgriff Zur Tonisierung die palmare Seite des Zeigefingers mit der Daumenkuppe von der Spitze zur Grundgelenkfalte schieben, in umgekehrter Richtung zur Sedierung (100–200 Mal)

6.77 *dahengwen-banmen*-Linie, Großquerfalte zu Holztor

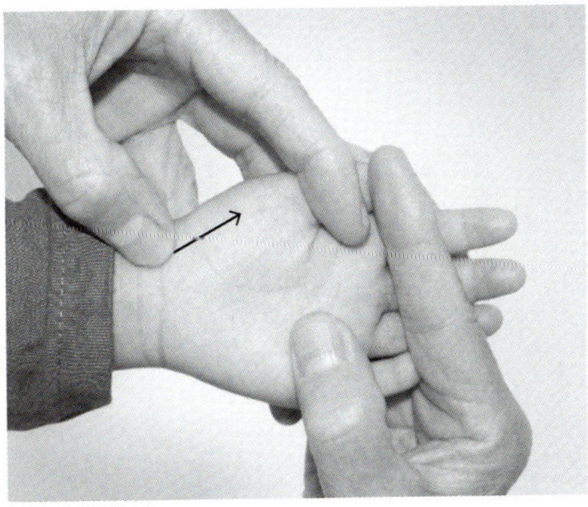

dahengwen-banmen-Linie schieben

Lokalisation Schräg entlang der Daumenballengrenze und nach distal verlaufende Linie, die *dahengwen* (Großquerfalte) und *banmen* (Holztor) verbindet
Wirkung Kühlt Milz- und Magen-Hitze, entspannt den Brustkorb und Bauch, erleichtert die Atmung
Indikationen Erbrechen durch Hitze, Sodbrennen, Dyspnoe, Beklemmungsgefühl in der Brust
Handgriff Schieben mit der Daumen- bzw. Zeigefingerkante von *dahengwen* zu *banmen* in zentrifugale sedierende (von proximal nach distal) Richtung (100–200 Mal)

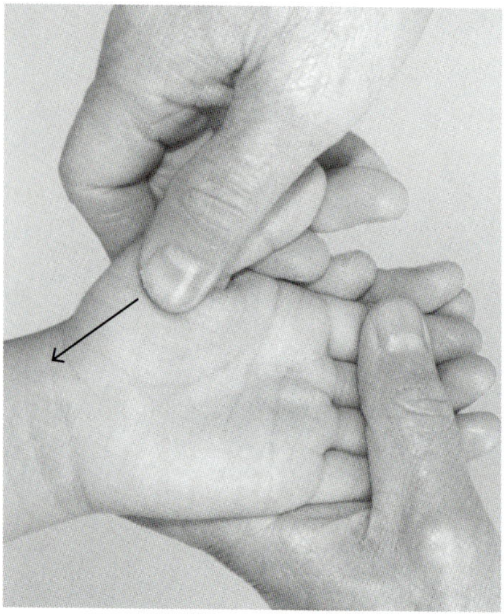

dahengwen-banmen-Linie schieben

6.78 *banmen-dahengwen*-Linie, Holztor zu Großquerfalte

Lokalisation Schräg entlang der Daumenballengrenze und der nach proximal verlaufenden Linie, die *banmen* (Holztor) und *dahengwen* (Großquerfalte) verbindet

Wirkung Wärmt die Mitte, vertreibt Kälte in der Milz und im Magen, aktiviert die Milz- und Magenfunktion

Indikationen Erbrechen und Durchfall durch Kälte oder durch Milz-*yang*-Leere

Handgriff Schieben mit der Daumen- bzw. Zeigefingerkante von *banmen* zu *dahengwen* in zentripetale tonisierende (von distal nach proximal) Richtung (100–200 Mal)

6.79 *tianheshui*, Wasser des Himmelflusses (Milchstraße)

Lokalisation Linie an der ventralen Seite des Unterarms, zwischen *zongjin* (Hauptsehne, Pe 7) und *hongchi* (Großer Teich, Pe 3)

Wirkung Kühlt Hitze, besonders Herz-Hitze, vertreibt die äußeren pathogenen Faktoren, beseitigt Stau, löst Krämpfe und Angst, befeuchtet die Lunge, beruhigt den Geist

Indikationen Erkältung mit Fieber und Schwitzen, Kinderkonvulsion, besonders Fieberkrämpfe, Weinen aus Angst, Husten, Dyspnoe mit Schleimbildung, Blähbauch, Durst mit Verlangen nach kaltem Wasser, geschwollene Zunge, Stomatitis, Zahnfleisch- und Zungenentzündung, Miktionsstörungen mit dunkelgelbem Urin, Verstopfung

Handgriff Drücken, Schieben oder Klopfen je nach Therapiezweck (50–200 Mal)

Vier Methoden zur Behandlung von *tianheshui*

Das Wasser des Himmelsflusses klären

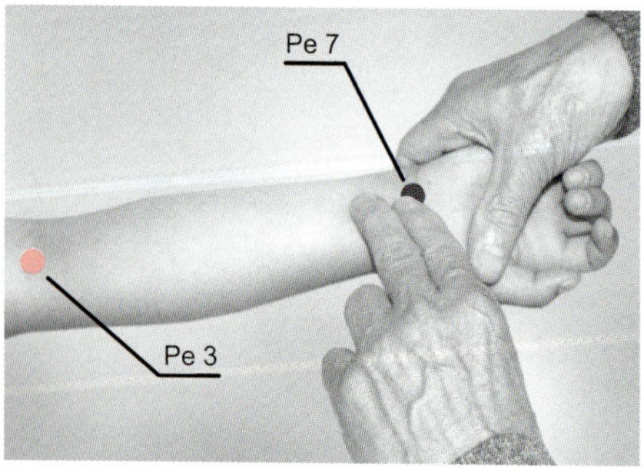

von *zongjin* bis *hongchi* schieben

Dies ist die sanfteste und meist verwendete Methode zur Kühlung von Hitze. Der Therapeut legt seine Mittelfingerendglieder flach und rechtwinklig zur *tianheshui*-Linie über den Punkt *zongjin* (Hauptsehne, Pe 7) auf der Handgelenkbeugefalte. Von dort aus schiebt er die Linie nach proximal bis zum Punkt *hongchi* (Großer Teich, Pe 3) auf der Ellenbogenfalte.

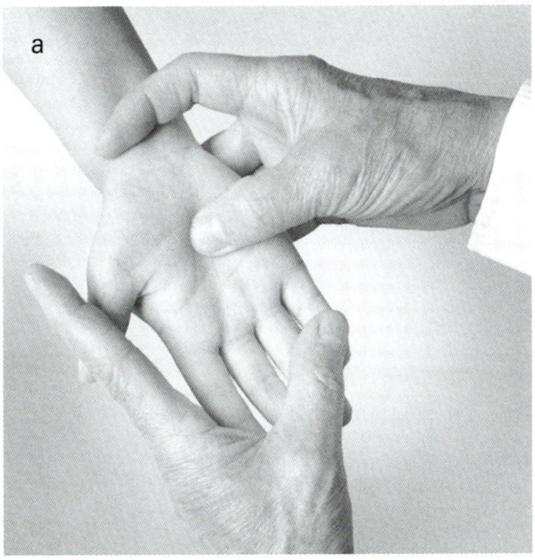

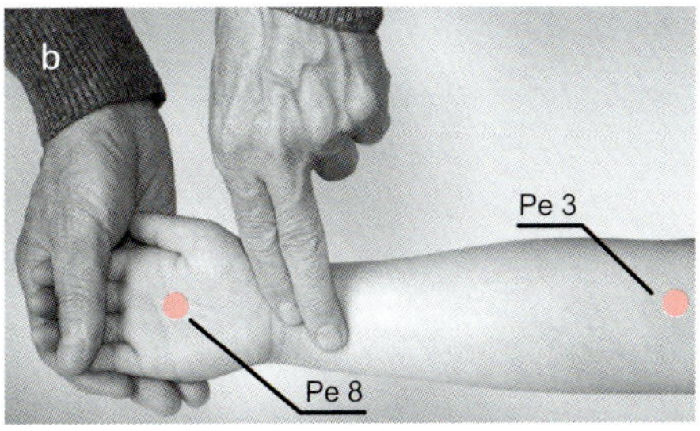

von *neilaogong* bis *hongchi* schieben

Das Wasser des Himmelsflusses rühren

Die drittstärkte Methode zur Kühlung von Hitze. Zuerst drückt bzw. knetet der Therapeut den Punkt *neilaogong* (Innerer Arbeitspalast, Pe 8 [a]) mit der Daumenkuppe (5–10 Mal). Dann legt er seine Zeige- und Mittelfingerendglieder über den Punkt Pe 8 und schiebt die *tianheshui*-Linie nach proximal bis zum Punkt *hongchi* (Großer Teich, Pe 3 [b]).

Das Wasser in den Himmelsfluss leiten

Die zweitstärkste Methode zur Kühlung von Hitze. Der Therapeut träufelt zuerst 1–2 Tropfen kaltes Wasser auf den Punkt *zongjin* (Hauptsehne, Pe 7). Dann legt er seine Zeige- und Mittelfingerendglieder über *zongjin* und schiebt mit seinen nass werdenden Fingern die *tianheshui*-Linie nach proximal zu *hongchi* (Großer Teich, Pe 3). Synchron mit der schiebenden Bewegung pustet er mit dem Mund auf die Linie.

Das Pferd peitschen und den Himmelsfluss überqueren

Die stärkste Methode zur Kühlung von Hitze. Zuerst drückt bzw. knetet der Therapeut mit der Daumenkuppe den Punkt *neilaogong* (Innerer Arbeitspalast, Pe 8) 5–10 Mal. Dann klopft er mit seinen Zeige- und Mittelfingerendgliedern die *tianheshui*-Linie nach proximal von *neilaogong* bis zu *hongchi* (Großer Teich, Pe 3). Er erfasst dabei auch die Punkte *xiaotianxin* (Kleines Himmelszentrum), *zongjin* (Hauptsehne, Pe 7) und *neiguan* (Innere Passgrenze, Pe 6).

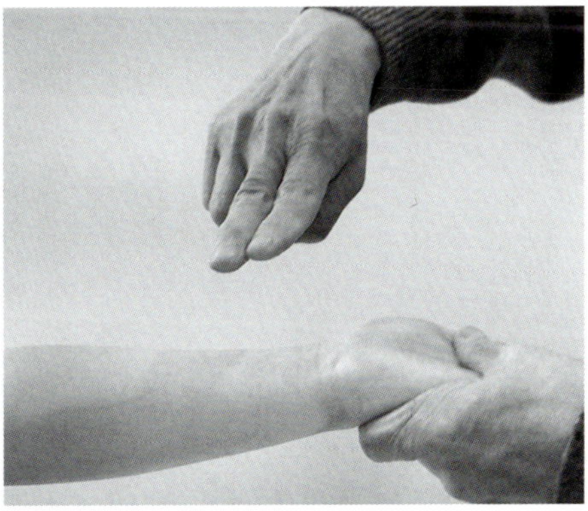

von *neilaogong* bis *hongchi* klopfen

tianheshui liegt auf der ventralen Seite (*yin*-Seite) des Unterarms und besitzt einen *yin*-Charakter. Es erzeugt Kälte und kühlt Hitze, ohne das *yin* oder das *yang* zu beeinflussen. Man kann es deshalb sowohl bei Leere-Hitze als auch bei Fülle-Hitze anwenden.

6.80 *liufu*, Sechs *fu*-Organe

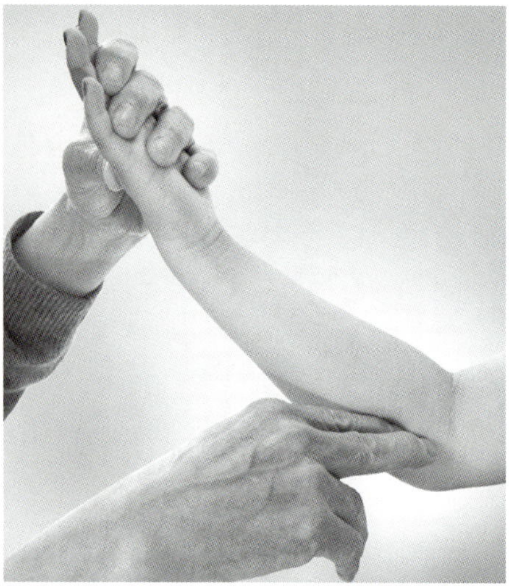

liufu schieben von *douzhou* nach *yinchi*

Lokalisation Linie an der ventromedialen Seite des Unterarms, zwischen dem Punkt *yinchi* (*yin*-Teich) am ulnaren Ende der Handgelenkbeugefalte und dem Punkt *douzhou* (Ellenbogenspitze, He 3 [*shaohai* bei Erwachsenen]) an der ulnaren Seite der Ellenbogenquerfalte

Wirkung Kühlt Hitze, besonders Herz- und Blut-Hitze, reinigt das Blut und neutralisiert die Gifte im Blut (Bakterien, Viren usw.), beseitigt Stau, löst Krämpfe, lindert Schmerzen, beruhigt den Geist

Indikationen Erkrankungen mit hohem Fieber, Kinderkonvulsion, Stomatitis, Zungen- und Zahnfleischentzündung, Halsschmerzen, Verdauungsstörungen mit Durchfall oder Verstopfung

Handgriff Schieben mit den Kuppen der Zeige- und Mittelfinger von proximal (*douzhou*, He 3) nach distal (*yinchi, yin*-Teich) (50–200 Mal)

liufu liegt auf der ventralen Seite (*yin*-Seite) des Unterarms und besitzt einen *yin*-Charakter. Es erzeugt Kälte und darf bei Durchfall durch Milz-Kälte-Leere nicht angewendet werden.

6.81 Transport von Erde zu Wasser

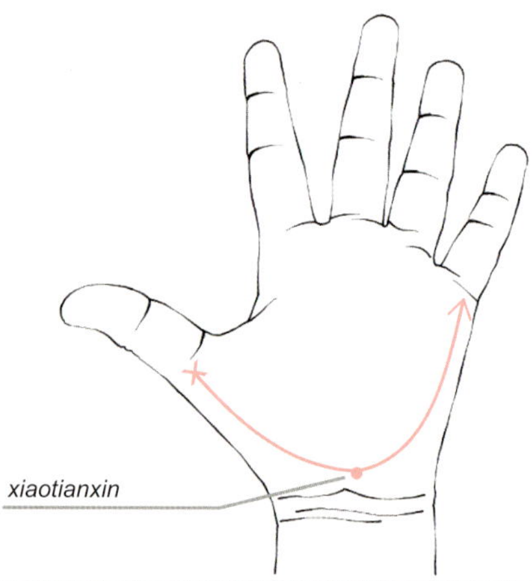

Lokalisation Bogenförmig verlaufende Linie von der palmaren Seite des Metakarpophalangealgelenks des Daumens bis zur palmaren Seite des Metakarpophalangealgelenks des Kleinfingers. Die Linie verfolgt die Grenze zwischen weißem und rotem Fleisch des Daumen- und Kleinfingerballens und läuft durch den Punkt *xiaotianxin* (Kleines Himmelszentrum).

Wirkung Vertreibt Hitze und Feuchte aus Milz und Magen, beseitigt Nahrungsstau, stärkt die *yin*-Niere, reguliert die Harnausscheidung

Indikationen Erbrechen und Bauchschmerzen bei Ernährungsfehlern mit Stau von Feuchte-Hitze, Durchfall, Verstopfung, Blähbauch, Miktionsstörungen, Bettnässen

Handgriff Schieben mit der Daumenkuppe von der Grundgelenkfalte des Daumens zur Grundgelenkquerfalte des Kleinfingers (100–200 Mal)

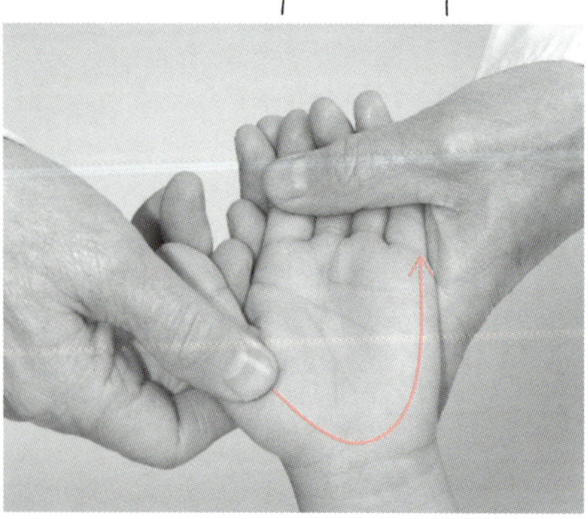

Transport von Erde zu Wasser

6.82 Transport von Wasser zu Erde

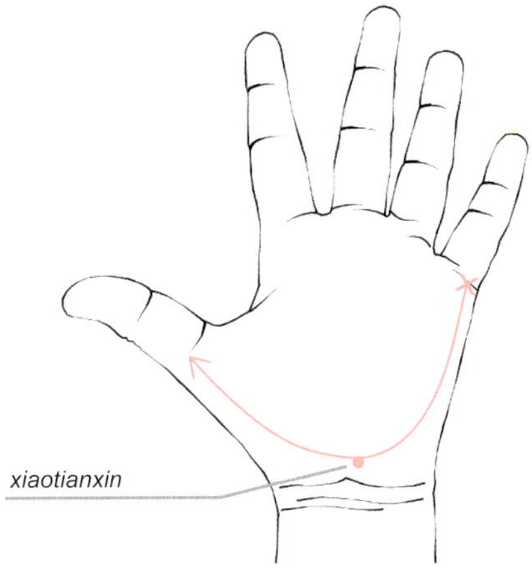

Lokalisation Bogenförmig verlaufende Linie von der palmaren Seite des Metakarpophalangealgelenks des Kleinfingers bis zur palmaren Seite des Metakarpophalangealgelenks des Daumens. Die Linie verfolgt die Grenze zwischen weißem und rotem Fleisch des Daumen- und Kleinfingerballens und läuft durch den Punkt *xiaotianxin* (Kleines Himmelszentrum). Sie entspricht der Linie „Transport von Erde zu Wasser", nur in umgekehrter Richtung.
Wirkung Vertreibt Hitze aus der Niere und Blase, fördert die Harnausscheidung, stärkt Milz und Magen, reguliert die Zirkulation von *qi* und Blut, aktiviert die Darmmotilität, verbessert die Verdauung
Indikationen Miktionsstörungen, Dysurie, Oligurie mit dunkelgelbem Urin, Blähbauch, Anorexie, Verstopfung, Durchfall
Handgriff Schieben mit der Daumenkuppe von der Grundgelenkfalte des Kleinfingers zur Grundgelenkquerfalte des Daumens (100–200 Mal)

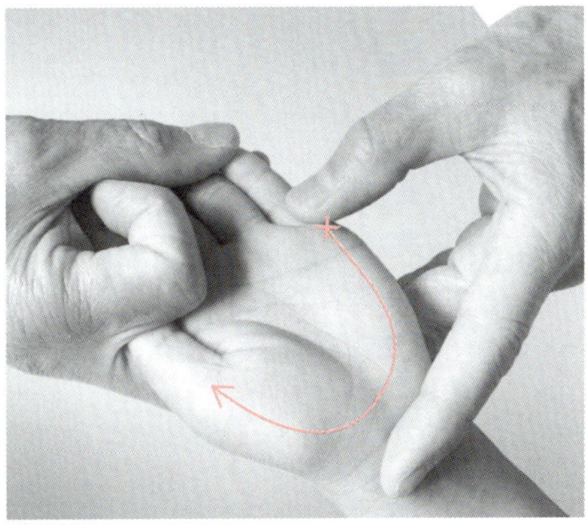

Transport von Wasser zu Erde

6.83 Den Mond am Wasserboden herausfischen

Lokalisation Angelhakenförmige Linie, die von der Grundgelenkfalte des Kleinfingers zum Punkt *xiaotianxin* (Kleines Himmelszentrum) verläuft. Von dort aus biegt sie nach distal zum Punkt *neilaogong* (Innerer Arbeitspalast, Pe 8) ab.
Wirkung Kühlt pathogene Hitze im Herzen, reguliert die Harnausscheidung, beruhigt den Geist
Indikationen Erkältung, hohes Fieber mit Tachykardie, Konjunktivitis, Durst, Dysurie, Oligurie mit dunkelgelbem Urin, Bettnässen, Erschöpfung, Unruhe, Erregung
Handgriff Schieben der Linie mit der Daumenkuppe von der Kleinfingerspitze zum Punkt *neilaogong* (Innerer Arbeitspalast, Pe 8) (100–200 Mal)

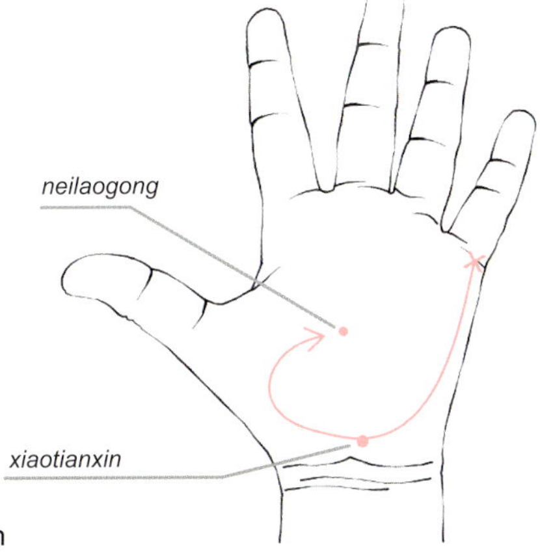

Den Mond am Wasserboden herausfischen

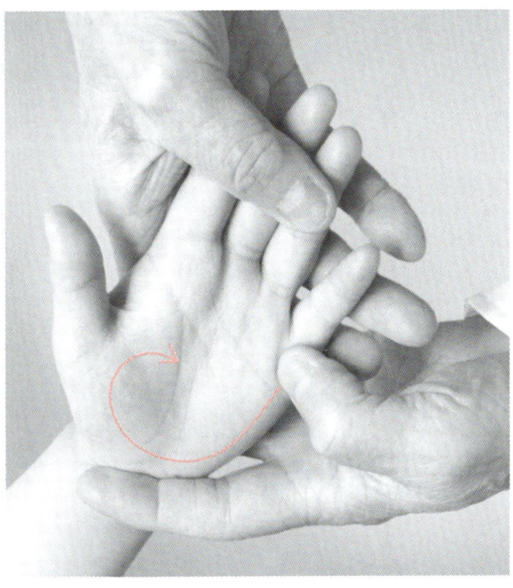

Hand und obere Extremität (dorsal)

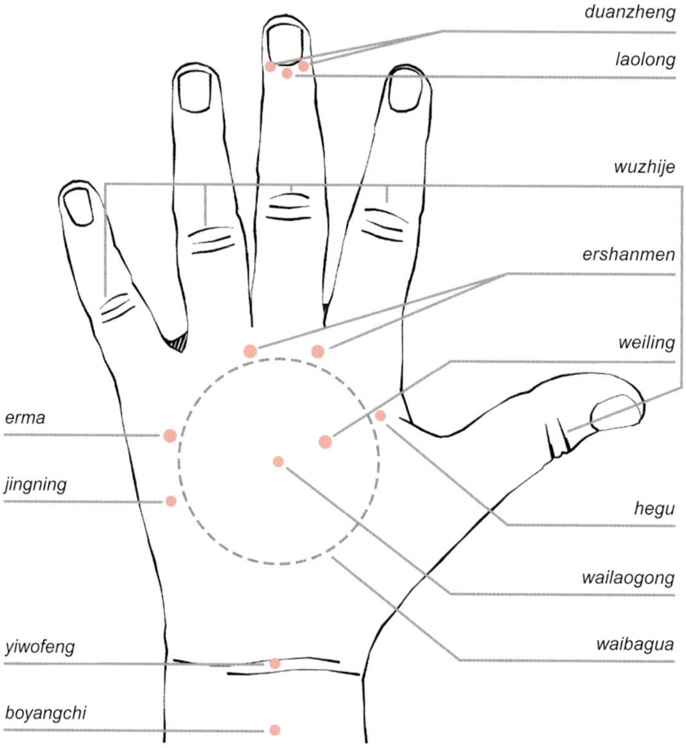

boyangchi (auch *zhigou*)	*yang*-Teich des Arms, 3E 6 (auch Zweiggraben)
duanzheng	Anständigkeit
erma (auch *errenshangma*)	Zwei Pferde (auch Zwei Männer auf Pferden)
ershanmen	Zwei Türflügel
hegu	Vereintes Tal, Di 4
jingning	Ausgesuchte Ruhe
laolong	Alter Drache
waibagua	Äußere acht Trigramme
wailaogong	Äußerer Arbeitspalast
weiling	Mächtiger Geist
wuzhijie	Fünf Fingergelenke
yiwofeng	Ein Windnest

6.84 *laolong,* Alter Drache

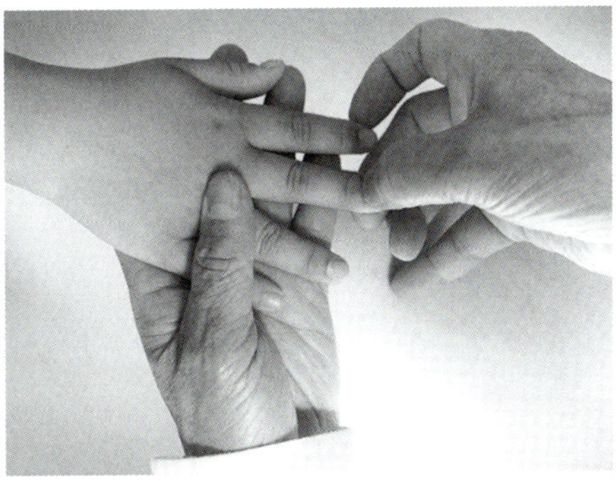

laolang klemmen

Lokalisation 0,1 *Cun* proximal der Nagelbasismitte der Mittelfingerspitze
Wirkung Erweckt und stabilisiert den Geist, befreit die Öffnungen, beseitigt pathogene Hitze
Indikationen Fieberkrämpfe, akute Kinderkonvulsion
Handgriff Klemmen mit der Daumen- oder Langfingerspitze (3–5 Mal)

laolong ist Notfallpunkt bei Kollaps, Koma, Fieberkrämpfen.

6.85 *duanzheng,* Anständigkeit

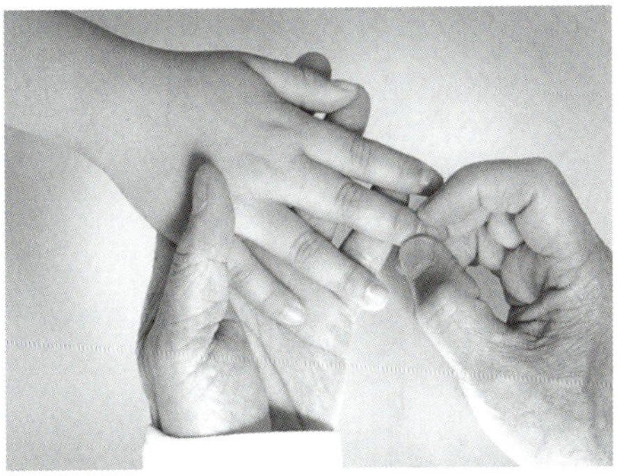

duanzheng klemmen oder drücken bzw. kneten

Lokalisation Zwei Punkte, die links und rechts der Nagelwinkel des Mittelfingers und an der Grenze zwischen rotem und weißem Fleisch liegen)
Wirkung Beendet Durchfall und Erbrechen, stillt Nasenbluten
Indikationen

- Radiales *duanzheng* am radialen Nagelwinkel: Durchfall
- Ulnares *duanzheng* am ulnaren Nagelwinkel: Erbrechen, Nasenbluten, Epilepsie

Handgriff Klemmen mit der Daumen- oder Langfingerspitze (5–10 Mal) oder drücken bzw. kneten mit der Daumen- oder Langfingerkuppe (10–20 Mal)

6.86 *erma*, Zwei Pferde (auch *errenshangma*, Zwei Männer auf Pferden)

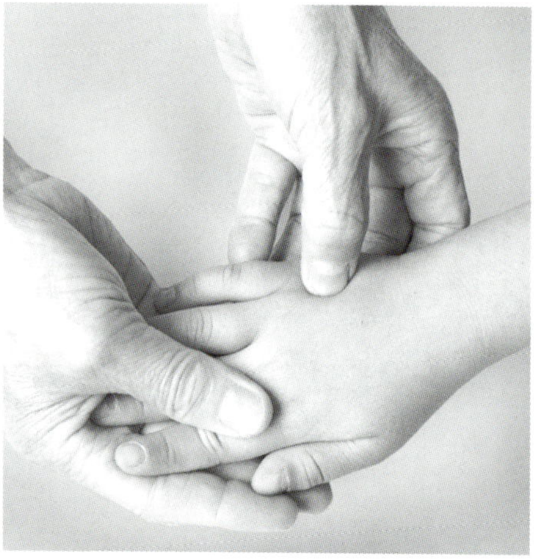

erma klemmen oder drücken bzw. kneten

Lokalisation In einer Vertiefung auf dem Handrücken, zwischen dem vierten und fünften Fingergrundgelenk
Wirkung Erweckt und stabilisiert den Geist, holt das zerstreute *yang* zurück, stärkt das Quell-*qi* und das *yin,* besonders das *yin* der Niere, aktiviert die *qi*- und Blut-Zirkulation, löst Krämpfe, beseitigt Stau, fördert die Harnausscheidung
Indikationen Koma, Epilepsie durch Angst, Bauchschmerzen, Lumbago, Körperschwäche, Beinschwäche, Dysurie, Harndrang, Bettnässen, Analprolaps, Dyspepsie, Zähneknirschen im Schlaf, Kinderkonvulsion, Wachstumsstörungen, fünf Formen der Entwicklungsverzögerung
Handgriff Klemmen mit der Daumen- oder Langfingerspitze (5–20 Mal) oder drücken bzw. kneten (100–300 Mal)

6.87 *ershanmen*, Zwei Türflügel

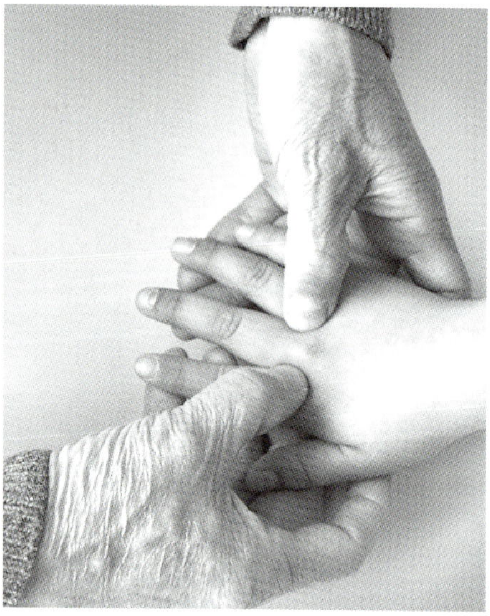

ershanmen klemmen oder drücken bzw. kneten

Lokalisation Zwei Vertiefungen auf dem Handrücken, links und rechts des Mittelfingergrundgelenks
Wirkung Vertreibt Wind und Kälte, wärmt das *yang* und die Mitte, befreit die Körperoberfläche, fördert das Schwitzen, erleichtert die Atmung
Indikationen Erkältung mit oder ohne Fieber, Dyspnoe bei Asthma, unvollständige Eruption von Masern und Pocken, Kinderkonvulsion, seitliche Abweichung des Augapfels und des Mundes (bei Abweichung nach rechts den rechten *ershanmen* und bei Abweichung nach links den linken *ershanmen* behandeln)
Handgriff Klemmen mit der Zeigefinger- und Mittelfingerspitze (5–20 Mal) oder drücken bzw. kneten (100–300 Mal)

6.88 *weiling,* Mächtiger Geist

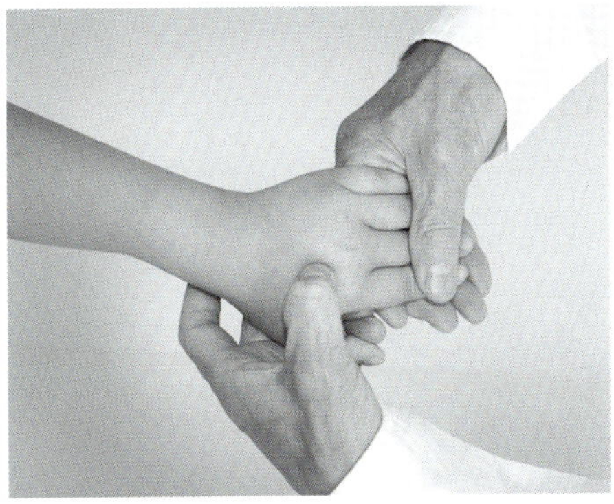

weiling klemmen oder drücken bzw. kneten

Lokalisation In einer Vertiefung auf dem Handrücken, zwischen dem zweiten und dritten Metakarpalknochen, jedoch nah an dem ersten
Wirkung Erweckt den Geist, löst Krämpfe, befreit die Körperöffnungen
Indikationen Kinderkonvulsion, Epilepsie
Handgriff Klemmen mit der Daumen- oder Langfingerspitze (3–5 Mal) oder drücken bzw. kneten mit der Daumen- oder Langfingerkuppe (100–200 Mal)

weiling Notfallpunkt bei Koma. Gute Prognose, wenn beim Drücken von *weiling* ein Ton aus der Kehle des Kindes zu hören ist. Wenn nicht, ist die Prognose schlecht. Der Punkt dient deshalb zur Beurteilung des Krankheitszustandes.

6.89 *jingning,* Ausgesuchte Ruhe

Lokalisation In einer Vertiefung auf dem Handrücken, zwischen dem vierten und fünften Metakarpalknochen
Wirkung Aktiviert den *qi*-Fluss, fördert die Verdauung, beseitigt Nahrungsstau, löst Schleim
Indikationen Völlegefühl in Brustkorb und Bauch, Bauchschmerzen durch Nahrungsstau, Asthma mit schleimigem Auswurf, Übelkeit, Erbrechen
Handgriff Klemmen mit der Daumen- oder Langfingerspitze (3–5 Mal) oder drücken bzw. kneten mit der Daumen- oder Langfingerkuppe (a) (100–200 Mal); *weiling* und *jingning* gleichzeitig klemmen (b)

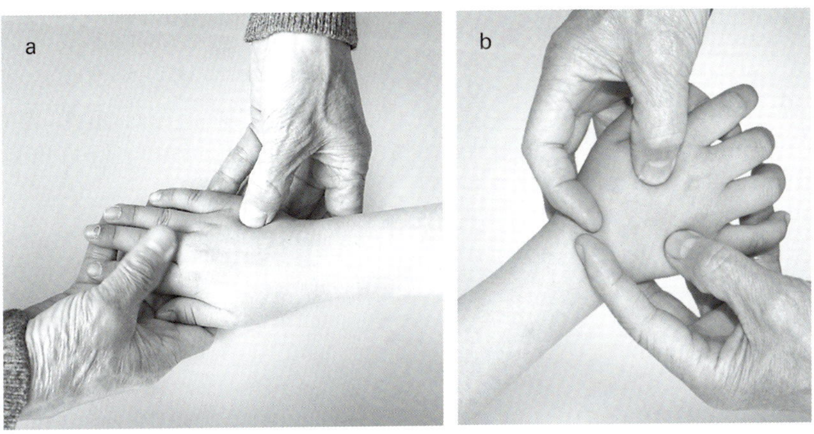

jingning klemmen oder drücken bzw. kneten

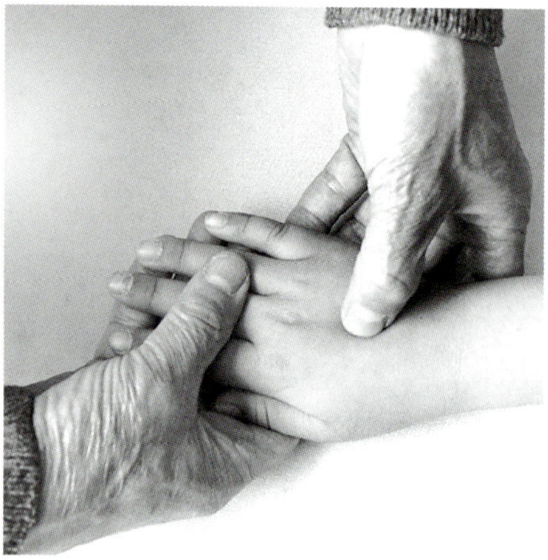

wailaogong klemmen anschließend drücken bzw. kneten

6.90 *wailaogong,* Äußerer Arbeitspalast

Lokalisation Im Zentrum des Handrückens, zwischen dem zweiten und dritten Metakarpalknochen. *wailaogong* ist das Spiegelbild von *neilaogong* (Innerer Palast der Arbeit) in der Handinnenfläche.

Wirkung Stärkt das *yang*, wärmt den mittleren und unteren Erwärmer, vertreibt Kälte, befreit die Körperoberfläche, begünstigt das Schwitzen, hebt das abnorm sinkende *qi* an

Indikationen Erkältung, besonders Erkältung durch Wind-Kälte, Erbrechen durch Magen-Kälte, Durchfall mit unverdauten Speiseresten, Dyspepsie, Bauchschmerzen, Blähbauch, Analprolaps, Bettnässen, Hernien

Handgriff Zuerst klemmen mit der Daumenspitze (3–5 Mal), anschließend drücken bzw. kneten mit der Daumenkuppe (100–200 Mal)

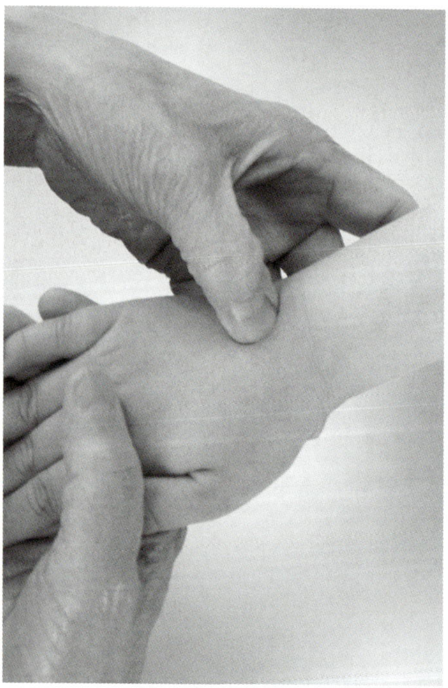

waibagua schieben

6.91 *waibagua,* Äußere acht Trigramme

Lokalisation Kreisförmige Linie um den Punkt *wailaogong* (Äußerer Arbeitspalast) auf dem Handrücken. *wailaogong* ist das Spiegelbild von *neibagua* (Innere acht Trigramme) in der Handinnenfläche. Die Punkte 1 bis 8 von *wailaogong* liegen den entsprechenden Punkten 1 bis 8 von *neibagua* gegenüber.

Wirkung Wärmt die Mitte, zerstreut Kälte, aktiviert den *qi*- und Blut-Fluss und die Darmmotilität, beseitigt Stau, zerstreut Ansammlungen in Brust und Bauch

Indikationen Erkältung durch Wind-Kälte mit schleimigem Auswurf, Dyspnoe bei Asthma, Spannungsgefühl in Brust und Bauch, Appetitlosigkeit, Durchfall, Verstopfung, Analprolaps

Handgriff Schieben mit der Daumenkuppe. Im Gegensatz zu *neibagua* dient das Schieben in Verlaufsrichtung (von Punkt 1 zu Punkt 8) der *qi*-Senkung und das Schieben entgegen der Verlaufsrichtung (von Punkt 8 zu Punkt 1) der *qi*-Hebung (100–300 Mal)

6.92 *hegu,* Vereintes Tal, Di 4

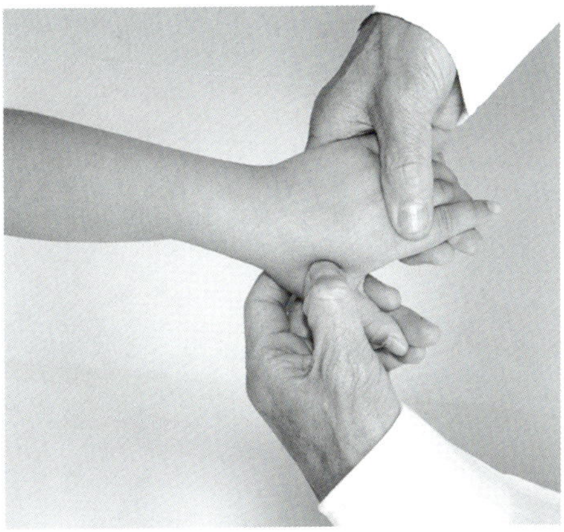

hegu klemmen oder drücken bzw. kneten

Lokalisation Auf der Muskelvorwölbung zwischen Daumen und Zeigefinger, die beim Aneinanderlegen des Daumens an den Zeigefinger entsteht
Wirkung Vertreibt die pathogenen Klimafaktoren Wind, Kälte und Hitze, befreit die Körperoberfläche, aktiviert die *qi-* und Blut-Zirkulation, stillt Schmerzen
Indikationen Erkältung mit oder ohne Fieber, Kopfschmerzen, Zahnschmerzen, Rachenentzündung, Gesichtsschmerzen, Nackenschmerzen, Armschmerzen
Handgriff Klemmen mit der Daumen- oder Langfingerspitze (5–10 Mal) oder drücken bzw. kneten mit der Daumen- oder Langfingerkuppe (100–200 Mal)

6.93 *yangxi, yang*-Bach, Di 5

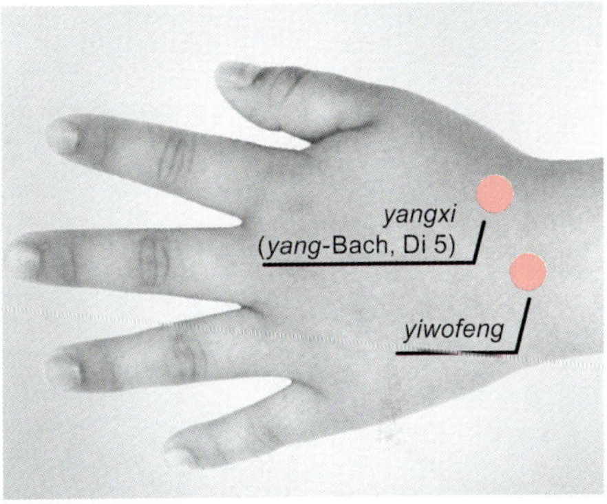

Lokalisation In der Tabatière am dorsalen Handgelenk, in der Mitte der Vertiefung zwischen den Sehnen der Mm. extensor pollicis longus und extensor pollicis brevis
Wirkung Vertreibt die pathogenen Klimafaktoren Wind, Kälte und Hitze
Indikationen Fieber bei Malaria, Verdauungsschwäche mit Durchfall, Kopfschmerzen, Zahnschmerzen
Handgriff Klemmen mit der Daumen- oder Langfingerspitze (3–5 Mal) oder drücken bzw. kneten mit der Daumen- oder Langfingerkuppe (50–100 Mal)

6.94 *yiwofeng,* Ein Windnest

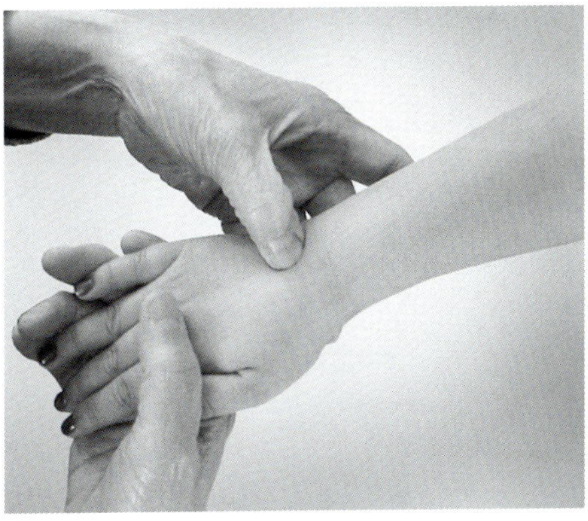

yiwofeng klemmen oder drücken bzw. kneten

Lokalisation In einer Vertiefung in der Mitte der dorsalen Handgelenkquerfalte
Wirkung Vertreibt Wind und Kälte, wärmt die Mitte, aktiviert die *qi-* und Blut-Zirkulation, löst Stau, stillt Schmerzen
Indikationen Erkältung, besonders Erkältung durch Wind-Kälte mit Fieber, Gelenkschmerzen, Spannungsgefühl am Bauch bzw. Bauchschmerzen durch Kälte, Kinderkonvulsion
Handgriff Klemmen mit der Daumen- oder Langfingerspitze (5–10 Mal) oder drücken bzw. kneten mit der Daumen- oder Langfingerkuppe (100–200 Mal)

6.95 *waiguan*, Äußeres Passtor, 3E 5

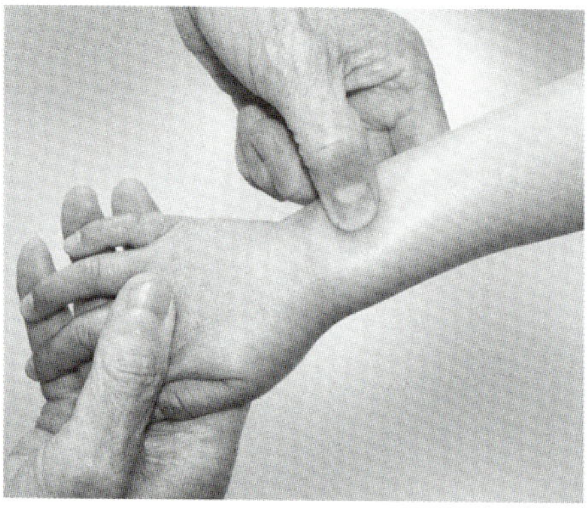

waiguan klemmen oder kneten

Lokalisation 2 *Cun* proximal von der dorsalen Handgelenkfalte

Wirkung Vertreibt Wind und Kälte, aktiviert den *qi*- und Blut-Fluss, löst Stau, stillt Schmerzen

Indikationen Erkältung durch Wind-Kälte, Durchfall durch Kälte, Rückenschmerzen

Handgriff Klemmen mit der Daumen- oder Langfingerspitze (10–20 Mal) oder kneten mit der Daumen- oder Langfingerkuppe (100–200 Mal)

6.96 *boyangchi*, *yang*-Teich des Arms, 3E 6 (auch *zhigou*, Zweiggraben)

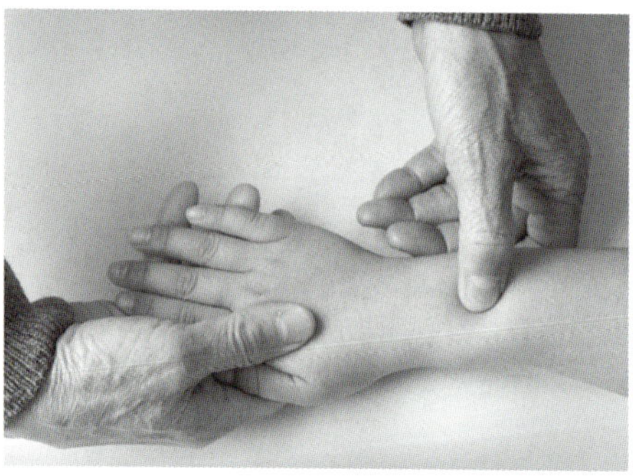

boyangchi klemmen oder drücken bzw. kneten

Lokalisation 3 *Cun* proximal von der Mitte der dorsalen Handgelenkquerfalte

Wirkung Vertreibt Wind und Kälte, befreit die Körperoberfläche, aktiviert den *qi*- und Blut-Fluss, beseitigt Stau, löst Krämpfe, verbessert die Verdauung und Harnausscheidung

Indikationen Erkältung durch Wind-Kälte, Schwindel, Kopfschmerzen, Verstopfung, Miktionsstörungen mit dunklem Urin, Kinderkonvulsion

Handgriff Klemmen mit der Daumen- oder Langfingerspitze (10–20 Mal) oder drücken bzw. kneten mit der Daumen- oder Langfingerkuppe (100–200 Mal)

6.97 *quchi,* Gebogener Teich, Di 11

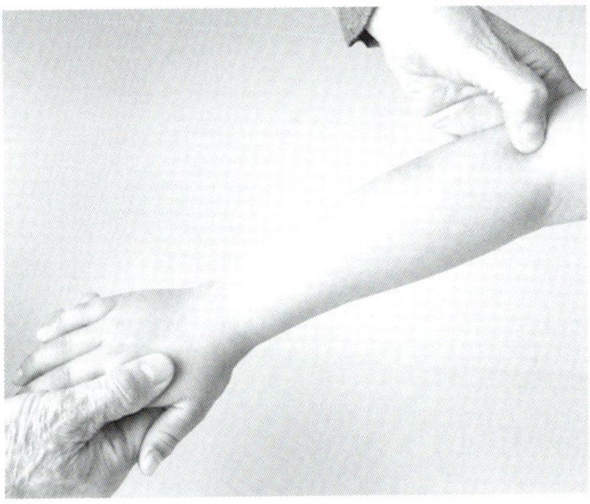

quchi klemmen oder drücken bzw. kneten

Lokalisation Beim Arm in Beugestellung am lateralen Ende der radialen Ellenbogenfalte
Wirkung Vertreibt Wind, Kälte und Hitze, senkt Fieber, befreit die Körperoberfläche, reguliert die *qi-* und Blut-Zirkulation, stärkt die Körperabwehr
Indikationen Erkältung mit Kopfschmerzen, Halsschmerzen und Husten, Bauchschmerzen, Blähbauch, Durchfall, Schmerzen an der lateralen Seite des Ellenbogens
Handgriff Klemmen mit der Daumen- oder Langfingerspitze (5–10 Mal) oder drücken bzw. kneten mit der Daumen- oder Langfingerkuppe (100–200 Mal)

6.98 *wuzhijie,* Fünf Fingergelenke

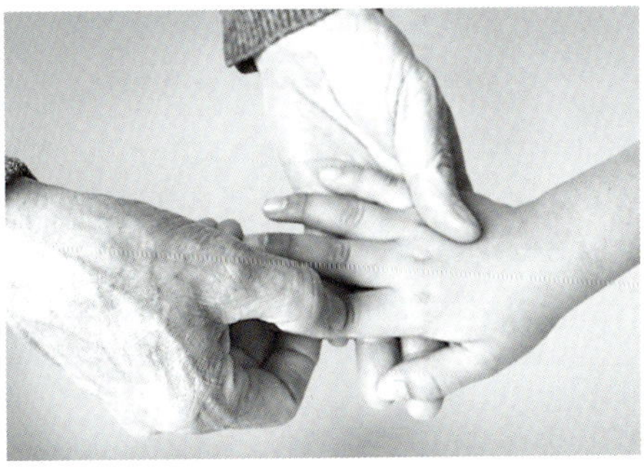

wuzhijie klemmen oder drücken

Lokalisation Fünf Querfalten an der Dorsalseite des Daumenendgelenks und der Mittelgelenke der vier Langfinger
Wirkung Vertreibt Wind und Kälte, löst Stau und Krämpfe, befreit den Thorax und die Körperöffnungen, löst Schleim, erweckt und stabilisiert den Geist, beseitigt Angst
Indikationen Koma, Kinderkonvulsion, Unruhe, Husten mit viel Auswurf
Handgriff Klemmen mit der Daumen- oder Langfingerspitze (10–20 Mal) oder drücken mit der Daumen- oder Langfingerkuppe (30–50 Mal)

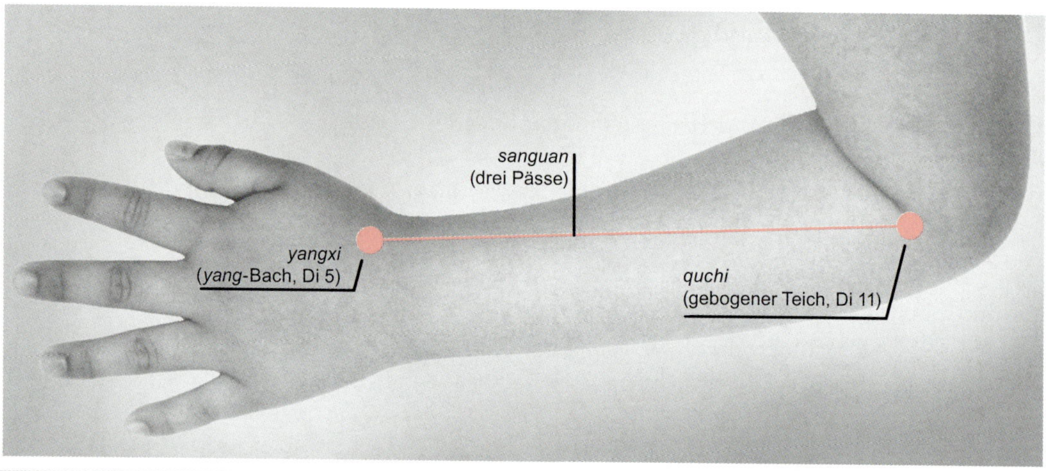

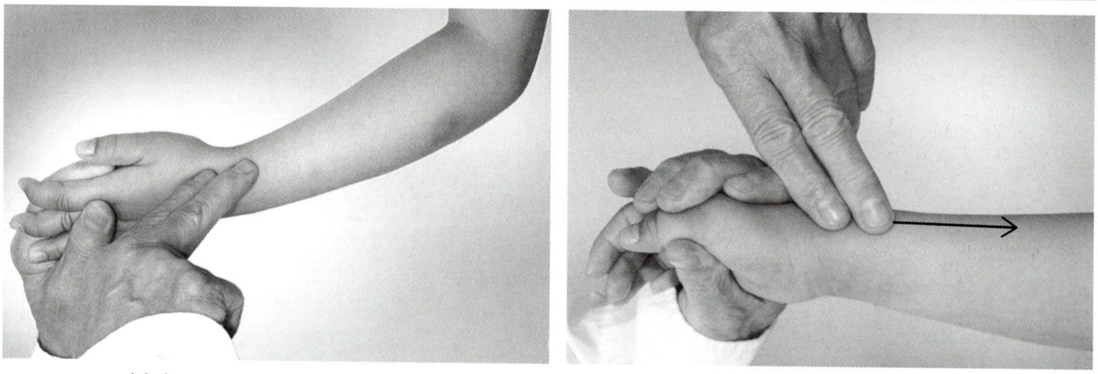

sanguan schieben von *yangxi* nach *quchi*

6.99 *sanguan,* Drei Pässe

Lokalisation Linie auf der dorsoradialen Seite des Unterarms, ganz nah an dessen radialer Grenze, zwischen *yangxi* (*yang*-Bach, Di 5) und *quchi* (Gebogener Teich, Di 11)
Wirkung Wärmt das *yang*, vertreibt Kälte, nährt die Essenz, aktiviert die *qi*- und Blut-Zirkulation, begünstigt das Schwitzen
Indikationen Erkältung, Bauchschmerzen, Durchfall, Appetitlosigkeit, Schwächezustand nach einer Krankheit, Gelbsucht, unvollständige Maserneruption
Handgriff Schieben mit der Daumenkuppe oder mit den Kuppen der Zeige- und Mittelfinger vom Punkt *yangxi* (*yang*-Bach, Di 5) zum Punkt *quchi* (Gebogener Teich, Di 11) (100–200 Mal).

sanguan liegt auf der dorsalen Seite (*yang*-Seite) des Unterarms und besitzt deshalb einen *yang*-Charakter

Untere Extremität

Die wichtigsten Punkte und Regionen am Bein.

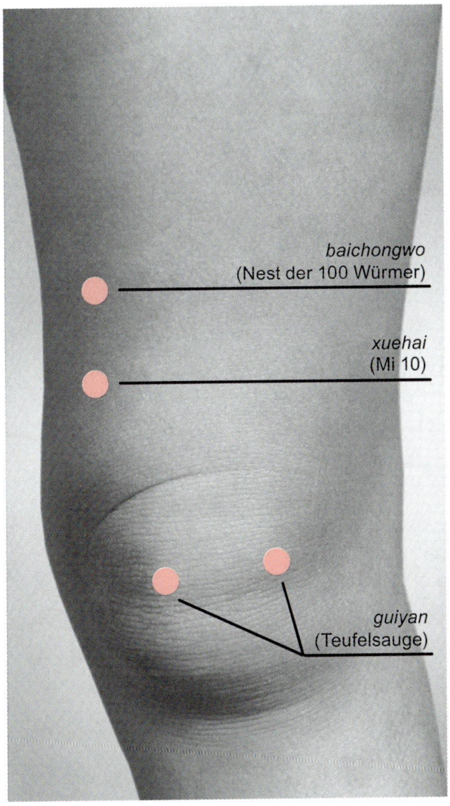

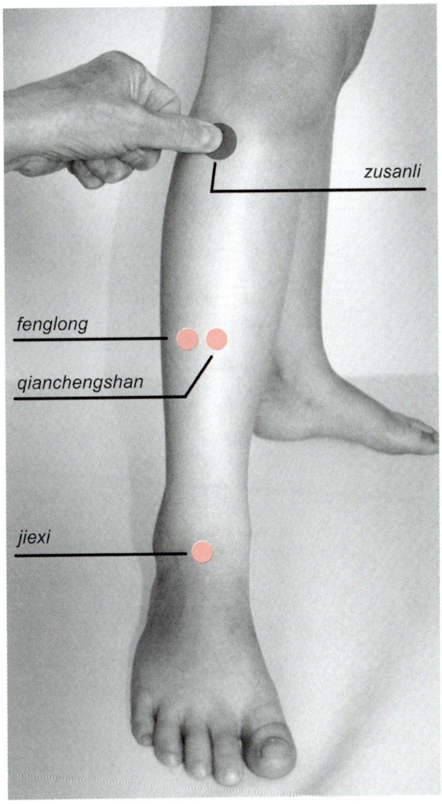

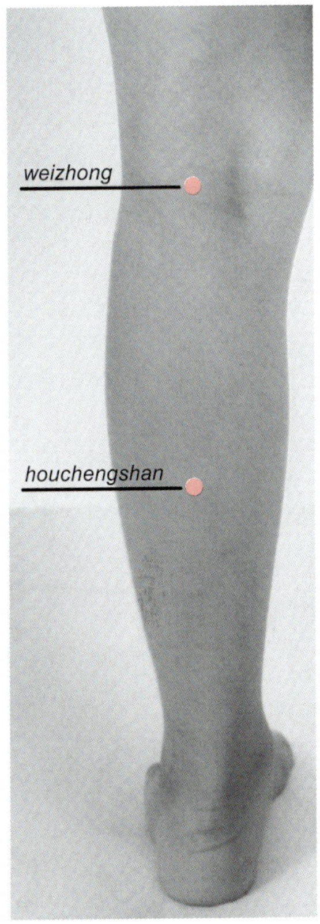

baichongwo	Nest der hundert Würmer
fenglong	Üppige Fülle, Ma 40
guiyan (auch *xiyan)*	Teufelsauge (auch Knieauge)
houchengshan	Hintere Bergstütze, Bl 57
jiexi	Getrennter Bach, Ma 41
jimen	Tor der Worfschaufel
kunlun	*kunlun*-Berg, Bl 60
pucan	Aufwartung des Dieners, Bl 61
qianchengshan	Vordere Bergstütze
sanyinjiao	Treffpunkt der drei *yin*, Mi 6
weizhong	Mitte der Beugung, Bl 40
xuehai	Meer des Blutes, Mi 10
yongquan	Sprudelnde Quelle, Ni 1
zusanli	Drei Meilen des Beins, Ma 36

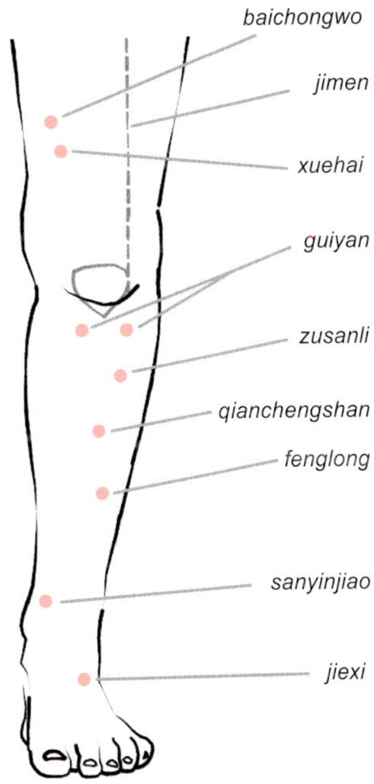

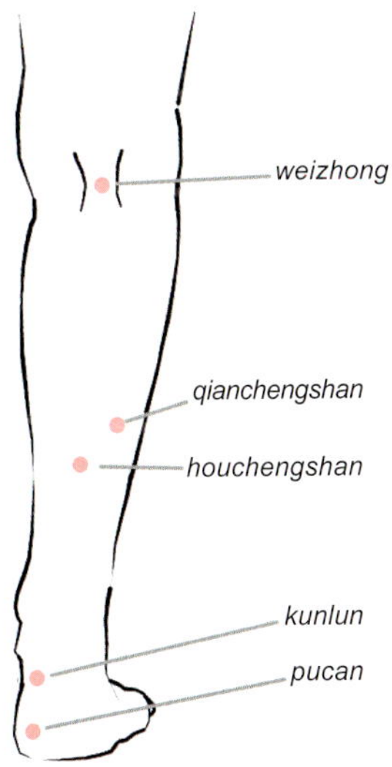

6.100 *sanyinjiao,* Treffpunkt der drei *yin,* Mi 6

Lokalisation 3 *Cun* oberhalb der höchsten Stellen des Innenknöchels, an der Tibiahinterkante
Wirkung Vertreibt Feuchte-Hitze, stärkt Milz und Magen, macht den Meridian durchgängig, aktiviert den *qi-* und Blut-Fluss im mittleren und unteren Erwärmer, reguliert die Körperflüssigkeiten, beseitigt Stau, löst Krämpfe, reguliert den Harnfluss
Indikationen Dysurie, Bettnässen, Harnretention, Beinschwäche, Kinderkonvulsion
Handgriff Klemmen mit der Daumen- oder Langfingerspitze (3–5 Mal) oder drücken bzw. kneten mit der Daumen- oder Langfingerkuppe (50–100 Mal)

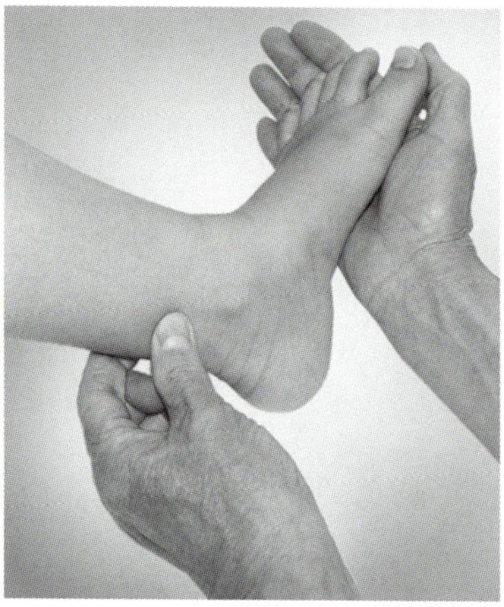

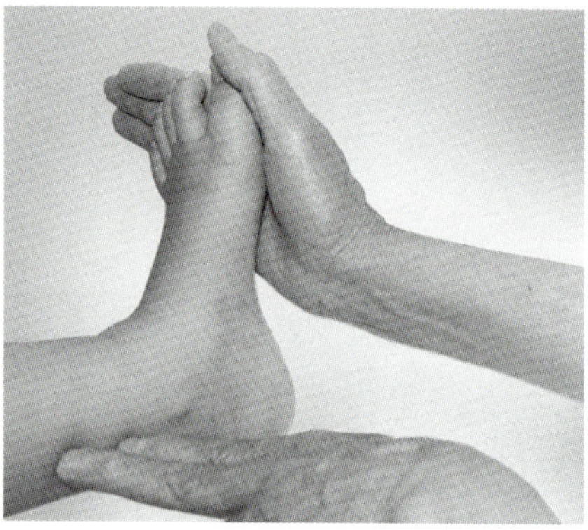

sanyinjiao klemmen oder drücken bzw. kneten

6.101 *xuehai,* Meer des Blutes, Mi 10

Lokalisation 2 *Cun* oberhalb vom medialen Patellaoberrand
Wirkung Vertreibt Wind, kühlt Blut-Hitze, aktiviert den Blut-Fluss, beseitigt Blut-Stau, macht die Meridiane durchgängig
Indikationen Allergische Reaktionen mit Hautausschlägen und Juckreiz
Handgriff Klemmen mit der Daumen- oder Langfingerspitze (3–5 Mal) oder drücken bzw. kneten mit der Daumen- oder Langfingerkuppe (30–50 Mal)

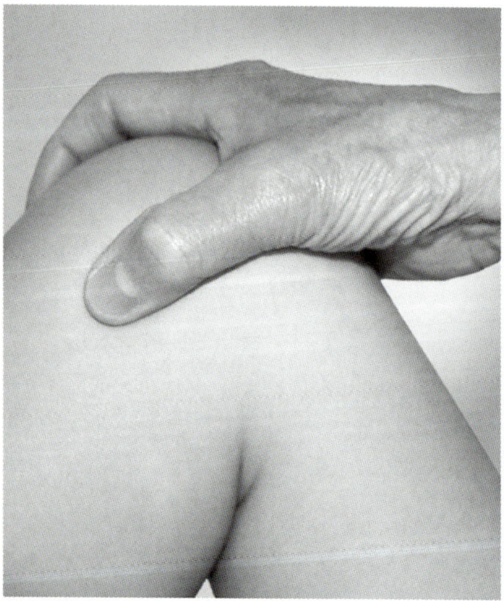

xuehai klemmen oder drücken bzw. kneten

6.102 *baichongwo*, Nest der hundert Würmer

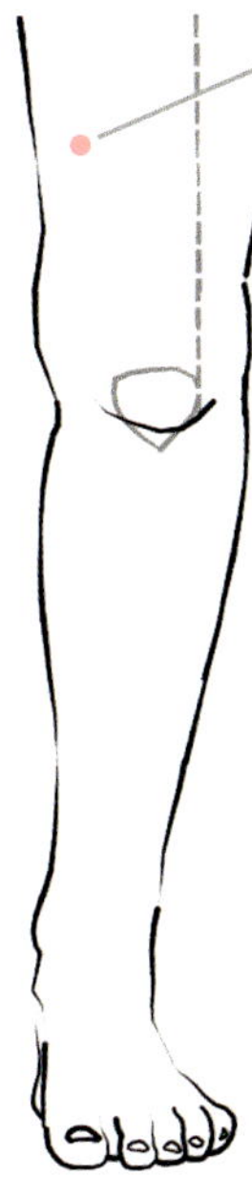

Lokalisation 3 *Cun* oberhalb vom medialen Patellaoberrand
Wirkung vertreibt Wind und kühlt Hitze, beseitigt Blockaden in den Meridianen, löst Krämpfe, beruhigt den Geist, lindert Juckreiz
Indikationen Kinderkonvulsion, Zuckungen, Koma, Beinmuskelatrophie, Muskelzuckungen, Beinschmerzen, Urtikaria, Neurodermitis
Handgriff Klemmen mit der Daumen- oder Langfingerspitze (3–5 Mal), dann Greifen (Kneifen) mit dem Daumen und Zeigefinger (30–50 Mal)

6.103 *guiyan*, Teufelsauge (auch *xiyan*, Knieauge)

Lokalisation Zwei Vertiefungen unterhalb der Kniescheibe
Wirkung Macht die Meridiane durchgängig, beruhigt den Geist, löst Krämpfe
Indikationen Kinderkonvulsion, Muskelzuckungen, Knieschmerzen, Beinschwäche, Beinlähmung
Handgriff Klemmen mit der Daumen- oder Langfingerspitze (3–5 Mal), dann drücken bzw. kneten mit der Daumen- oder Langfingerkuppe (30–50 Mal)

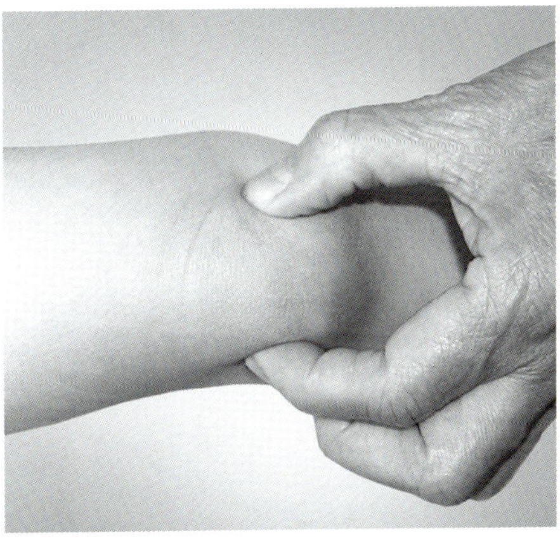

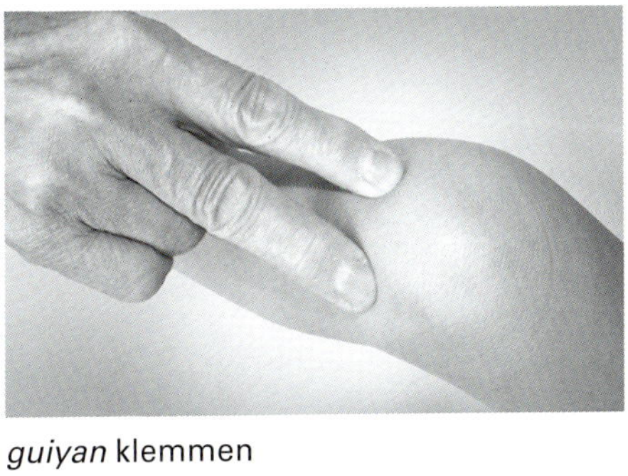

guiyan klemmen
dann drücken bzw. kneten

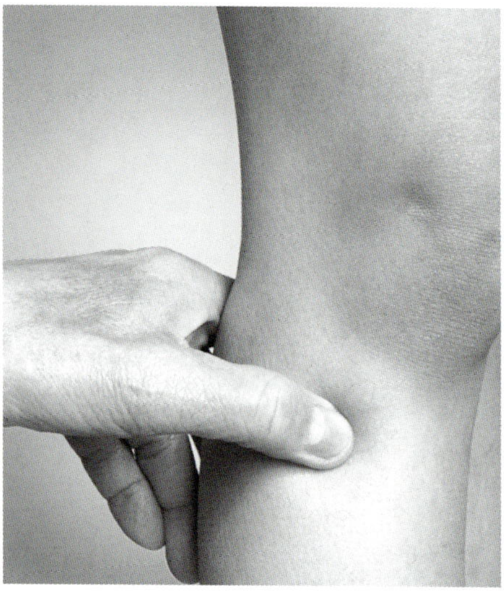

zusanli klemmen oder drücken bzw. kneten

6.104 *zusanli,* Drei Meilen des Beins, Ma 36

Lokalisation 3 *Cun* unterhalb von *guiyan* (Äußeres Knieauge, Ma 35) und einen Querfinger lateral der Tibiavorderkante
Wirkung Wärmt das *yang* und die Mitte, aktiviert Milz und Magen, reguliert den *qi*-und Blut-Fluss, stärkt die Muskelkraft, beseitigt Stau, löst Krämpfe
Indikationen Spannungs- und Völlegefühl im Oberbauch, Bauchschmerzen, Blähungen, Kinderkonvulsion, Dyspnoe, Schwäche der unteren Extremitäten
Handgriff Klemmen mit der Daumen- oder Langfingerspitze (5–10 Mal) oder drücken bzw. kneten mit der Daumen- oder Langfingerkuppe (50–100 Mal)

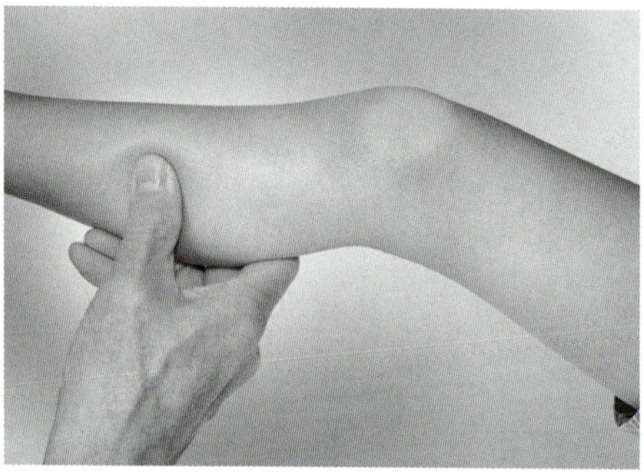

fenglong klemmen dann drücken bzw. kneten

6.105 *fenglong,* Üppige Fülle, Ma 40

Lokalisation 8 *Cun* unterhalb von *guiyan* (Äußeres Knieauge, Ma 35) und 2 *Cun* lateral der Tibiavorderkante
Wirkung Reguliert die Milz, löst Schleim
Indikationen Husten mit schleimigem Auswurf, Dyspnoe, Beinschwäche
Handgriff Klemmen mit der Daumen- oder Langfingerspitze (3–5 Mal), dann drücken bzw. kneten mit der Daumen- oder Langfingerkuppe (50–100 Mal)

6.106 *jiexi,* Getrennter Bach, Ma 41

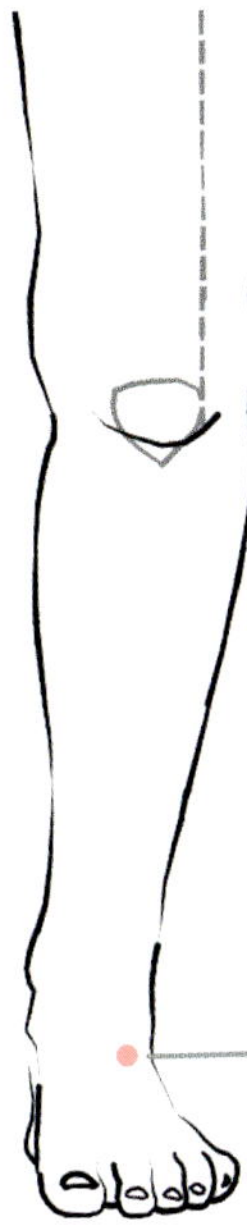

Lokalisation Mitte der vorderen Querfalte des oberen Sprunggelenks
Wirkung Tonisiert Milz und Magen, aktiviert den *qi-* und Blut-Fluss im mittleren Erwärmer, beseitigt Stau, löst Krämpfe, beendet Durchfall
Indikationen Kinderkonvulsion durch Nahrungsstau, Erbrechen, Durchfall
Handgriff Klemmen mit der Daumen- oder Langfingerspitze (3–5 Mal) oder drücken bzw. kneten mit der Daumen- oder Langfingerkuppe (50–100 Mal)

6.107 *weizhong,* Mitte der Beugung, Bl 40

Lokalisation Mitte der Kniekehle
Wirkung Vertreibt Wind und Hitze, macht die Meridiane durchgängig, aktiviert den *qi-* und Blut-Fluss, löst Krämpfe, entspannt Sehnen und Muskeln, stärkt Rücken und Knie
Indikationen Kinderkonvulsion, Muskelzuckungen, Schwäche des Rückens und der unteren Extremitäten, Lendenschmerzen, Knieschmerzen
Handgriff Klemmen mit der Daumen- oder Langfingerspitze (3–5 Mal), dann stark drücken bzw. kneten mit der Daumen- oder Langfingerkuppe (10–20 Mal)

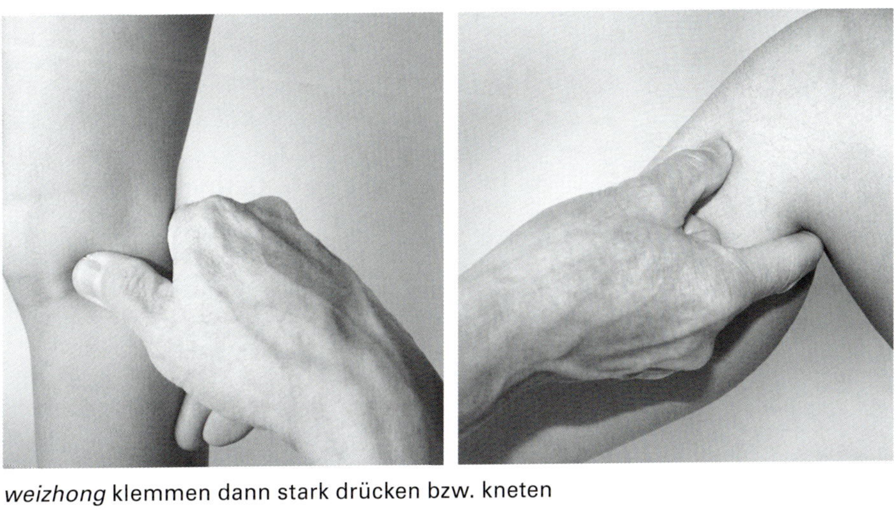

weizhong klemmen dann stark drücken bzw. kneten

6.108 *qianchengshan,* Vordere Bergstütze

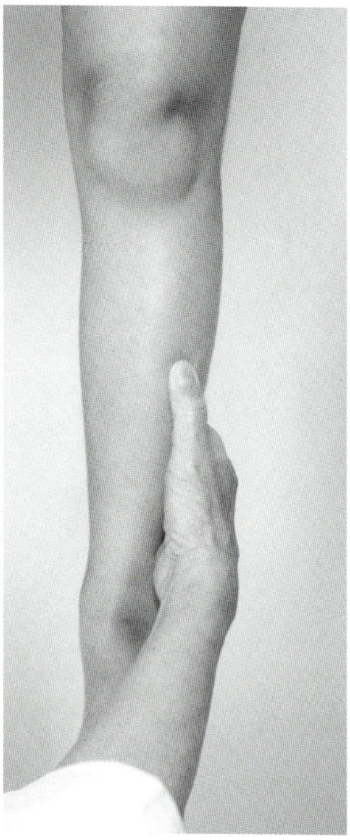

qianchengshan klemmen oder drücken bzw. kneten

Lokalisation Auf der vorderen Beinseite, nahe der Tibiavorderkante, 8 *Cun* distal vom äußeren Knieauge. *qianchengshan* liegt gegengenüber dem Punkt *houchengshan* (Hintere Bergstütze, Bl 57) auf der hinteren Beinseite

Wirkung Vertreibt Wind, entspannt Sehnen und Muskeln, löst Krämpfe

Indikationen Kinderkonvulsion, Muskelzuckungen, Opisthotonus (krampfartige Überstreckung des Kopfes, des Rückens und der Extremitäten)

Handgriff Klemmen mit der Daumen- oder Langfingerspitze (3–5 Mal) oder drücken bzw. kneten mit der Daumen- oder Fingerkuppe (50–100 Mal)

6.109 *houchengshan,* Hintere Bergstütze, Bl 57

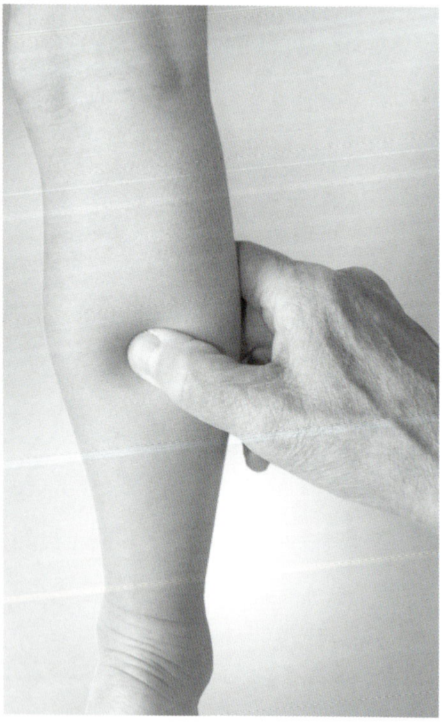

houchengshan klemmen dann drücken bzw. kneten

Lokalisation Auf der hinteren Beinseite, 8 *Cun* distal von *weizhong* (Mitte der Beugung, Bl 40)

Wirkung Vertreibt Wind, fördert das Schwitzen, entspannt Sehnen und Muskeln, löst Krämpfe, beruhigt den Geist

Indikationen Kinderkonvulsion, Muskelzuckungen, Dyspnoe, keuchende Atmung

Handgriff Klemmen mit der Daumen- oder Langfingerspitze (3–5 Mal), dann drücken bzw. kneten mit der Daumen- oder Fingerkuppe (50–100 Mal)

6.110 *kunlun, kunlun*-Berg, Bl 60

Lokalisation Mitte der Strecke zwischen Achillessehne und Spitze des Außenknöchels
Wirkung Vertreibt Wind und Hitze, aktiviert die *qi-* und Blut-Zirkulation, entspannt Sehnen und Muskeln, beseitigt Angst, löst Krämpfe
Indikationen Kinderkonvulsion, Muskelzuckungen, Nacken- und Rückenschmerzen
Handgriff Klemmen mit der Daumen- oder der Fingerspitze (3–5 Mal), dann greifen (kneifen) mit dem Daumen und Zeigefinger (5–10 Mal)

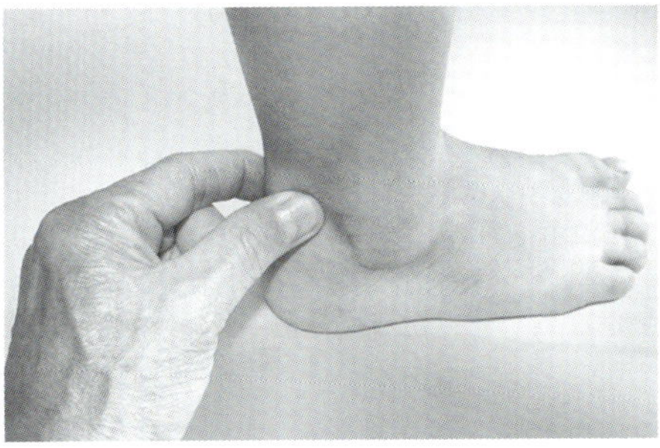

kunlun klemmen dann greifen

6.111 *pucan,* Aufwartung des Dieners, Bl 61

Lokalisation 1,5 *Cun* unterhalb von *kunlun* (*kunlun*-Berg, Bl 60)
Wirkung Vertreibt Wind, erweckt den Geist, beseitigt Angst, löst Krämpfe
Indikationen Koma, Kinderkonvulsion, Schwäche und Kältegefühl der unteren Extremitäten
Handgriff Klemmen mit der Daumen- oder Langfingerspitze (3–5 Mal) oder stark drücken bzw. kneten mit der Daumen- und Zeigefingerkuppe (10–20 Mal)

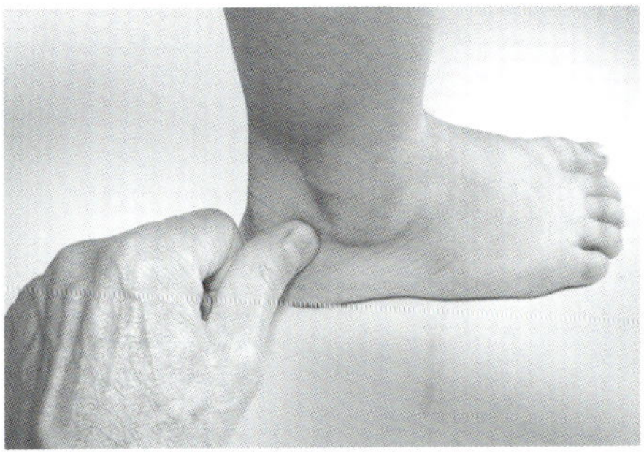

pucan klemmen oder stark drücken bzw. kneten

7.2 Der Phönix schlägt mit den Flügeln

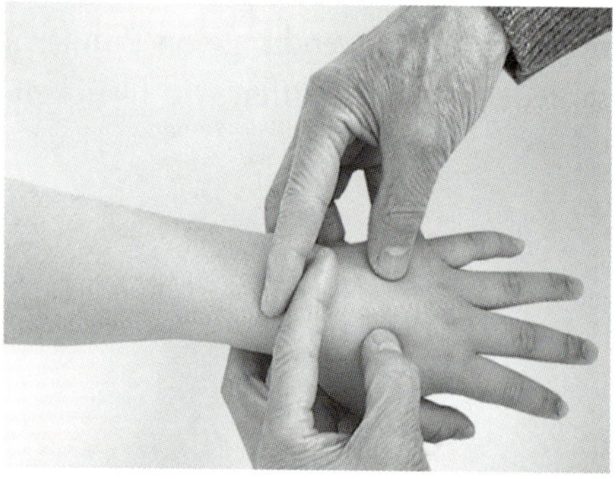
Der Phönix schlägt mit den Flügeln

Behandlungsort *weiling* (Mächtiger Geist) und *jingning* (Ausgesuchte Ruhe)
Handgriffe Drücken oder Klemmen, Ziehen
Durchführung Das Kind hält die Hand in Pronation mit dem Handrücken nach oben zeigend. Mit seinem Zeige- und Mittelfinger fixiert der Therapeut das Handgelenk des Kindes, mit seinen beiden Daumenspitzen drückt bzw. klemmt er die Punkte *weiling* und *jingning*. Dann zieht er die Hand des Kindes nach unten und nach oben, wie wenn der Phönix mit den Flügeln auf und ab schlägt. Wiederholung 10–20 Mal.
Wirkung Befreit die Körperöffnungen, erweckt und stabilisiert den Geist, entspannt Brustkorb und Bauch, erleichtert die Atmung
Indikationen Kinderkonvulsion, Bauchschmerzen, Blähungen, Asthma, Husten

7.3 Zwei Phönixe breiten die Flügel aus

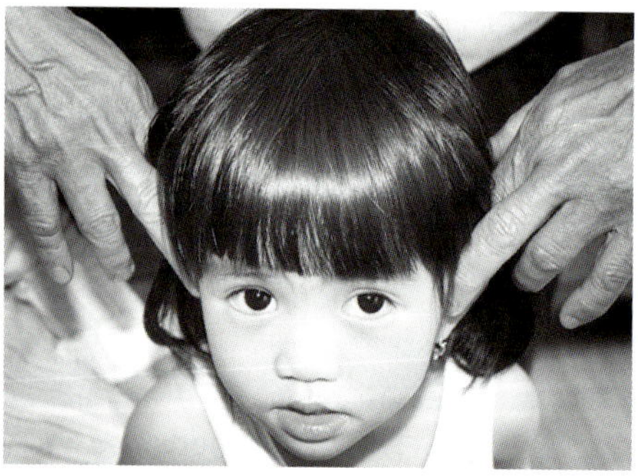
Zwei Phönixe breiten die Flügel aus

Behandlungsort *yaguan* (Zahngrenze, Ma 6), *ermen* (Ohrtor, 3E 21), *tinghui* (Versammlungspunkt des Gehörs, Gb 2), *taiyang* (Sonne), *renzhong* (Du 26), *chengjiang* (Ren 24)
Handgriffe Drücken bzw. Kneten, Ziehen
Durchführung Der Therapeut legt seine Hände eng an die beiden Kopfseiten des Kindes und fasst mit seinem Zeige- und Mittelfinger im Gabelgriff dessen Ohren, indem er den Mittelfinger vor das Ohr und den Zeigefinger hinter das Ohr legt. Dann zieht er die Ohren des Kindes nach oben und etwas nach lateral, als ob die Phönixe ihre Flügel ausbreiten wollten. Wiederholung 5–10 Mal. Anschließend drückt bzw. knetet er die Punkte *taiyang*, *yaguan* (Ma 6), *ermen* (3E 21), *tinghui* (Gb 2), *renzhong* (Du 26), *chengjiang* (Ren 24). Wiederholung 5–10 Mal pro Punkt.
Wirkung Vertreibt Wind, Hitze und Kälte, aktiviert den *qi*- und Blut-Fluss, löst Schleim, befreit Stau im Ohr, stillt Schmerzen
Indikationen Erkältung mit oder ohne Fieber, Husten, Kopfschmerzen, Schnupfen, Ohrensausen

7.4 Der rote Phönix nickt mit dem Kopf

Behandlungsort *ershanmen* (Zwei Türflügel), Herz-Meridian
Handgriffe Schütteln in senkrechter Richtung
Durchführung Das Kind hält den Arm in Pronation mit dem Handrücken nach oben zeigend. Der Therapeut nimmt mit einer Hand das Mittelfingerendglied des Kindes und fasst mit der anderen Hand dessen Ellenbogen. Dann schüttelt er den Mittelfinger des Kindes in senkrechter Richtung. Wiederholung 20–30 Mal.
Wirkung Aktiviert den *qi*- und Blut-Fluss, macht die Meridiane durchgängig, nährt das Blut, öffnet die Passgrenzen, entspannt den Thorax, fördert das Schwitzen, erleichtert die Atmung, beruhigt den Geist
Indikationen Husten, Beklemmungsgefühl im Thorax, Unruhe, Schlafstörungen, Kinderkonvulsion außerhalb der Krampfanfälle

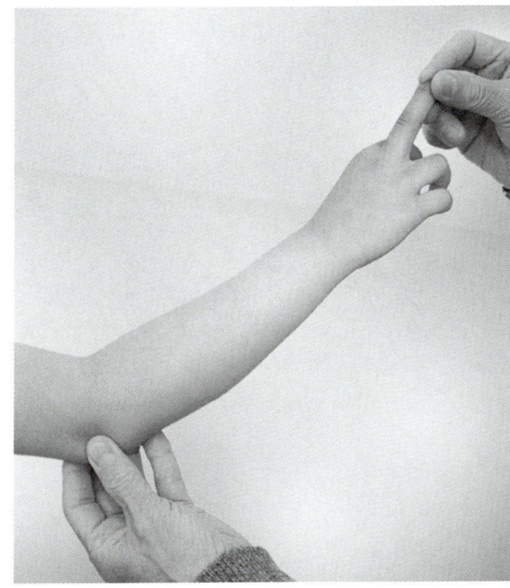

Der rote Phönix nickt mit dem Kopf

7.5 Der blaue Drache wedelt mit dem Schwanz

Behandlungsort Leber-, Herz- und Lungen-Meridian
Handgriffe Schütteln in waagerechter Richtung
Durchführung Das Kind hält den Arm in Supination mit der Handfläche nach oben zeigend. Der Therapeut fasst mit der einen Hand den Ellenbogen des Kindes. Mit der anderen Hand nimmt er im Gabelgriff die Kuppen des Zeige-, Mittel- und Ringfinger des Kindes. Dann schüttelt er die Hand in waagerechter Richtung, als ob der Drache mit dem Schwanz wackelt. Wiederholung 20–30 Mal.
Wirkung Vertreibt die pathogenen Klimafaktoren, entspannt den Brustkorb, beseitigt den Stau, beruhigt den Geist
Indikationen Erkältung mit oder ohne Fieber, Husten, Schweratmigkeit, Unruhe

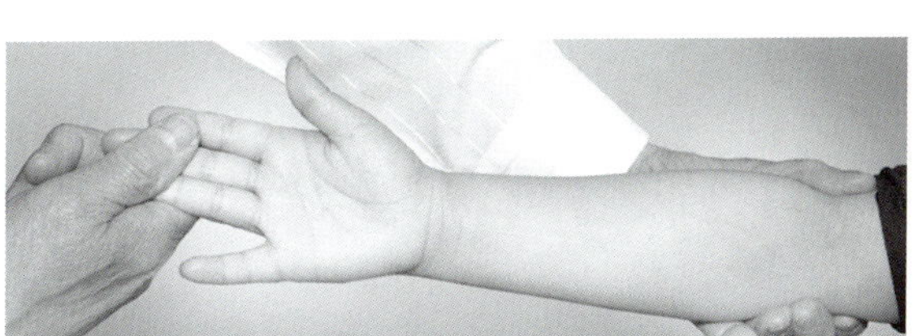

Der blaue Drache wedelt mit dem Schwanz

7.6 Der rote Drache wedelt mit dem Schwanz

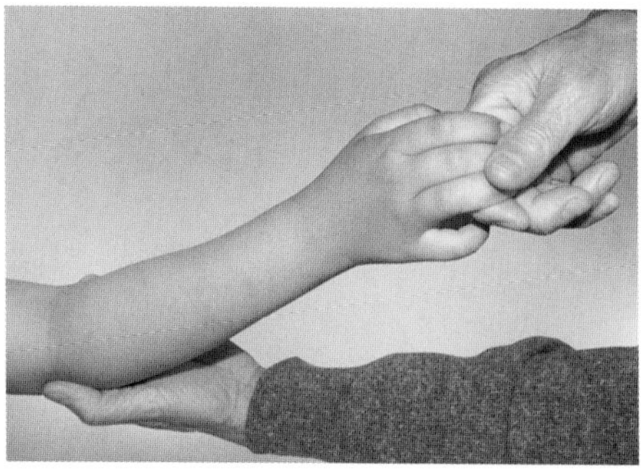

Der rote Drache wedelt mit dem Schwanz

Behandlungsort *douzhou* (Ellenbogenspitze, He 3), Leber-, Herz- und Lungen-Meridian
Handgriffe Drücken, Schütteln in waagerechter Richtung
Durchführung Das Kind hält den Arm in Pronation mit dem Handrücken nach oben zeigend. Der Therapeut fasst mit einer Hand den Ellenbogen, indem seine Daumenkuppe den Punkt *douzhou* (He 3) drückt. Mit der anderen Hand nimmt er drückend die Zeige-, Mittel- und Ringfingerendglieder des Kindes. Dann schüttelt er diese Finger in waagerechter Richtung. Wiederholung 20–30 Mal.
Wirkung Vertreibt die pathogenen Klimafaktoren, kühlt die Hitze, besonders Herz-Hitze, senkt das Fieber, entspannt den Brustkorb, beseitigt den Stau, besonders Blut-Stau, beruhigt den Geist
Indikationen Erkältung, besonders durch Wind-Hitze mit Fieber, Husten mit zähem Auswurf, Schweratmigkeit, Miktionsstörungen, Kinderkonvulsion, Unruhe

7.7 Der schwarze Drache wedelt mit dem Schwanz

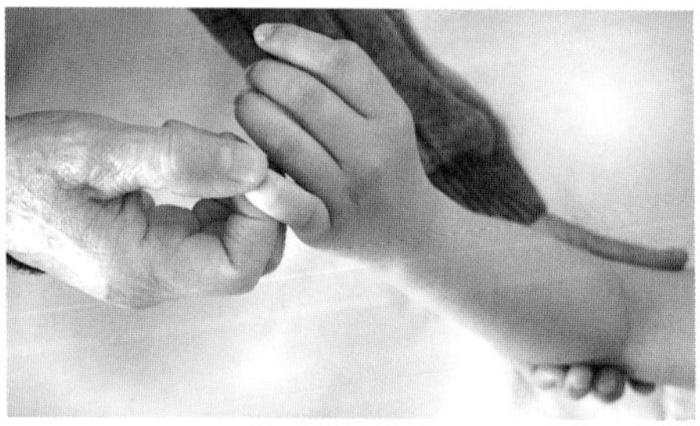

Der schwarze Drache wedelt mit dem Schwanz

Behandlungsort Nieren-Meridian
Handgriffe Drücken, Schütteln in waagerechter Richtung
Durchführung Das Kind hält den Arm in Pronation mit dem Handrücken nach oben zeigend. Der Therapeut fasst mit einer Hand dessen Ellenbogen. Mit der anderen Hand nimmt er drückend dessen Kleinfingerendglied. Dann schüttelt er diese Finger in waagerechter Richtung. Wiederholung 20–30 Mal.
Wirkung Beseitigt *qi*-Stau und kühlt die Hitze, besonders in Niere und Blase, beruhigt den Geist, löst Angst
Indikationen Miktionsstörungen, Unruhe, Angstzustände

7.8 Zwei Drachen wedeln mit den Schwänzen

Behandlungsort Leber- und Nieren-Meridian
Handgriffe Drücken, Schütteln in waagerechter Richtung.
Durchführung Das Kind hält die Hand in Pronation mit dem Handrücken nach oben zeigend. Der Therapeut fasst mit einer Hand den Ellenbogen des Kindes. Mit der anderen Hand nimmt er im Zangengriff drückend dessen Zeige- und Kleinfingerendglied. Dann schüttelt er diese Finger in waagerechter Richtung. Wiederholung 10–20 Mal.
Wirkung Vertreibt den Wind, kühlt Hitze in Leber und Niere, reguliert den *qi*- und Blut-Fluss, beseitigt Stau, beruhigt den Geist
Indikationen Miktionsstörungen, Dysurie durch Hitze, Bettnässen durch Feuchte-Hitze in der Leber, Verstopfung, Schlafstörungen, Unruhe, Ärger

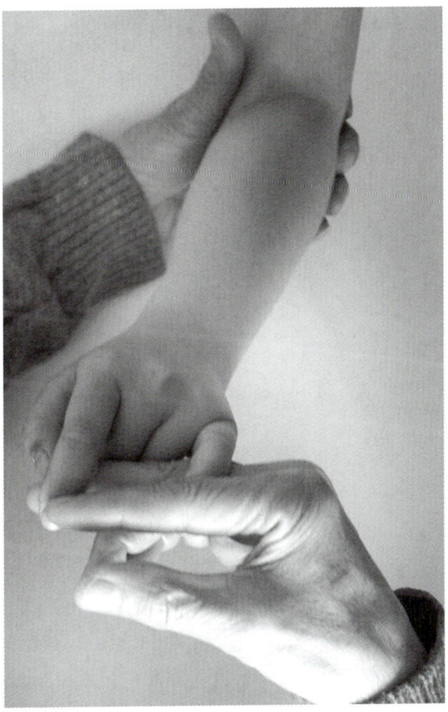

Zwei Drachen wedeln mit den Schwänzen

7.9 Zwei Drachen spielen mit den Perlen

Behandlungsort *yinchi* (*yin*-Teich), *yangchi* (*yang*-Teich), Herz- und Lungen-Meridian

Handgriffe Drücken, Schieben, Schütteln in waagerechter Richtung

Durchführung Das Kind hält den Arm in Supination mit der Handfläche nach oben zeigend. Der Therapeut hält mit einer Hand die Endglieder des Mittel- und des Ringfingers des Kindes im Zangengriff fest. Mit dem Daumen und Zeigefinger der anderen Hand fasst er drückend die Punkte *yangchi* und *yinchi* an der Handgelenkbeugefalte des Kindes (a) und schiebt diese Finger nach proximal bis zum Ellenbogen (b). Wiederholung 10–20 Mal. Zum Schluss fasst er erneut mit der einen Hand die Punkte *yangchi* und *yinchi* und mit der anderen Hand die Fingerendglieder des Mittel- und des Ringfingers. Dann schüttelt er diese Finger in waagerechter Richtung. Wiederholung 10–20 Mal

Wirkung Vertreibt die pathogenen Klimafaktoren, beseitigt Stau, kühlt die Hitze besonders die Herz- und Leber-Hitze, erleichtert die Atmung, reguliert die *qi*- und Blut-Zirkulation, löst Krämpfe, beruhigt den Geist

Indikationen Erkältung mit Fieber, Husten mit Auswurf, Bauchschmerzen, Blähbauch, Verdauungsstörungen mit Verstopfung oder Durchfall, Kinderkonvulsion, Unruhe

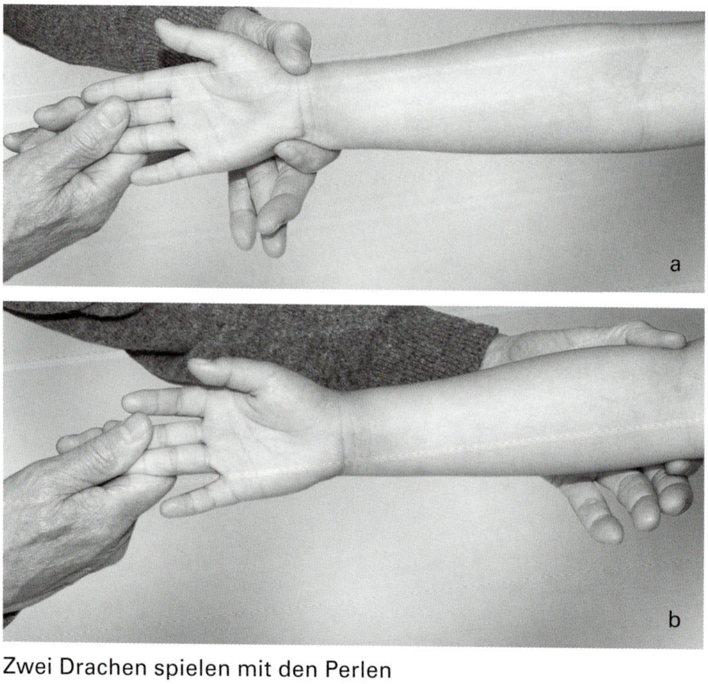

Zwei Drachen spielen mit den Perlen

7.10 Der Affe pflückt Früchte

Behandlungsort *yiwofeng* (Ein Windnest), Ohrspitze, Ohrläppchen
Handgriffe Zupfen, Ziehen
Durchführung Der Therapeut greift mit dem Daumen und Zeigefinger seiner beiden Hände die Handgelenkdorsalseite des Kindes am Punkt *yiwofeng* (Ein Windnest) und zupft die Haut und das darunterliegende Gewebe (10–20 Mal). Anschließend zieht er die Ohrspitze des Kindes nach oben (10–20 Mal) und dann die Ohrläppchen des Kindes nach unten (ebenfalls 10–20 Mal).
Wirkung Handgriffe am Handgelenk: wärmt die Mitte, vertreibt Wind und Kälte, aktiviert den *qi*- und Blut-Fluss, löst Schleim, befreit die Körperöffnungen; Handgriff am Ohr: vertreibt die äußeren Klimafaktoren, stillt Krämpfe, löst Stau im Ohr, beruhigt den Geist
Indikationen Erkältung mit Kopfschmerzen, Husten, Nasenverstopfung, Unruhe, Kinderkonvulsion außerhalb der Krampfanfälle

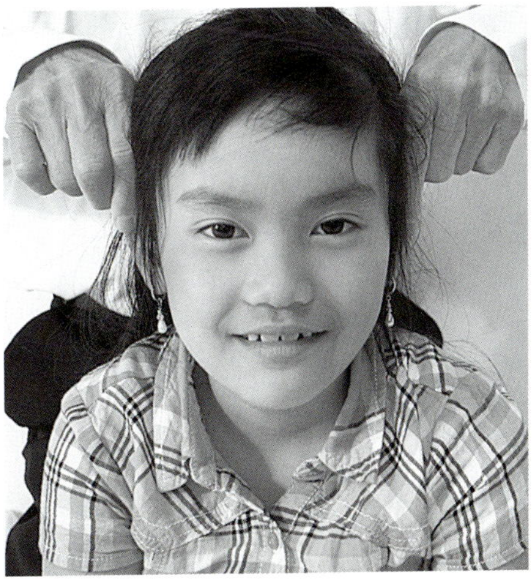

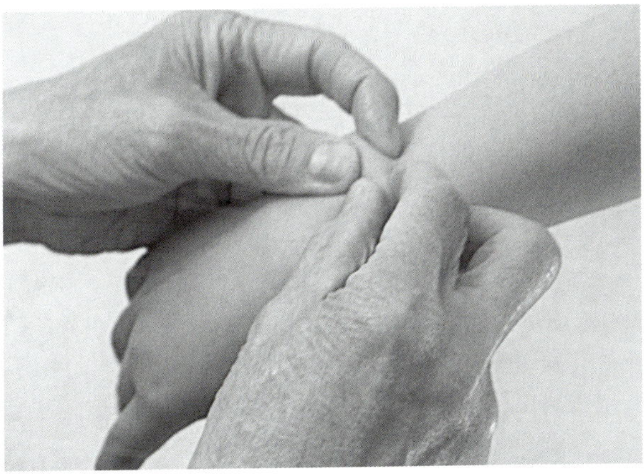

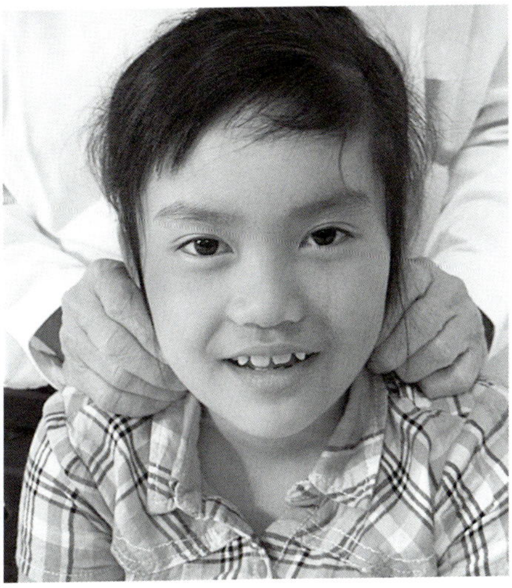

Der Affe pflückt Früchte

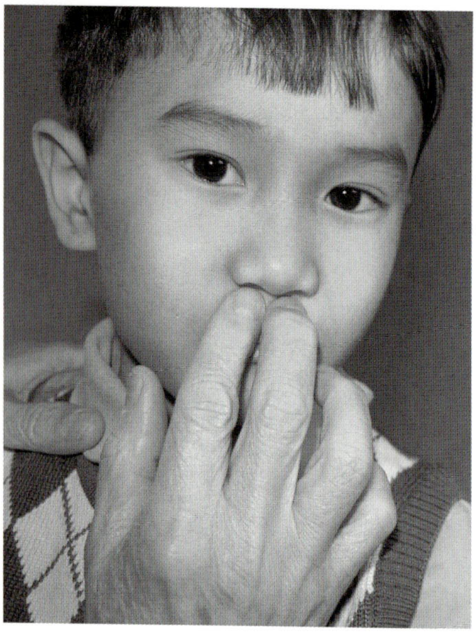

Die gelbe Hummel fliegt in die Höhle

7.11 Die gelbe Hummel fliegt in die Höhle

Behandlungsort Nasenlöcher
Handgriffe Schieben, Kneten
Durchführung Der Therapeut fixiert mit einer Hand den Kopf des Kindes. Er legt die Fingerspitzen von Zeige- und Mittelfinger seiner anderen Hand an beide Seiten des Philtrums des Kindes (Rinne in der Mitte der Oberlippe) und schiebt sie drückend von der Oberlippe nach kranial bis weit in die Nasenlöcher hin und zurück (20–30 Mal)
Wirkung Kühlt Lungen-Hitze, löst Schleim-Stau in der Nase, befreit die Atmung
Indikationen Erkältung mit Schnupfen, Nasenverstopfung, Rhinitis, Nasenbluten

7.12 Die Gitarrensaiten streichen

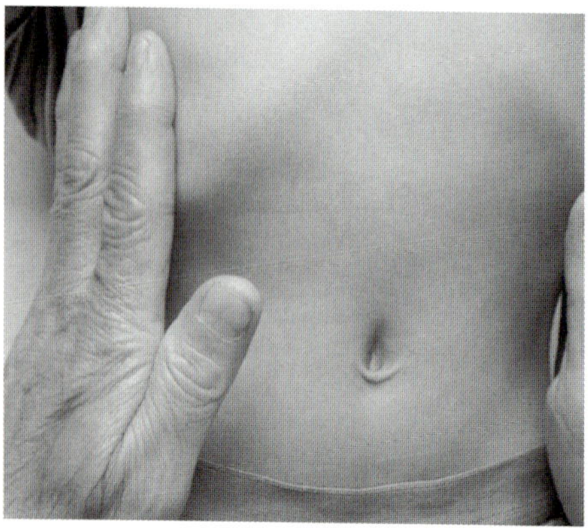

Die Gitarrensaiten streichen

Behandlungsort Thoraxseiten
Handgriffe Schaben
Durchführung Der Therapeut legt seine Hände flach an beide Brustkorbseiten des Kindes und schabt geradlinig von kranial (unterhalb beider Achselhöhlen) nach kaudal (zwischen den Flanken und den Bauchseiten lateral von *tianshu,* Ma 25) hin und zurück (20–50 Mal).
Wirkung Erwärmt und entspannt den Thorax und Bauch, reguliert den *qi-* und Blut-Fluss, beseitigt Stau, löst Schleim
Indikationen Spannungsgefühl in Thorax und Bauch, Dyspnoe, Husten mit viel Auswurf, Blähbauch

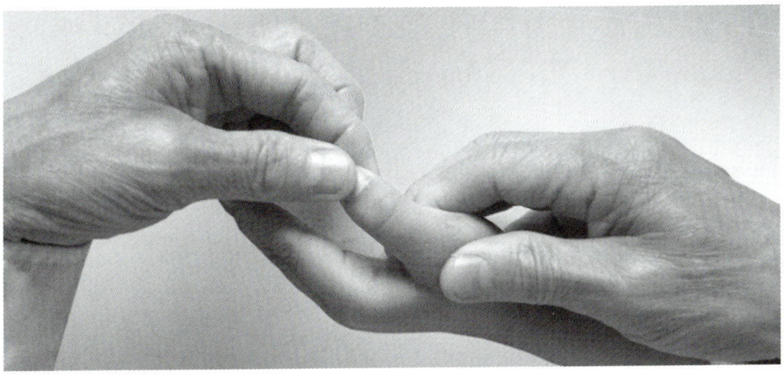

Der alte Mann verkündet die Versammlung

7.13 Der alte Mann verkündet die Versammlung

Behandlungsort *banmen* (Holztor) und Milz-Meridian
Handgriffe Drücken und Schütteln in senkrechter Richtung
Durchführung Der Therapeut greift mit dem Daumen und Zeigefinger einer Hand im Zangengriff das erste Metakarpale des Kindes, indem er seinen Zeigefinger auf die palmare Seite und seinen Daumen auf die dorsale Seite des Daumens des Kindes drückt. Mit dem Daumen und Zeigefinger der anderen Hand greift er die Daumenkuppe des Kindes und schüttelt dessen Daumen in senkrechter Richtung im Sinne einer Beugung und Streckung. Wiederholung 50–100 Mal.
Wirkung aktiviert den *qi*- und Blut-Fluss in der Milz und im Magendarmtrakt, stärkt die Milz, fördert die Verdauung
Indikationen Bauchschmerzen, Blähbauch, Verstopfung

7.14 Das Himmelstor begibt sich in den Tigermund

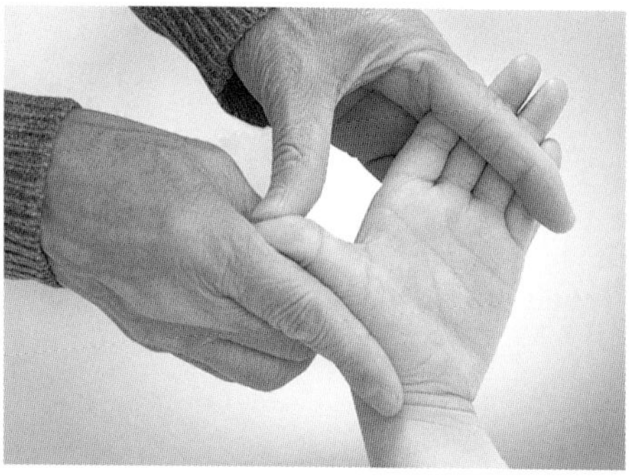

Das Himmelstor begibt sich in den Tigermund

Behandlungsort Milz-Meridian, Tigermund
Handgriffe Schieben
Durchführung Das Kind hält die Hand in Supination mit der Handfläche nach oben zeigend. Der Therapeut legt den Zeigefinger der einen Hand an die ulnare Seite des Kindesdaumens. Mit dem Zeige- und Mittelfinger seiner anderen Hand fixiert er die Langfinger des Kindes in Zangengriff. Dann schiebt er mit der Daumenkuppe dieser Hand den Kindesdaumen entlang dessen ulnarer Seite von der Spitze zum Tigermund (Tigermund ist die flache Vertiefung zwischen Daumen und Zeigefinger und dient zur Vertreibung von pathogenen Klimafaktoren, Linderung von Schmerzen am Kopf, Beseitigung von Kiefersperre). Wiederholung 20–50 Mal.
Wirkung Vertreibt die exogenen pathogenen Klimafaktoren, besonders Wind-Kälte, reguliert den *qi*- und Blut-Fluss, aktiviert die Verdauung, beseitigt Nahrungsstau
Indikationen Erkältung mit Halsschmerzen, Mandelentzündung, Übelkeit, Durchfall, Erbrechen

7.15 *douzhou* schütteln

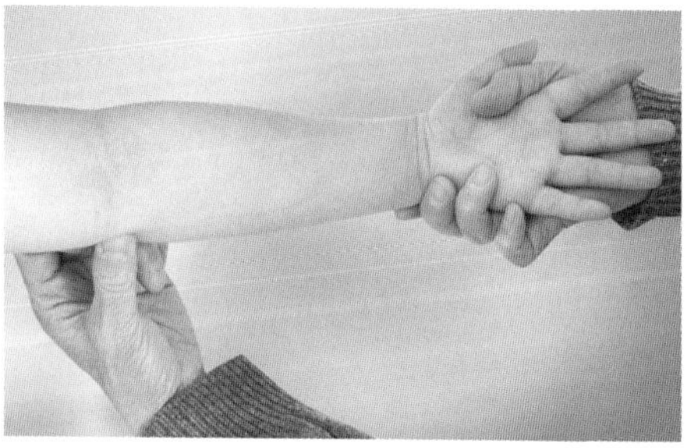

douzhou schütteln

Behandlungsort Punkt 1 der *neibagua* (Innere acht Trigramme), *douzhou* (Ellenbogenspitze, He 3)
Handgriffe Drücken, Schütteln in senkrechter Richtung
Durchführung Das Kind hält den Arm in Supination mit der Handfläche nach oben zeigend. Der Therapeut fasst mit der einen Hand den Ellenbogen des Kindes, indem er seine Daumenkuppe auf den Punkt *douzhou* (He 3) drückt. Mit der anderen Hand greift er dessen Handrücken in diagonaler Richtung (sein Daumen an der Handfläche des Kindes, seine Langfinger an dessen Handrücken). Dann drückt er mit seinem gekrümmten Mittelfinger auf den Kleinfingerballen des Kindes am Punkt 1 (*qian*-, Himmel-Palast) der *neibagua* (Innere acht Trigramme). Anschließend schüttelt er dessen Unterarm in senkrechter Richtung. Wiederholung 20–30 Mal.
Wirkung Aktiviert den *qi*- und Blut-Fluss, nährt das Blut, macht die Meridiane durchgängig, löst den Schleim, beruhigt den Geist
Indikationen Spannungsgefühl im Thorax, Husten mit Auswurf, innere Unruhe

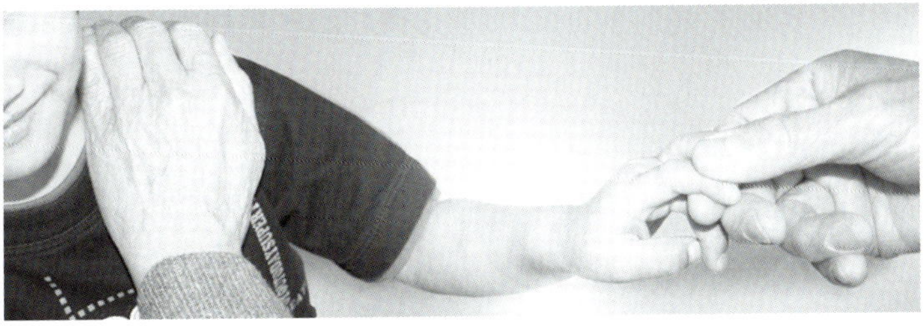

Die Schulter bewegen und den *qi*-Fluss aktivieren

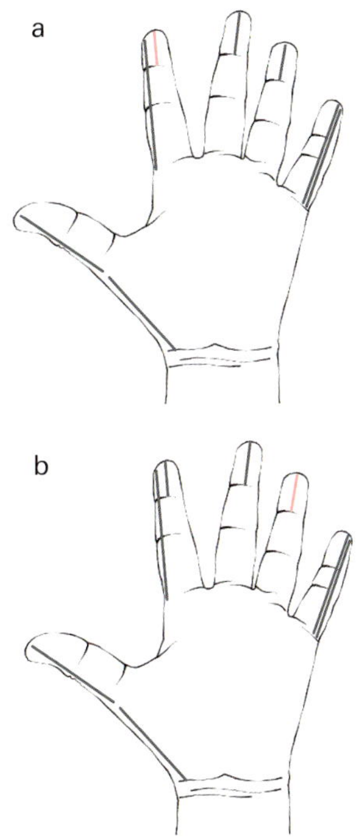

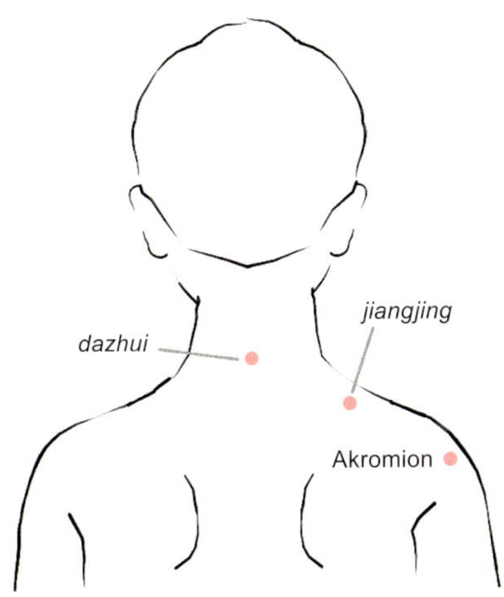

7.16 Die Schulter bewegen und den *qi*-Fluss aktivieren

Behandlungsort *jianjing* (Brunnen der Schulter, Gb 21), Leber- (a) und Lungen-Meridian (b)
Handgriffe Drücken, Beugen, Strecken, Schütteln in senkrechter Richtung, Kreisen
Durchführung Das Kind hält die Hand in Pronation mit dem Handrücken nach oben zeigend. Der Therapeut steht vor dem Kind auf der zu behandelnden Seite. Mit der einen Hand fasst er im Gabelgriff die Schulter des Kindes, indem sein Mittelfinger den Punkt *jianjing* (Gb 21, Mittelpunkt zwischen Akromion und *dazhui*, Du 14) drückt (s.a. S. 76). Mit der anderen Hand greift er die Fingerendglieder des Zeige- und Ringfingers. Zuerst beugt und streckt er den Ellenbogen 10–20 Mal, dann schüttelt er den Arm in senkrechter Richtung (10–20 Mal). Zum Schluss kreist er die Schulter (ebenfalls 10–20 Mal).
Wirkung Vertreibt die pathogenen Klimafaktoren, beseitigt Stau, aktiviert den *qi*- und Blut-Fluss, macht die Meridiane durchgängig, erleichtert die Atmung, entspannt Sehnen und Muskeln
Indikationen Kopf-, Nacken- und Schulterschmerzen, Erkältung

Da diese Methode eine entspannende Wirkung auf den Geist und eine aktivierende Wirkung auf das Körper-*qi* hat, wird sie oft zur Beendigung der Behandlung angewendet.

IV Praktische Anwendung des Kinder-Tuina

8 Behandlung der häufigsten Kinderkrankheiten und Beschwerden mit Tuina

Die typischen Krankheiten und Beschwerden in diesem Kapitel sind nicht streng organbezogen aufgeführt, sondern danach, wie häufig sie in der Praxis vorkommen. Am Ende des Kapitels werden einige weniger häufige, auch schwerwiegende Krankheiten besprochen, für die die Tuina-Behandlung von Nutzen sein kann.

Psychische Probleme oder Reaktionen haben nach der TCM ihre Ursachen in den Störungen innerer Organe und werden entsprechend behandelt. Als Beispiel sei die Enuresis genannt, die nach der westlichen Medizin psychische Ursachen haben kann, z. B. Aufregung, Ärger, Milieuwechsel, Überforderung (zu Hause, in der Schule) etc. Die TCM-Diagnose lautet in diesem Fall „Enuresis durch Feuchte-Hitze in der Leber" (s. dort).

Für den Behandlungsablauf gibt es drei Formen:

- Man behandelt von Kopf bis Fuß. Diese Vorgehensweise wird bei Kindern ab dem 10. Lebensjahr durchgeführt, da in diesem Alter alle Meridiane und zahlreiche neue Punkte vorhanden sind. Oft ist die Behandlung eine Kombination mit der Tuina der Erwachsenen:
  - beginnend an den obersten Stellen des Körpers (Kopf, Gesicht, Hals)
  - am ventralen Körperstamm (Thorax, Abdomen)
  - am dorsalen Körperstamm (Nacken, Rücken, Lende und Gesäß)
  - an den oberen Extremitäten und zuletzt
  - an den unteren Extremitäten.
- Man behandelt zuerst die Hauptpunkte, dann die zweitrangigen Punkte (zuerst die Ursachen, dann die Symptome).
- Man behandelt zuerst die zweitrangigen Punkte, dann die Hauptpunkte (zuerst die Symptome, dann die Ursachen).

Die Behandlung der nachfolgend beschriebenen Krankheitsbilder mit den Handgriffen erfolgt nach der zweiten Form, in dieser Reihenfolge:

- Zuerst die Meridiane (Schieben mit der Daumenkuppe: zentrifugal (proximal → distal) zur Sedierung oder zentripetal (distal → proximal) zur Tonisierung
- Dann die Hauptpunkte oder Hauptlinien, die die Ursachen der diagnostizierten Krankheit bekämpfen.
  Beispiel Asthma (► 5.7): Punkte, die Wind und Hitze vertreiben durch Wind-Hitze (Lu 7, Di 4, Gb 20, Du 14)
- Dann die zweitrangigen Punkte
  Beispiel Asthma: Punkte, die nur die Symptome (Husten oder Atmungsstörungen) erleichtern (Ren 17, Pe 8, Querlinie durch Ren 17)

Der Behandlungsablauf kann dann noch mit einer Kombination von mehreren Behandlungsorten und Handgriffen abgeschlossen werden. Dies ist mit einem PLUS am Rand gekennzeichnet.

In diesem Kapitel sind die Behandlungsprinzipien mit folgenden Farben gekennzeichnet:

- tonisieren
- regulieren
- sedieren

8.1 Fieber

Fieber ist nur ein Symptom und noch keine Krankheit. Fieber kann Bakterien töten und die Körperabwehr mobilisieren bzw. stärken. Parmenides, ein Philosoph und Arzt des Altertums (um 520/515–460/455 v. u. Z.) sagte: „Gib mir die Macht, Fieber zu erzeugen und ich heile jede Krankheit."

Die Ursachen von Fieber müssen aber sorgfältig untersucht werden.

Die Messung der Körpertemperatur erfolgt rektal bei über 38 °C oder axillar bei über 38,5 °C. Eine Körpertemperatur über 41 °C wird als Hyperthermie oder Hyperpyrexie bezeichnet.

Ursachen und Symptome sind:

- Infektiös (häufigste Ursache): durch Krankheitserreger wie Viren, Bakterien, Parasiten, Pilze
- Nicht-infektiös (seltener):
  - Entzündlich: Urtikaria, Arthritis, rheumatisches Fieber, maligne Erkrankungen, Leukämie, Morbus Crohn usw.
  - Nicht-entzündlich: Impfreaktion, Arzneimittelfieber, Intoxikation usw.
  - Eine intensive Exposition gegenüber Hitze, besonders im Sommer oder bei Saunabesuchen, kann einen drohenden Hitzschlag mit Temperaturen über 40 °C (rektal gemessen) hervorrufen. Dabei handelt es sich eigentlich nicht um Fieber, sondern um die Folgen eines Hitzezustands durch Schädigung der hypothalamischen Regelung der Körpertemperatur.

In der TCM wird zwischen Fieber durch Fülle-Hitze und Fieber durch *yin*-Leere unterschieden. Ursachen sind Invasion von pathogenen Klimafaktoren (Wind-Hitze und Wind-Kälte), Hitze-Stau in Lunge und Magen sowie Nahrungsstau durch Ernährungsfehler.

Fieber durch Fülle-Hitze

Fieber durch Invasion von pathogenen Klimafaktoren (Wind-Hitze oder Wind-Kälte)

Symptome

- Invasion von Wind-Hitze: Erkältungsanzeichen wie Fieber, profuses Schwitzen, Kopfschmerzen, Abneigung gegen Wind, Schnupfen, Pharyngitis, Durst, Mundtrockenheit
- Invasion von Wind-Kälte: Erkältungsanzeichen wie Fieber, wenig oder kein Schwitzen, Abneigung gegen Wind und Kälte, Kopfschmerzen, Schnupfen, Schmerzen in den Gelenken, kein Durst

Therapieprinzipien

Die pathogenen exogenen Faktoren vertreiben, das Fieber beseitigen und die Beschwerden mildern

Tuina-Behandlung bei Fieber durch Invasion von pathogenen Klimafaktoren

Allgemeine Maßnahmen

Lungen-Meridian	schieben proximal→distal	vertreibt pathogene Klimafaktoren (besonders Kälte), reguliert die Lungen-Funktion
taiyang (Sonne)	drücken oder kneten	vertreibt pathogene Klimafaktoren (besonders den Wind), lindert die Kopfschmerzen
lieque (Lu 7), *neilaogong* (Pe 8)	drücken oder kneten	vertreibt die pathogenen Klimafaktoren, kühlt Hitze
hegu (Di 4), *quchi* (Di 11), *fengchi* (Gb 20), *dazhui* (Du 14)	drücken oder kneten	vertreibt pathogene Klimafaktoren
etianmen (Himmelstor der Stirn)	schieben kaudal→kranial	vertreibt pathogene Klimafaktoren
kangong (Palast der Vertiefung)	vom Punkt *yintang* (Stempelhalle) nach lateral auseinander schieben	vertreibt pathogene Klimafaktoren, lindert Kopfschmerzen
tianheshui (Wasser des Himmelsflusses)	schieben distal→proximal	erzeugt Kälte, kühlt Hitze, senkt Fieber
liufu (Sechs *fu*-Organe)	schieben proximal→distal	erzeugt Kälte, kühlt Hitze, senkt Fieber
tianzhu (Himmelssäule)	schieben kranial→kaudal: Du 16→Du 14	befreit die Körperoberfläche, vertreibt pathogene Klimafaktoren

Bei Wind-Hitze hinzufügen

Symptome Erkältungsanzeichen wie Fieber, profuses Schwitzen, Kopfschmerzen, Abneigung gegen Wind, Schnupfen, Pharyngitis, Durst, Mundtrockenheit

xiaotianxin (Kleines Himmelszentrum)	drücken oder kneten	kühlt die Hitze, senkt das Fieber
Dickdarm-Meridian	schieben proximal→distal	kühlt bei Durchfall die Hitze im Dickdarm

Bei Wind-Kälte hinzufügen

Symptome Erkältungsanzeichen wie Fieber, wenig oder kein Schwitzen, Abneigung gegen Wind und Kälte, Kopfschmerzen, Schnupfen, Schmerzen in den Gelenken, kein Durst

ershanmen (Zwei Türflügel)	sedierend drücken oder kneten	befreit die Körperoberfläche, vertreibt Wind-Kälte
yiwofeng (Ein Windnest)	sedierend drücken oder kneten	vertreibt Wind-Kälte

tonisieren
regulieren
sedieren

Fieber durch Hitze-Stau in Lunge und Magen

Ursachen

- Die pathogenen Klimafaktoren befinden sich zunächst in der Körperoberfläche. Wenn sie unzureichend behandelt werden, dringen sie in die Tiefe ein und verletzen die Lunge.
- Zu viel oder zu fettiges Essen führt zu einem Nahrungsstau im Magen, mit Bildung von Hitze als Folge, besonders bei Kindern mit schwacher Konstitution oder geschwächter Körperabwehr.

Symptome

Lang anhaltendes Fieber ohne Schwitzen, Kurzatmigkeit, trockener Mund, trockene und rote Zunge, Durst, Appetitlosigkeit, Verstopfung, schneller Puls, Unruhe, Verdrießlichkeit

Therapieprinzipien

Die Hitze in der Lunge kühlen, den Nahrungsstau im Magen lösen, den Geist beruhigen

Tuina-Behandlung bei Fieber durch Hitze-Stau in Lunge und Magen

Lungen-Meridian	schieben proximal→distal	vertreibt pathogene Klimafaktoren, reguliert die Lungen-Funktion
Milz- und Magen-Meridian	schieben proximal→distal	kühlt die Hitze, reguliert die Milz- und Magen-Funktion, beseitigt Nahrungsstau
Herz-Meridian	schieben proximal→distal	kühlt Herz-Hitze, beruhigt den Geist
feishu (Bl 13), *pishu* (Bl 20)	drücken oder kneten	beseitigt die Hitze in Lunge und Milz
lieque (Lu 7), *hegu* (Di 4), *quchi* (Di 11), *fengchi* (Gb 20), *dazhui* (Du 14)	drücken oder kneten	vertreibt äußere pathogene Faktoren
dahengwen (Großquerfalte, Hand-*yin-yang*-Behandlung)	Hand-*yin-yang* trennen	kühlt Hitze, beseitigt Stau, fördert die Verdauung
tianheshui (Wasser des Himmelsflusses)	schieben distal→proximal	erzeugt Kälte, kühlt Hitze, senkt Fieber
liufu (Sechs *fu*-Organe)	schieben proximal→distal	erzeugt Kälte, kühlt Hitze, senkt Fieber
fu (Bauch)	reiben (im Uhrzeigersinn)	beseitigt Nahrungsstau, reguliert *qi*- und Blut-Fluss im Bauch

tonisieren
regulieren
sedieren

Fieber durch Ernährungsfehler mit Nahrungsstau

Ursachen

Übertriebene, fehlerhafte oder unregelmäßige Nahrungsaufnahme, üppiges Essen von fetthaltigen oder energetisch heißen Nahrungsmitteln. In der Folge kommt es zu Nahrungsstau und Verdauungsstörungen mit Hitzebildung in Milz und Magen.

Symptome

Hohes Fieber, Blähbauch, Bauchschmerzen, Übelkeit, Erbrechen, saures Aufstoßen, Durst mit Verlangen nach kalten Getränken, rote Lippen, rote Zunge, Appetitlosigkeit, Verstopfung bzw. Durchfall, dunkelgelber Urin

Therapieprinzipien

Milz und Magen besänftigen, die Hitze kühlen und den Nahrungsstau beseitigen

Tuina-Behandlung bei Fieber durch Ernährungsfehler mit Nahrungsstau

Punkt	Wirkung (Farbe)	Technik	Effekt
Milz- und Magen-Meridian	sedieren	schieben proximal → distal	reguliert die Milz- und Magen-Funktion, beseitigt Nahrungsstau
Dickdarm-Meridian	sedieren	schieben proximal → distal	beseitigt Hitze im Dickdarm bei Durchfall
tianshu (Ma 25)	sedieren	drücken oder kneten	reguliert die Darmbewegung, beseitigt Nahrungsstau
neibagua (Innere acht Trigramme)	regulieren	schieben in Verlaufsrichtung	harmonisiert die Funktion der inneren Organe, reguliert das *qi*, entspannt den Bauch, senkt Fieber
tianheshui (Wasser des Himmelsflusses)	sedieren	schieben distal → proximal	erzeugt Kälte, beseitigt Hitze, senkt Fieber
liufu (Sechs *fu*-Organe)	sedieren	schieben proximal → distal	erzeugt Kälte, kühlt Hitze, beseitigt Nahrungsstau
fu (Bauch)	sedieren	reiben (im Uhrzeigersinn)	beseitigt Nahrungsstau, reguliert *qi*- und Blut-Fluss im Bauch
qijiegu (Knochen der sieben Gelenke)	sedieren	schieben kranial → kaudal: Du 3 → Du 2	erzeugt Kälte, kühlt Hitze

Transport von Erde zu Wasser (► 6.81)
vertreibt die Hitze aus Milz und Magen, beseitigt den Nahrungsstau

tonisieren
regulieren
sedieren

Fieber durch *yin*-Leere

Ursachen

- Angeboren
- Erworben: Einnahme von Nahrungs- oder Arzneimitteln mit energetisch warmen Eigenschaften oder langanhaltende chronische Erkrankung, die dem *yin* der inneren Organe, besonders Niere und Milz, schadet

Symptome

Leichtes Nachmittagsfieber, rote Wangen und rote Zunge, Hitzegefühl am Brustkorb sowie an den Handflächen und Fußsohlen, spontanes Schwitzen, Nachtschweiß

- Bei Magen-*yin*- bzw. Milz-*yin*-Leere: zusätzlich Appetitlosigkeit, Gewichtsverlust, Blähungen, Durchfall oder weicher Stuhlgang
- Bei Nieren-*yin*-Leere: zusätzlich Lendenschmerzen, Schwindel, Ohrgeräusche, Angst

Therapieprinzipien

Das *yin*, Niere und Milz stärken

Tuina-Behandlung bei Fieber durch *yin*-Leere

Milz- und Nieren-Meridian	schieben distal→proximal	stärkt Milz und Niere, stärkt Quell-*qi*, aktiviert *qi*- und Blut-Fluss
pishu (Bl 20), *shenshu* (Bl 23)	kneten oder drücken	stärkt Milz und Niere, wärmt das *yang*, stärkt das Quell-*qi*
banmen (Holztor)	kneten oder drücken	aktiviert die Milz- und Magen-Funktion
xiaotianxin (Kleines Himmelszentrum), *neilaogong* (Pe 8)	drücken oder kneten	aktiviert *qi*- und Blut-Fluss, stabilisiert den Geist
zhongwan (Ren 12)	drücken und kneten	harmonisiert die Mitte, aktiviert die Milz- und Magen-Funktion, beseitigt Nahrungsstau
fu (Bauch)	reiben (gegen den Uhrzeigersinn)	aktiviert die Milz-, Magen- und Darm-Funktion
erma (Zwei Pferde)	drücken oder kneten	stärkt die Niere, aktiviert *qi*- und Blut-Fluss
jizhu (Wirbelsäule)	schieben kaudal→kranial Du 1→Du 14	stärkt Niere und Quell-*qi*, harmonisiert *yin yang*, senkt Fieber

tonisieren
regulieren
sedieren

8.2 Stomatitis

Die Stomatitis ist die Entzündung der Mundschleimhaut mit reichlicher Absonderung, Zahnfleischschwellung und -rötung.

Ursachen und Symptome sind:

- Bakterielle Infektion
- Virale Infektion (Stomatitis aphthosa): durch primären Herpes-Virus mit Bildung von Erosionen und einem roten umgebenden Hof.
- Pilzinfektion (Stomatitis mycotica): oft durch Hefepilz Candida albicans (Soor der Mundschleimhaut), wird oft bei Kindern mit geschwächtem Immunsystem beobachtet. Die gerötete Mundschleimhaut ist mit kleinen, weißen Stellen von Belägen bedeckt. Ursächlich ist meist eine Infektion durch vaginalen Soor der Mutter oder in einer längeren Antibiotika-Behandlung.
- Stomatitis ulcerosa: tiefe Geschwüre, starke Schmerzen, Mundfäule, vermehrter Speichelfluss. Bei Zahnschäden, chemischer oder bakterieller Einwirkung, bei angeborenem Immundefekt oder Leukämie.
- Chronisch rezidivierende Aphthen: unklare Genese. Anfangs rundliche Bläschen im Mund, dann sehr schmerzhaftes linsengroßes Ulkus an der Mundschleimhaut, das von einem entzündlichen Randsaum umgeben ist, ggf. schmerzhafte Halslymphdrüsen.

Eine Stomatitis kann aus Sicht der TCM durch folgende Umstände entstehen:

- Als das Kind noch im Mutterleib war, hatte die Mutter zu viel Hitze im Körper. Es entstand ein Milz- und Herz-Hitze-Stau (die Milz öffnet sich im Mund und das Herz in der Zunge). Wenn nach der Entbindung keine korrekten hygienischen Maßnahmen für den Mund des Kindes eingeleitet wurden, verursacht diese Hitze eine Entzündung der Mundschleimhaut. Auch Milz- und Herz-Hitze-Stau durch Nahrungsmittelunverträglichkeit oder Einnahme von Arzneimitteln mit energetisch heißer Eigenschaft können eine Stomatitis verursachen.
- Das Kleinkind hat bereits einen *yin*-Mangel im Mutterleib, oder seine Konstitution ist nach der Geburt durch ungenügende oder falsche Ernährung zu schwach. Es kommt zu einer *yin*-Leere, besonders einer Milz- und Herz-*yin*-Leere mit Bildung von Hitze, die nach oben steigt und eine Entzündung der Mundschleimhaut hervorruft.

Symptome

Schmerzhafte Schwellung und Rötung der Mundschleimhaut, Mundgeruch, Zahnfleischentzündung, vermehrter Speichelfluss, erschwerte Nahrungsaufnahme bzw. Nahrungsverweigerung

Therapieprinzipien

Je nach Ursache Hitze kühlen, das *yin* stärken, die Zirkulation von *qi* und Blut regulieren

Tuina-Behandlung bei Stomatitis

Allgemeine Maßnahmen

neiguan (Pe 6), *neilaogong* (Pe 8), *xiaotianxin* (Kleines Himmelszentrum)	drücken oder kneten	kühlt Hitze (besonders Herz-Hitze), beruhigt den Geist
banmen (Holztor)	drücken oder kneten	kühlt Hitze, aktiviert die Milz- und Magen-Funktion
xiaohengwen (Klein-querfalten), *zongjin* (Hauptsehne)	klemmen	kühlt Hitze
tianheshui (Wasser des Himmelflusses)	schieben distal → proximal	kühlt Hitze in Milz und Magen, neutralisiert das Gift (Bakterien, Viren usw.)
liufu (Sechs *fu*-Organe)	schieben proximal → distal	kühlt Hitze in Milz und Magen
fu (Bauch)	reiben (im Uhrzeigersinn)	beseitigt Nahrungsstau, reguliert *qi*- und Blut-Fluss im Bauch

Bei Milz- und Herz-Hitze-Stau hinzufügen

Symptome Wie oben, zusätzlich weiße Beläge auf der Wangen- und Gaumenschleimhaut, die fest auf der Unterlage haften, rote Zunge, schneller Puls, Oligurie mit gelbem Urin

Milz- und Herz-Meridian	schieben proximal → distal	beseitigt Nahrungsstau, beruhigt das Herz
dahengwen (Großquerfalte)	Hand-*yin-yang* trennen	kühlt Hitze, beseitigt Nahrungsstau
dahegwen-banmen-Linie	schieben	kühlt Milz- und Magen-Hitze

Bei *yin*-Leere hinzufügen

Symptome Wie oben, zusätzlich leichtes Nachmittagsfieber, Kind von schwacher Konstitution, kein Durst, nächtliches Schwitzen, rote Wangen, rote Zunge mit dünnem Belag, leerer Puls

Nieren-Meridian	schieben distal → proximal	stärkt die Niere und das *yin*
Milz-Meridian	schieben distal → proximal	stärkt die Milz, aktiviert den *qi*- und Blut-Fluss
sanyinjiao (Mi 6), *pishu* (Bl 20), *shenshu* (Bl 23)	drücken oder kneten	stärkt Niere und Milz, aktiviert *qi*- und Blut-Fluss
erma (Zwei Pferde)	drücken oder kneten	stärkt die Niere und das Quell-*qi*

Den Mond am Wasserboden herausfischen (► 6.83)
kühlt die Hitze im Herzen

tonisieren
regulieren
sedieren

8.3 Hypersalivation

Bei Kleinkindern kommt es häufig zu starker Speichelbildung (Sabbern), vielleicht im Rahmen des Zahnens. Bei der sogenannten Hypersalivation kommt es zu einer pathologisch vermehrten Speichelproduktion. Hypersalivation kommt sehr häufig im Zusammenhang mit einer Sialorrhö vor, wobei der Speichel aus dem Mund herausfließt (Sabbern).

Ursachen und Symptome sind Mundschleimhautentzündung, frühkindlicher Hirnschaden, Zahnfehlstellung, Gesichtslähmung, Vergiftungen durch z. B. Blei oder Quecksilber, Medikamenten- oder Nahrungsmittelunverträglichkeit.

Aus Sicht der TCM werden zwei Formen unterschieden: Feuchte-Hitze-Stau in Milz und Magen und Milz-*qi*-Leere.

Hypersalivation durch Feuchte-Hitze-Stau in Milz und Magen

Ursachen

Verzehr von Nahrungsmitteln mit energetisch heißem Charakter, z. B. zu heiße oder süße Milchgetränke, Schokolade, Süßigkeiten usw.

Symptome

Vermehrter Speichelfluss, rote Lippen und rote Gesichtsfarbe, Durst mit Verlangen nach kaltem Wasser, Appetitlosigkeit, Oberbauchschmerzen, gelber Urin, übelriechender Stuhl, rote Zunge mit gelbem Belag, das Kind sabbert und weint mit lauter Stimme

Therapieprinzipien

Die Hitze kühlen

Tuina-Behandlung bei Hypersalivation durch Feuchte-Hitze-Stau in Milz und Magen

Milz- und Magen-Meridian	schieben proximal → distal	kühlt Feuchte-Hitze in Milz und Magen
sanyinjiao (Mi 6), *fenglong* (Ma 40)	drücken oder kneten	beseitigt Feuchte-Hitze in Milz und Magen, wandelt Schleim um, reguliert *qi*- und Blut-Fluss
banmen (Holztor)	drücken oder kneten	kühlt Hitze in Milz und Magen
sihengwen (Vier Querfalten), *xiaohengwen* (Kleinquerfalten), *xiaotianxin* (Kleines Himmelszentrum)	drücken oder kneten	kühlt Hitze, beseitigt den Nahrungsstau, löst Schleim
tianheshui (Wasser des Himmelsflusses)	schieben distal → proximal	kühlt Hitze, beseitigt Stau

Transport von Erde zu Wasser (► 6.81)
vertreibt die Hitze aus Milz und Magen

tonisieren
regulieren
sedieren

Hypersalivation durch Milz-*qi*-Leere

Ursachen

Angeboren durch konstitutionelle Schwäche oder erworben durch ungenügende bzw. falsche Ernährung

Symptome

Vermehrter Speichelfluss, mäßige Bauchschmerzen, Appetitlosigkeit, Abneigung gegen Bauchmassage, ggf. Erbrechen und Durchfall, blasse Zunge mit weißem Belag, das Kind sabbert und weint mit leiser Stimme

Therapieprinzipien

Das *qi* stärken

Tuina-Behandlung bei Hypersalivation durch Milz-*qi*-Leere

Milz- und Nieren-Meridian	schieben distal → proximal	stärkt Milz und Niere
zusanli (Ma 36), *sanyinjiao* (Mi 6), *pishu* (Bl 20)	drücken oder kneten	stärkt Milz, wärmt *yang*, aktiviert *qi*- und Blut-Fluss
banmen (Holztor)	drücken oder kneten	stärkt Milz und Magen, fördert Verdauung, beseitigt Nahrungsstau
wailaogong (Äußerer Arbeitspalast)	drücken oder kneten	wärmt die Mitte
erma (Zwei Pferde)	drücken oder kneten	stärkt Niere und Quell-*qi*
sanguan (Drei Pässe)	schieben distal → proximal	stärkt *yang* und Essenz
jizhu (Wirbelsäule)	schieben kaudal → kranial: Du 1 → Du 14	aktiviert *qi*- und Blut-Fluss

Transport von Wasser zu Erde (► 6.82) stärkt die Milz

tonisieren
regulieren
sedieren

8.4 Schnupfen (Rhinitis)

Man unterscheidet zwischen akuter und chronischer Rhinitis.
Akute Rhinitis, d. h. akute Entzündung der Nasenschleimhaut mit erschwerter Atmung durch verstopfte Nase und Ausfluss von klarer, trüber, gelber bzw. grüner Absonderung mit eingeschränkter Geruchs- und Geschmackswahrnehmung und Schlafstörungen in der Folge: Der Schnupfen entwickelt sich oft im Rahmen einer Erkältungskrankheit, kann aber auch durch andere Ursachen ausgelöst werden, wie Masern und Windpocken (virale Infektion), Scharlach und Diphtherie (bakterielle Infektion) oder Heuschnupfen (Allergie). Die allergische Rhinitis tritt entweder saisonal durch Baum-, Gräser-, Getreidepollen oder perennial (ganzjährig) durch Schimmelpilzsporen, Hausstaubmilben oder Nahrungsmittel (Milch, Ei, Nüsse, Obst) auf. Fast die Hälfte der Kinder mit saisonalem Heuschnupfen leidet an Asthma bronchiale.
Chronische Rhinitis: Ständige Irritation oder Entzündung der Nasenschleimhaut infolge Allergie, Infektion, Nasenscheidewandverkrümmung, Nasenpolypen usw.

In der TCM wird ebenfalls zwischen einer akuten und einer chronischen Rhinitis unterschieden.

Akute Rhinitis

Ursachen

Invasion von pathogenen exogenen Klimafaktoren (Wind-Kälte oder Wind-Hitze)

Symptome

Gelegentliches Fieber, Niesreiz, verstopfte Nase mit Beeinträchtigung der Riechwahrnehmung, Sekretion aus der Nase, zuerst dünnflüssig, danach schleimig und eitrig (die Nasenschleimhaut wird allmählich gegen Ende der Erkrankung trocken)

Therapieprinzipien

Pathogene Klimafaktoren vertreiben

Tuina-Behandlung bei akuter Rhinitis

Allgemeine Maßnahmen

Punkte	Technik	Wirkung
yintang (Stempelhalle), *taiyang* (Sonne), *hegu* (Di 4), *quchi* (Di 11), *yingxiang* (Di 20), *fengchi* (Gb 20), *dazhui* (Du 14), *lieque* (Lu 7)	drücken oder kneten	vertreibt pathogene Klimafaktoren, befreit die verstopfte Nase, stärkt die Körperabwehr
etianmen (Himmelstor der Stirn)	schieben kaudal→kranial	vertreibt pathogene Klimafaktoren (Wind, Kälte und Hitze)
tianzhu (Himmelssäule)	schieben kranial→kaudal: Du 16→Du 14	vertreibt pathogene Klimafaktoren
renzhong (Du 26)	drücken oder mit der Daumenspitze klemmen	vertreibt pathogene Klimafaktoren, befreit die Nase

tonisieren
regulieren
sedieren

Die gelbe Hummel fliegt in die Höhle (► 7.11) beseitigt die Nasenverstopfung

Bei Invasion von Wind-Hitze hinzufügen

Symptome Wie oben, zusätzlich Abneigung gegen Wind, Kopfschmerzen, rote Zunge mit gelbem Belag, oberflächlicher und schneller Puls

tianheshui (Wasser des Himmelflusses)	schieben distal → proximal	erzeugt Kälte, vertreibt äußere pathogene Faktoren, kühlt Hitze, senkt Fieber

Bei Invasion von Wind-Kälte hinzufügen

Symptome Wie oben, zusätzlich reichliche, wässrige und klare Sekretion aus der Nase, Kopfschmerzen, Zunge mit dünnem, weißem Belag, oberflächlicher Puls

sanguan (Drei Pässe)	schieben distal → proximal	erzeugt Wärme, vertreibt Kälte, aktiviert *qi*- und Blut-Fluss

Chronische Rhinitis

Ursachen

Ständige Entzündung der Nasenschleimhaut durch
- dauernde Exposition gegenüber pathogenen exogenen Faktoren
- unzureichende Behandlung einer akuten und lang anhaltenden Rhinitis
- durch schwache Körperabwehr und Mangel an *qi* und Blut, z. B. infolge einer langwierigen Krankheit oder mangelhafter Ernährung

Symptome

Zähes schleimiges Nasensekret, Räuspern, Kopfschmerzen, Husten, rote Zunge mit gelblichem Belag

Therapieprinzipien

Die pathogenen exogenen Faktoren vertreiben, die Lunge und Körperabwehr stärken

Tuina-Behandlung bei chronischer Rhinitis

Lungen- und Milz-Meridian	schieben distal → proximal	stärkt Lunge und Milz, reguliert Feuchtigkeit
feishu (Bl 13)	drücken oder kneten	stärkt Lunge, aktiviert Lungen-*qi*
hegu (Di 4), *quchi* (Di 11), *yingxiang* (Di 20), *fengchi* (Gb 20), *dazhui* (Du 14), *yintang* (Stempelhalle)	drücken oder kneten	vertreibt pathogene Klimafaktoren, befreit die verstopfte Nase
baihui (Du 20)	drücken oder kneten	beruhigt und stabilisiert den Geist
etianmen (Himmelstor der Stirn)	schieben kaudal → kranial	vertreibt pathogene Klimafaktoren, beruhigt den Geist

tonisieren
regulieren
sedieren

8.5 Nasenbluten (Epistaxis)

Nasenbluten ist bei Kindern zwischen dem 2. und 10. Lebensjahr sehr häufig.
Ursachen:

- Bei einmaligem Nasenbluten: Ruptur der Nasengefäße durch Nasenbohren, starkes Schnäuzen, Fremdkörper (Kugeln, Münzen, Erbsen usw.), Traumen im Bereich der Nase
- Bei wiederholtem Nasenbluten: fieberhafte Infektionskrankheiten, Rhinitis, Sinusitis, Krankheiten mit Blutungsneigung (Leukämie, Hämophilie)

Aus Sicht der TCM hat eine Epistaxis verschiedene Ursachen: Lungen-Hitze, aufsteigendes Leber-Feuer, Magen-Hitze und Erschöpfung der Nieren-Essenz.

Epistaxis durch Lungen-Hitze

Ursachen

Invasion der pathogenen Klimafaktoren Wind-Hitze und von giftigen Komponenten (Bakterien, Viren usw.) in die Lunge

Symptome

Nasenbluten, Mundtrockenheit, Durst mit Verlangen nach kaltem Wasser, Husten ohne oder mit wenig Auswurf

Therapieprinzipien

Die krankmachenden Klimafaktoren vertreiben, die Hitze in der Lunge kühlen, die Blutung stillen

Tuina-Behandlung bei Epistaxis durch Lungen-Hitze

Als allgemeine Maßnahme soll das Kind die Nasenlöcher mit den Fingern zusammendrücken, um die Blutstillung zu unterstützen. Dabei atmet es für einige Minuten nur durch den Mund.

Lungen-Meridian	schieben proximal → distal	reguliert die Lungen-Funktion
Ulnares *duanzheng* (Anständigkeit)	klemmen	stillt Blutung, senkt gegenläufiges *qi*
yingxiang (Di 20)	drücken oder kneten	vertreibt pathogene Klimafaktoren, beseitigt Blockaden in der Nase
yintang (Stempelhalle), *taiyang* (Sonne), *hegu* (Di 4), *quchi* (Di 11), *fengchi* (Gb 20), *dazhui* (Du 14)	drücken, kneten bzw. greifen	vertreibt pathogene Klimafaktoren, senkt das gegenläufige *qi*
banmen (Holztor)	drücken oder kneten	kühlt Hitze in Milz und Magen

tonisieren
regulieren
sedieren

etianmen (Himmelstor der Stirn)	schieben kaudal → kranial	vertreibt pathogene Klimafaktoren im Gesicht
kangong (Palast der Vertiefung)	auseinanderschieben (*kangong*-Trennen)	vertreibt Hitze, befreit Körperoberfläche und Nase
tianheshui (Wasser des Himmelsflusses)	schieben distal → proximal	vertreibt pathogene Klimafaktoren, kühlt Hitze

Epistaxis durch aufsteigendes Leber-Feuer

Ursachen

Übermäßiger Verzehr von energetisch heißen Nahrungsmitteln oder lang andauernder emotionaler Zustand von Ärger; Zorn führt zur Stauung von Hitze in der Leber, die dann nach oben zum Kopf steigt und Nasenbluten hervorruft

Symptome

Nasenbluten, Spannungskopfschmerz, Mundtrockenheit, rotes Gesicht, rote Augen, rote Zunge mit gelblichem Belag, schneller Puls, Ärger, Zorn, Verdrießlichkeit

Therapieprinzipien

Die Leber besänftigen, die Hitze und das Blut kühlen, die Blutung stillen

Tuina-Behandlung bei Epistaxis durch aufsteigendes Leber-Feuer

Leber-Meridian	schieben proximal → distal	kühlt Leber-Hitze, reguliert *qi*- und Blut-Fluss, beruhigt den Geist
baihui (Du 20)	drücken oder reiben	stabilisiert den Geist
Ulnares *duanzheng* (Anständigkeit)	klemmen	stillt Blutung, senkt gegenläufiges *qi*
zhuntou (Du 25), *renzhong* (Du 26)	klemmen	vertreibt pathogenen Wind, befreit die Nase
yintang (Stempelhalle), *taiyang* (Sonne), *hegu* (Di 4), *quchi* (Di 11), *yingxiang* (Di 20), *fengchi* (Gb 20)	drücken oder kneten	vertreibt Wind-Hitze, beseitigt Stau in der Nase, beendet Nasenbluten
etianmen (Himmelstor der Stirn)	schieben kaudal → kranial	vertreibt pathogene Klimafaktoren, beruhigt den Geist
tianheshui (Wasser des Himmelsflusses)	schieben distal → proximal	erzeugt Kälte, kühlt Hitze

tonisieren
regulieren
sedieren

Epistaxis durch Magen-Hitze

Ursachen

Übermäßiger Verzehr von energetisch heißen Nahrungsmitteln mit Hitze-Stau im Magen als Folge; die krankmachende Hitze steigt zum Kopf auf und ruft Nasenbluten hervor

Symptome

Völlegefühl im Oberbauch, ggf. mit Schmerzen, trockener Mund, Gingivitis mit Rötung, Schwellung und ggf. Blutung des Zahnfleischs, Verstopfung, rote Zunge, schneller Puls, gelber Urin, Unruhe

Therapieprinzipien

Die Hitze kühlen, das *yin* stärken, das Nasenbluten stillen

Tuina-Behandlung bei Epistaxis durch Magen-Hitze

Magen-Meridian	schieben proximal → distal	kühlt Hitze im Magen, senkt gegenläufiges *qi*
yintang (Stempelhalle), *taiyang* (Sonne), *hegu* (Di 4), *quchi* (Di 11), *yingxiang* (Di 20)	drücken oder kneten	vertreibt die Hitze, beseitigt den Stau in der Nase, beendet das Nasenbluten
ulnares *duanzheng* (Anständigkeit)	klemmen	senkt gegenläufiges *qi*, stillt Nasenblutung
banmen (Holztor)	drücken oder kneten	kühlt Hitze im Magen
kangong (Palast der Vertiefung)	auseinanderschieben (*kangong*-Trennen)	vertreibt Hitze, befreit Körperoberfläche und Nase
tianheshui (Wasser des Himmelsflusses)	schieben distal → proximal	kühlt Hitze

Transport von Erde zu Wasser (► 6.81)
beseitigt die Hitze im Magen

tonisieren
regulieren
sedieren

Epistaxis durch Erschöpfung der Nieren-Essenz

Ursachen

- Angeboren
- Erworben: konstitutionelle Schwäche durch ungenügende bzw. falsche Ernährung, negative Umwelteinflüsse z. B. durch radioaktive Strahlung, chemische Substanzen usw.

Symptome

Blasse Haut- und Gesichtsfarbe, Erschöpfung, Kraftlosigkeit, blasse Zunge, dünner und schwacher Puls

Therapieprinzipien

Den erworbenen Teil der Essenz stärken, das Blut ernähren

Tuina-Behandlung bei Epistaxis durch Erschöpfung der Nieren-Essenz

Milz- und Nieren-Meridian	schieben distal→proximal	stärkt Milz und Niere, aktiviert Quell-*qi*
sanyinjiao (Mi 6), *pishu* (Bl 20), *shenshu* (Bl 23)	drücken oder kneten	wärmt *yang*, stärkt Milz und Niere und Quell-*qi*
guanyuan (Ren 4)	drücken oder kneten	wärmt *yang*, stärkt Niere und Quell-*qi*
zusanli (Ma 36)	drücken oder kneten	wärmt *yang*, aktiviert *qi*- und Blut-Fluss
qijiegu (Knochen der sieben Gelenke)	schieben kaudal→kranial: Du 2→Du 3	wärmt *yang*, stärkt Niere und Quell-*qi*
erma (Zwei Pferde)	drücken oder kneten	stärkt Niere und Quell-*qi*
neibagua (Innere acht Trigramme)	in Verlaufsrichtung schieben	reguliert *qi*-Fluss, beruhigt den Geist
sanguan (Drei Pässe)	schieben distal→proximal	wärmt *yang*, stärkt Quell-*qi*

tonisieren
regulieren
sedieren

8.6 Zahnschmerzen

Zahnschmerzen werden meist durch eine Entzündung der Zahnnerven, des Zahnfleisches und Zahnhaltapparates hervorgerufen. Die häufigste Ursache von Zahnschmerzen ist Karies, die durch die Zusammenwirkung von Bakterien, Zahnbelag (mangelhafte Zahnhygiene) und Nahrungsmittel (Kohlenhydrate) entsteht. Der Abbau von Kohlenhydraten (Zucker) durch Bakterien im Zahnbelag (Plaque) führt zu Säurebeildung, wodurch die Mineralien der harten Schmelzschicht aufgelöst werden (Entkalkung). Die Milchzähne der Kinder haben eine dünne Schmelzschicht, deshalb sind sie sehr anfällig für Karies. Andere Ursachen sind Parodontose, Parodontitis, Gingivitis (Zahnfleischentzündung), Zähneknirschen, Kiefer- oder Zahnfehlstellung usw.

Die Zähne zählen nach TCM-Vorstellung zu den Knochen und werden deshalb der Niere zugeordnet. Der innere Verlauf des Magen-Meridians geht in den Mund und dringt ins Zahnfleisch ein. Zahnerkrankungen spiegeln deshalb Veränderungen in Magen und Niere wider.

Akute Zahnschmerzen

Ursachen

Die Magen-Hitze steigt nach oben, staut sich in den Zähnen und ruft Zahnschmerzen hervor

Symptome

Schwellung und Rötung der Zahnwurzel mit starken Schmerzen und ggf. mit Eiterbildung, Kopf- und Wangenschmerzen, Mundgeruch

Therapieprinzipien

Magen-Hitze kühlen, Schwellung und Hitze-Stau beseitigen, Schmerzen stillen

Tuina-Behandlung bei akuten Zahnschmerzen

Magen-Meridian	schieben proximal → distal	reguliert die Magen-Funktion, kühlt Magen-Hitze
banmen (Holztor), *neilaogong* (Pe 8)	drücken oder kneten	kühlt Hitze im Magen
hegu (Di 4), *quchi* (Di 11), *yaguan* (Ma 6), *yiwofeng* (Ein Windnest), *erma* (Zwei Pferde)	drücken oder kneten	kühlt Hitze, beseitigt Stau, stillt Schmerzen
tianheshui (Wasser des Himmelsflusses)	schieben distal → proximal	kühlt Hitze
liufu (Sechs *fu*-Organe)	schieben proximal → distal	kühlt Hitze

Transport von Erde zu Wasser (► 6.81) vertreibt die Hitze aus dem Magen

tonisieren
regulieren
sedieren

Chronische Zahnschmerzen

Ursachen

Nieren-*yin*-Leere, angeboren durch konstitutionelle Schwäche oder erworben infolge von langanhaltender Krankheit oder mangelhafter bzw. falscher Ernährung

Symptome

Mäßige Zahnschmerzen, keine Schwellung und Rötung der Zahnwurzel oder des Zahnfleischs, kein Mundgeruch, leichtes Nachmittagsfieber, spontanes Schwitzen

Therapieprinzipien

Das Nieren-*yin* stärken

Tuina-Behandlung bei chronischen Zahnschmerzen

Punkt	Wirkung	Technik	Effekt
Nieren-, Milz- und Magen-Meridian	tonisieren	schieben distal → proximal	stärkt Niere, Milz- und Magen
banmen (Holztor)	tonisieren	drücken oder kneten	aktiviert Milz- und Magen-Funktion
guanyuan (Ren 4), *shenshu* (Bl 23), *erma* (Zwei Pferde)	tonisieren	drücken oder kneten	stärkt Niere und Quell-*qi*, aktiviert *qi*- und Blut-Fluss
hegu (Di 4), *yaguan* (Ma 6), *yiwofeng* (Ein Windnest)	sedieren	drücken oder kneten	stillt Schmerzen
qijiegu (Knochen der sieben Gelenke)	tonisieren	schieben kaudal → kranial: Du 2 → Du 3	stärkt Niere und Quell-*qi*, wärmt *yang*

tonisieren
regulieren
sedieren

8.7 Asthma bronchiale

SCHULMEDIZIN

Asthma ist eine chronisch-entzündliche Verengung der Atemwege durch spastische Verkrampfung der Bronchialmuskulatur, Schleimhautschwellung und vermehrte Sekretbildung mit erschwerter Ausatmung.

Ursachen und Symptome sind übersteigerte Reaktionsbereitschaft des Bronchialsystems, d.h. Überempfindlichkeit (Allergie) gegenüber verschiedenen Reizen (physikalisch, chemisch oder medikamentös) mit Anzeichen von Dyspnoe (gestörte Atmung mit Luftnot), Beklemmungsgefühl in der Brust und Erstickungsangst.

In der TCM unterscheidet man zwischen Fülle-Asthma und Leere-Asthma.

Fülle-Asthma

Asthma durch Wind-Hitze

Ursachen

Wird meist während der warmen Jahreszeit durch Invasion der pathogenen Klimafaktoren Wind und Hitze verursacht

Symptome

Dyspnoe, Husten mit gelblichem Auswurf, Fieber mit Schwitzen, Unruhe, Kopfschmerzen, rote Hautfarbe, Durst mit Verlangen nach kaltem Wasser, Verstopfung, dunkelgelber Urin, rote Zunge mit gelbem Belag, schneller Puls

Therapieprinzipien

Die exogenen pathogenen Faktoren Wind und Hitze vertreiben, die Atmung erleichtern und den Husten stillen

Tuina-Behandlung bei Asthma durch Wind-Hitze

Lungen-Meridian	schieben proximal→distal	vertreibt pathogene Klimafaktoren in der Lunge, stillt Husten, erleichtert die Atmung
lieque (Lu 7), *hegu* (Di 4), *quchi* (Di 11), *fengchi* (Gb 20), *dazhui* (Du 14)	drücken oder kneten	befreit Körperoberfläche, vertreibt pathogene Klimafaktoren, senkt Fieber, lindert Kopfschmerzen
feishu (Bl 13)	drücken oder kneten	beseitigt Lungen-Hitze, erleichtert die Atmung
danzhong (Brustmitte, Ren 17)	drücken oder kneten	entspannt Brustkorb, erleichtert Atmung, stillt den Husten
Querlinie durch Brustmitte (Ren 17)	mit beiden Daumen von Ren 17 nach lateral schieben	entspannt Brustkorb, erleichtert Atmung, lindert Dyspnoe, stillt Husten

tonisieren
regulieren
sedieren

xiaotianxin (Kleines Himmelszentrum), *neilaogong* (Pe 8)	kneten	kühlt Hitze, beruhigt den Geist
tianheshui (Wasser des Himmelsflusses), *liufu* (Sechs *fu*-Organe)	*tianheshui* schieben distal→proximal *liufu* schieben proximal→distal	kühlt Hitze, befeuchtet Lunge, stillt Husten

Der blaue Drache wedelt mit dem Schwanz (► 7.5)
vertreibt die pathogenen Klimafaktoren Wind-Hitze, erleichtert die Atmung, stillt den Husten

Asthma durch Wind-Kälte

Ursachen

Wird meist während der kalten Jahreszeit durch Invasion der pathogenen Klimafaktoren Wind und Kälte verursacht

Symptome

Dyspnoe, Husten mit weißem Auswurf, Fieber ohne Schwitzen, Kopfschmerzen, kalte Hände und Füße, Abneigung gegen Kälte, blasse Gesichtsfarbe, breiiger Stuhlgang, weißer Zungenbelag, oberflächlicher und schneller Puls

Therapieprinzipien

Die exogenen pathogenen Faktoren Wind und Kälte vertreiben, die Atmung erleichtern und den Husten stillen

Tuina-Behandlung bei Asthma durch Wind-Kälte

Lungen-Meridian	schieben proximal→distal	vertreibt pathogene Faktoren, stillt Husten
feishu (Bl 13)	drücken oder kneten	entspannt Brustkorb, erleichtert die Atmung
danzhong (Brustmitte, Ren 17)	drücken oder kneten	entspannt Brustkorb, erleichtert Atmung, stillt Husten
lieque (Lu 7), *hegu* (Di 4), *quchi* (Di 11), *fengchi* (Gb 20), *dazhui* (Du 14)	drücken oder kneten	befreit Körperoberfläche, vertreibt pathogene Klimafaktoren, senkt Fieber, lindert Kopfschmerzen
wailaogong (Äußerer Arbeitspalast) *ershanmen* (Zwei Türflügel)	drücken oder kneten	vertreibt pathogene Klimafaktoren Wind-Kälte, befreit Körperoberfläche, erleichtert die Atmung
Querlinie durch Brustmitte (Ren 17)	mit beiden Daumen von Ren 17 nach lateral schieben	entspannt Brustkorb, löst Schleim, lindert Dyspnoe, erleichtert Atmung, stillt Husten

Der rote Drache wedelt mit dem Schwanz (► 7.6)
vertreibt die pathogenen Klimafaktoren Wind-Kälte, erleichtert die Atmung, stillt den Husten

tonisieren
regulieren
sedieren

Asthma durch Feuchte-Schleim

Ursachen

Die exogene pathogene Feuchte kommt im Spätsommer vor. Sie kann aber auch durch falsche Ernährung oder durch emotionale Disharmonien (übertriebene Emotionen) hervorgerufen werden. Feuchte und Schleim sind zähflüssig, schwer und trüb und lassen den *qi*- und Blut-Fluss stagnieren.

Symptome

Dyspnoe, Husten mit reichlichem weißem, zähem Auswurf, Kopfschmerzen, Spannungsgefühl im Thorax, Übelkeit, Erbrechen, Appetitlosigkeit, fader Mundgeschmack, weißer, schmutziger Zungenbelag, gleitender Puls

Therapieprinzipien

Die pathogenen exogenen (ggf. endogenen) Faktoren vertreiben, den *qi*- und Blut-Fluss regulieren, die Atmung erleichtern und den Husten stillen

Tuina-Behandlung bei Asthma durch Feuchte-Schleim

Lungen- und Milz-Meridian	schieben proximal→distal	reguliert Lungen- und Milz-Funktion
taiyang (Sonne)	drücken oder kneten	vertreibt pathogene Klimafaktoren (besonders Wind), lindert Kopfschmerzen
lieque (Lu 7), *hegu* (Di 4), *quchi* (Di 11), *fengchi* (Gb 20) und *dazhui* (Du 14)	drücken oder kneten	vertreibt pathogene Klimafaktoren, stillt Husten, lindert Kopfschmerzen
Querlinie durch Brustmitte (Ren 17)	mit beiden Daumen von Ren 17 nach lateral schieben	entspannt Brustkorb, reguliert *qi*- und Blut-Fluss, löst Schleim, lindert Dyspnoe, erleichtert Atmung, stillt Husten
xielei (Flanken und Rippen)	reiben	entspannt Thorax, beseitigt Stau, löst Schleim
neibagua (Innere acht Trigramme)	schieben gegen die Verlaufsrichtung	senkt das abnorm steigende *qi*, stillt Husten, erleichtert Atmung
sanyinjiao (Mi 6), *fenglong* (Ma 40)	drücken oder kneten	reguliert Milz-Funktion, löst Schleim
dahengwen-banmen-Linie (Großquerfalte zu Holztor)	schieben proximal→distal	kühlt Hitze in der Milz, entspannt Thorax, erleichtert Atmung

Die Gitarrensaiten streichen (► 7.12)
entspannt den Thorax, beseitigt den Schleim

tonisieren
regulieren
sedieren

Leere-Asthma

Ursachen

Bei konstitutionell schwachen Kindern mit lang andauerndem Asthma infolge unzureichender oder falscher Behandlung; es bestehen mehr oder weniger Anzeichen einer *yang*-Leere

Symptome

Dyspnoe und Husten mit geschwächtem Atemgeräusch, blasse Gesichtsfarbe, hochgezogene Schultern und aufrecht sitzende Haltung zum Atmen, kalter Rumpf, kalte Extremitäten, kalter Schweiß an Stirn und Kopfhaut, heller Urin, blasse Zunge mit weißem Belag, leerer Puls

Therapieprinzipien

Das *qi*, Blut und *yang* stärken, die Atmung erleichtern und den Husten stillen

Tuina-Behandlung bei Leere-Asthma

Lungen-, Milz- und Nieren-Meridian	schieben distal → proximal	stärkt Lunge, Milz und Niere
neibagua (Innere acht Trigramme)	in die Verlaufsrichtung schieben	reguliert *qi*- und Blut-Fluss, entspannt Brustkorb
sanguan (Drei Pässe)	schieben	wärmt *yang*, stärkt die Niere
feishu (Bl 13), *pishu* (Bl 20) und *shenshu* (Bl 23)	drücken oder kneten	aktiviert Lungen-, Milz- und Nieren-Funktion, stärkt *yang* und Quell-*qi*, beseitigt Atemnot, stillt Husten
zusanli (Ma 36)	drücken oder kneten	wärmt das *yang* und die Mitte
guanyuan (Ren 4)	drücken oder kneten	stärkt Niere und Quell-*qi*
Querlinie durch Brustmitte (Ren 17)	mit beiden Daumen von Ren 17 nach lateral schieben	entspannt Brustkorb, lindert Dyspnoe, erleichtert Atmung, stillt Husten
erma (Zwei Pferde)	drücken oder kneten	stärkt *yang*, Quell-*qi* und Niere
jizhu (Wirbelsäule), *qijiegu* (Knochen der sieben Gelenke)	schieben kaudal → kranial	aktiviert *qi*- und Blut-Fluss, stärkt Niere und Essenz

+ Transport von Erde zu Wasser (► 6.81) und Der schwarze Drache wedelt mit dem Schwanz (► 7.7) stärkt die Niere

tonisieren
regulieren
sedieren

8.8 Husten

Im Allgemeinen ist der Husten eine Schutzreaktion des Körpers. Die Atemwege werden dadurch von Krankheitserregern, Fremdkörpern oder Schleim befreit.

Es werden zwei Formen von Husten unterschieden: akuter Husten, wenn die Beschwerden weniger als acht Wochen andauern, und chronischer Husten, wenn die Beschwerden nach acht Wochen noch anhalten.

- Akuter Husten: Erkältung, akute Pharyngitis, akute Bronchitis, Keuchhusten, akute Lungenentzündung
- Chronischer Husten:
  - Angeborene Krankheiten der Bronchien wie Mukoviszidose, Fehlbildungen
  - Erworbene Krankheiten der Bronchien wie Sinubronchitis (Nasennebenhöhlenvereiterung), COPD (chronic obstructive pulmonary disease), Allergien (Asthma, Pollenallergie usw.), Bronchiektasien (Erweiterung der Bronchien), Herzklappenfehler durch rheumatische Endokarditis (Entzündung der Herzinnenhaut), psychogene Ursachen (Räusperhusten, Husten-Tic usw.), medikamentöse Ursachen (ACE-Hemmer, Betablocker usw.)

Neben der Einteilung nach der Dauer wird Husten auch nach der Schleimbildung zwischen produktiver Form (Husten mit Auswurf) und unproduktiver Form (trockener Husten ohne Auswurf, Reizhusten) differenziert. Der unproduktive trockene Husten hat, anders als der produktive Husten, keine Reinigungsfunktion.

- Husten ohne Auswurf: Entzündungen der Atemwege, Asthma bronchiale im Frühstadium, Fremdkörper in den Atemwegen, Kontakt zu Reizgasen, Lungentumore, Lungenembolie usw.
- Husten mit Auswurf: Asthma bronchiale, COPD, Lungenentzündung usw.

Aus Sicht der TCM unterscheidet man zwei Formen von Husten: Husten durch pathogene Klimafaktoren und Husten durch innere Störungen

Husten durch pathogene Klimafaktoren

Hier treten folgende Formen auf: Invasion von Wind-Kälte oder Invasion von Wind-Hitze

Husten durch Invasion von Wind-Kälte

Symptome

Husten mit Auswurf, ggf. Fieber ohne oder mit wenig Schwitzen, Nasenverstopfung, Schüttelfrost, Kopfschmerzen, weißer, dünner Zungenbelag, schneller Puls

Therapieprinzipien

Die pathogenen Klimafaktoren Wind-Kälte vertreiben und den Husten stillen

Tuina-Behandlung bei Husten durch Invasion von Wind-Kälte

Lungen-Meridian	schieben proximal → distal	reguliert Lungen-Funktion
lieque (Lu 7), *hegu* (Di 4), *quchi* (Di 11), *fengchi* (Gb 20), *dazhui* (Du 14) *taiyang* (Sonne)	drücken oder kneten	vertreibt pathogene Klimafaktoren, beseitigt Kopfschmerzen
fenglong (Ma 40)	drücken oder kneten	löst Schleim, stillt Husten
erhougaogu (Knochenvorsprung hinter dem Ohr)	drücken oder reiben	vertreibt pathogene Klimafaktoren, senkt Fieber
neibagua (Innere acht Trigramme)	in Verlaufsrichtung schieben	reguliert *qi*- und Blut-Fluss, entspannt Thorax
rugen (Wurzel der Brustwarze), *rupang* (Nachbarschaft der Brustwarze)	drücken oder kneten	entspannt Thorax, löst Schleim, stillt Husten
Querlinie durch Brustmitte (Ren 17)	mit beiden Daumen von Ren 17 nach lateral schieben	entspannt Thorax, erleichtert Atmung, löst Schleim, stillt Husten
ershanmen (Zwei Türflügel)	klemmen	vertreibt Wind und Kälte, erleichtert Atmung

tonisieren
regulieren
sedieren

Husten durch Invasion von Wind-Hitze

Symptome

Fieber, profuses Schwitzen, Husten mit zähem, gelblichem Auswurf, Kopfschmerzen, Halsschmerzen, Nasenverstopfung, trockener, gelblicher Zungenbelag, schneller Puls

Therapieprinzipien

Die pathogenen Klimafaktoren Wind-Hitze vertreiben und den Husten stillen

Tuina-Behandlung bei Husten durch Invasion von Wind-Hitze

Lungen-Meridian	schieben proximal→distal	reguliert Lungen-Funktion, stillt Husten
lieque (Lu 7), *hegu* (Di 4), *quchi* (D 11), *fengchi* (Gb 20), *dazhui* (Du 14)	drücken oder kneten	vertreibt Wind und Hitze, lindert Kopfschmerzen
taiyang (Sonne)	drücken oder kneten	beseitigt pathogene Klimafaktoren, lindert Kopfschmerzen
kangong (Palast der Vertiefung)	auseinanderschieben (*kangong*-Trennen)	beseitigt pathogene Klimafaktoren, lindert Kopfschmerzen
fenglong (Ma 40)	drücken oder kneten	beseitigt Schleim
erhougaogu (Knochenvorsprung hinter dem Ohr)	drücken oder kneten	vertreibt Wind-Hitze, lindert Kopfschmerzen
rugen (Wurzel der Brustwarze), *rupang* (Nachbarschaft der Brustwarze)	drücken oder kneten	entspannt den Thorax, löst Schleim, stillt Husten
Querlinie durch Brustmitte (Ren 17)	mit beiden Daumen von Ren 17 nach lateral schieben	entspannt Thorax, löst Schleim, erleichtert Atmung, stillt Husten
tianheshui (Wasser des Himmelsflusses)	schieben distal→proximal	kühlt Hitze, vertreibt Wind-Hitze, stillt Husten, beruhigt Geist

tonisieren
regulieren
sedieren

Husten durch innere Störungen

Husten durch Lungen-Hitze

Ursachen

Wenn die exogenen pathogenen Faktoren Wind-Hitze oder Wind-Kälte nicht beseitigt werden können, dringen sie in die Tiefe ein und greifen die Lunge an, die als einziges Organ in direktem Kontakt zur Umwelt steht.

Symptome

Starker Husten mit zähem Auswurf, Nasenbluten, Fieber, Mundtrockenheit, Durst mit Verlangen nach kaltem Wasser, Konjunktivitis, Nasenbluten, Oligurie mit gelbem Urin, Verstopfung mit hartem Stuhl, rote Zunge mit gelbem Belag, schneller Puls, starke Unruhe

Therapieprinzipien

Die Hitze kühlen, die exogenen pathogenen Faktoren vertreiben, den Husten stillen, den Geist beruhigen

Tuina-Behandlung bei Husten durch Lungen-Hitze

Lungen- und Dickdarm-Meridian	schieben proximal → distal	reguliert Lungen- und Dickdarm-Funktion
feishu (Bl 13)	drücken oder kneten	kühlt Lungen-Hitze, entspannt Brustkorb
neiguan (Pe 6), *neilaogong* (Pe 8), *xiaotianxin* (Kleines Himmelszentrum)	drücken oder kneten	kühlt Hitze, beruhigt Geist
lieque (Lu 7), *hegu* (Di 4), *quchi* (Di 11), *fengchi* (Gb 20)	drücken oder kneten	vertreibt pathogene Klimafaktoren, reguliert *qi*- und Blut-Fluss, beruhigt Geist
xiaohengwen (Kleinquerfalten)	sedieren (klemmen)	kühlt Hitze, beseitigt Stau, stillt Husten mit Auswurf
dahengwen (Großquerfalte)	Hand-*yin-yang* trennen	kühlt Hitze, reguliert *qi*- und Blut-Fluss
rugen (Wurzel der Brustwarze), *rupang* (Nachbarschaft der Brustwarze)	drücken oder kneten	entspannt Thorax, stillt Husten
Querlinie durch Brustmitte (Ren 17)	mit beiden Daumen von Ren 17 nach lateral schieben	entspannt Thorax, löst Schleim, erleichtert Atmung, stillt Husten
tianheshui (Wasser des Himmelflusses)	schieben distal → proximal	kühlt Hitze, vertreibt Wind-Hitze, stillt Husten, beruhigt Geist

tonisieren
regulieren
sedieren

Husten durch Retention von Feuchte-Schleim

Ursachen

Durch Invasion von pathogenen Klimafaktoren, übermäßige bzw. einseitige Aufnahme von energetisch heißen Nahrungsmitteln, falsche Zubereitung der Nahrungsmittel (zu viel Backen, Braten, Grillen) oder emotionale Disharmonien kommt es zu Blockaden der *qi-* und Blut-Fluss und zur Bildung von Hitze mit Stau von Feuchte-Schleim in der Lunge.

Symptome

Husten mit reichlichem zähem und weißem Auswurf, Völlegefühl im Brustkorb, Appetitlosigkeit, Erschöpfung, Unruhe, Schlafstörungen, weißer Zungenbelag, gleitender Puls, Verschlechterung der Symptome in der Nacht

Therapieprinzipien

Den Stau von Feuchte-Schleim beheben, die *qi-* und Blut-Fluss durchgängig machen, den Husten stillen

Tuina-Behandlung bei Husten durch Retention von Feuchte-Schleim

Lungen- und Milz-Meridian	drücken oder kneten	reguliert Milz- und Lungen-Funktion, beseitigt Stau in Lunge und Milz
feishu (Bl 13)	drücken oder kneten	kühlt Lungen-Hitze
fenglong (Ma 40)	drücken oder kneten	reguliert Milz-Funktion, löst Schleim
rugen (Wurzel der Brustwarze), *rupang* (Nachbarschaft der Brustwarze)	drücken oder kneten	stillt Husten, entspannt Thorax
Querlinie durch Brustmitte (Ren 17)	mit beiden Daumen von Ren 17 nach lateral schieben	entspannt Thorax, reguliert *qi-* und Blut-Fluss, löst Schleim, erleichtert Atmung, stillt Husten
xielei (Flanken und Rippen)	reiben	entspannt Thorax, beseitigt Stau, löst Schleim
neibagua (Innere acht Trigramme)	gegen die Verlaufsrichtung schieben	senkt abnorm steigendes *qi*, stillt Husten
dahengwen-banmen-Linie (Großquerfalte zu Holztor)	schieben proximal → distal	entspannt Thorax, erleichtert Atmung
dahengwen	Hand-*yin-yang* schließen	löst Stau und Schleim, stillt Husten

Die Gitarrensaiten streichen (► 7.12)
entspannt den Thorax, beseitigt den Schleim

tonisieren
regulieren
sedieren

Husten durch *yin*-Leere

Ursachen

Die langanhaltende Husten führt auf die Dauer zu einem Mangel an *yin* der inneren Organe, besonders der Milz, Niere und Lunge.

Symptome

Husten ohne Auswurf oder mit wenig klebrigem, zähem Auswurf, Nachmittagsfieber, trockener Mund, trockene Nase, warme Hände und Füße, rote Wangen, rote Zunge, schneller Puls

Therapieprinzipien

Das *yin* stärken, die *qi*- und Blut-Fluss aktivieren, den Husten stillen

Tuina-Behandlung bei Husten durch *yin*-Leere

Lungen-, Milz- und Nieren-Meridian	tonisieren	schieben distal → proximal	stärkt Lunge, Milz und Niere
banmen (Holztor)	tonisieren	drücken	stärkt Milz
feishu (Bl 13), *pishu* (Bl 20), *shenshu* (Bl 23)	tonisieren	drücken oder kneten	aktiviert Lungen, Milz- und Nieren-Funktion, beseitigt Atemnot, löst Schleim, stillt Husten
sanyinjiao (Mi 6)	tonisieren	drücken oder kneten	stärkt Milz, aktiviert *qi*- und Blut-Fluss
sanguan (Drei Pässe)	tonisieren	schieben distal → proximal	wärmt *yang*, aktiviert *qi*- und Blut-Fluss, stärkt Quell-*qi*
Querlinie durch Brustmitte (Ren 17)	sedieren	schieben mit beiden Daumen von Ren 17 → lateral	entspannt Thorax, löst Schleim, erleichtert Atmung, stillt Husten
neibagua (Innere acht Trigramme)	sedieren	gegen die Verlaufsrichtung schieben (besonders von Punkt 5 zu Punk 2)	senkt das abnorm steigende *qi*, erleichtert die Atmung, stillt den Husten

Transport von Erde zu Wasser (► 6.81) stärkt die Niere

tonisieren
regulieren
sedieren

8.9 Krupp-Syndrom

Synonyme der subglottischen Laryngitis oder stenosierenden Laryngotracheitis sind Pseudo-Krupp, Krupp-Husten, Infekt-Krupp oder Schafhusten.

Das Krupp-Syndrom manifestiert sich mit plötzlich auftretendem bellendem Husten und inspiratorischem Stridor (pfeifendes oder raues Atemgeräusch beim Einatmen), dazu Heiserkeit, Atemnot, Unruhe, Einziehungen im Jugulum (Drosselgrube) und Epigastrium (Magengrube). Meist beginnt es plötzlich in der Nacht, aus dem Schlaf heraus, selten tagsüber. Es kommt am häufigsten bei Kleinkindern zwischen dem zweiten und sechsten Lebensjahr vor, Jungen sind öfter betroffen als Mädchen. Eine jahreszeitliche Häufung im Herbst und Winter ist zu beobachten. Ursache ist die Einengung der oberen Luftwege infolge einer Schwellung und Entzündung der Schleimhaut des Kehlkopfes und der Stimmbänder.

Abgesehen von der seltenen, schwer verlaufenden Laryngotracheobronchitis unterscheidet man zwei Formen:

- Infekt-Krupp (subglottische Laryngitis) im Rahmen einer viralen Infektion.
- Rezidivierender spastischer Krupp unklarer Genese (idiopathischer Krupp) wahrscheinlich aber auch durch Allergie und Virusinfektion; kein Fieber, Atembeschwerden weniger ausgeprägt als bei Infekt-Krupp, häufiger Rückfall bis zum Schulteralter

Aus Sicht der TCM unterscheidet man folgende Formen: Krupp-Syndrom vom Kälte-, Hitze- und Mangel-Typ

Krupp-Syndrom vom Kälte-Typ

Ursachen

Invasion von pathogenen Klimafaktoren Wind-Kälte in die oberen Luftwege

Symptome

Dyspnoe, Husten mit reichlichem weißem Auswurf, Schnupfen, kalte Hände und Füße, blasse Gesichtsfarbe, breiige Stuhl, weißer Zungenbelag

Therapieprinzipien

Exogene pathogene Faktoren vertreiben, die Atmung erleichtern, den Geist beruhigen

Tuina-Behandlung bei Krupp-Syndrom vom Kälte-Typ

Punkt/Meridian	Technik	Wirkung
Lungen-Meridian	schieben proximal → distal	vertreibt Wind-Kälte aus der Lunge
neiguan (Innerer Pass, Pe 6)	drücken oder kneten	beruhigt Geist
dazhui (Du 14) *hegu* (Di 4), *quchi*(Di 11), *yiwofeng* (Windnest)	drücken oder kneten	vertreibt Wind und Kälte, befreit Körperoberfläche, erleichtert die Atmung

tonisieren
regulieren
sedieren

dazhui (Du 14)	drücken oder kneten	vertreibt pathogene Klimafaktoren, senkt das gegenläufige *qi*, stillt Husten
danzhong (Brustmitte, Ren 17)	drücken oder kneten	entspannt Thorax, erleichtert Atmung, stillt Husten
ershanmen (Zwei Türflügel)	klemmen oder drücken	vertreibt Wind-Kälte, befreit die Körperoberfläche, erleichtert die Atmung
Querlinie durch die Brustmitte	schieben von Ren 17 nach lateral	entspannt Thorax, erleichtert Atmung, stillt Husten
neibagua (Innere acht Trigramme)	schieben gegen die Verlaufsrichtung	senkt das gegenläufige *qi*, erleichtert die Atmung, stillt den Husten
sanguan (drei Pässe)	schieben distal→proximal	erzeugt Wärme, vertreibt die Kälte

Krupp-Syndrom vom Hitze-Typp

Ursachen

Invasion der pathogenen Klimafaktoren Wind-Hitze in die oberen Luftwege

Symptome

Dyspnoe, Husten mit zähem gelblichem Auswurf, Schwitzen, rote Hautfarbe, Durst, Verstopfung, dunkelgelber Urin, gelblicher Zungenbelag, Unruhe

Therapieprinzipien

Exogene pathogene Faktoren vertreiben, die Atmung erleichtern, den Husten stillen, den Geist beruhigen

Tuina-Behandlung bei Krupp-Syndrom vom Hitze-Typ

Lungen-Meridian	schieben proximal→distal	vertreibt pathogene Klimafaktoren in der Lunge, befreit Körperoberfläche, hemmt Husten
fengchi (Gb 20) *hegu* (Di 4), *quchi*(Di 11), *yiwofeng* (Windnest)	drücken oder kneten	vertreibt Wind und Hitze, befreit Körperoberfläche
danzhong (Brustmitte, Ren 17)	drücken oder kneten	entspannt Thorax, erleichtert Atmung, stillt Husten
dazhui (Du 14)	drücken oder kneten	vertreibt pathogene Klimafaktoren, senkt das gegenläufige *qi*, stillt Husten
Querlinie durch die Brustmitte	schieben von Ren 17 nach lateral	entspannt Thorax, erleichtert Atmung, stillt Husten
neibagua (Innere acht Trigramme)	schieben gegen die Verlaufsrichtung	senkt das gegenläufige *qi*, erleichtert die Atmung, stillt den Husten
tianheshui (Wasser des Himmelsflusses)	schieben distal→proximal	vertreibt Wind-Hitze, befeuchtet Lunge, stillt Husten, erleichtert die Atmung

tonisieren
regulieren
sedieren

Krupp-Syndrom vom Mangel-Typ

Ursachen

Angeborene bzw. konstitutionelle Schwäche, fehlerhafte Ernährung, rezidivierende Invasion von pathogenen Faktoren (Klima, Viren, allergische Reaktionen), langanhaltende Erkrankung. Es bestehen Anzeichen eines mehr oder weniger ausgeprägten *qi*-Mangels, besonders Mangel an Lungen-, Milz- und Nieren-*qi*

Symptome

Wie beim Kälte-Typ, zusätzlich, kalter Rumpf, kalter Schweiß an der Stirn, heller Urin, je nach Schweregrad der Erkrankung physische und/oder psychische Erschöpfung

Therapieprinzipien

Das *qi* stärken, die Atmung erleichtern, den Husten stillen, den Geist beruhigen

Tuina-Behandlung bei Krupp-Syndrom vom Mangel-Typ

Punkt/Zone		Technik	Wirkung
Lungen-, Milz- und Nieren-Meridian	tonisieren	schieben distal → proximal	stärkt Lunge, Milz und Niere
feishu (Bl 13), *pishu* (Bl 20), *shenshu* (Bl 23)	tonisieren	drücken oder kneten **Variante:** sanft schieben mit der Handfläche von Bl 23 nach kranial zu Bl 13	stärkt Lunge, Milz und Niere
dazhui (Du 14)	sedieren	drücken oder kneten	vertreibt pathogene Klimafaktoren, senkt das gegenläufige *qi*, stillt Husten
zusanli (Ma 36)	tonisieren	drücken oder kneten	stärkt Milz, wärmt *yang*, aktiviert *qi*- und Blut-Fluss
danzhong (Ren 17)	tonisieren	drücken oder kneten	entspannt den Brustkorb, erleichtert die Atmung, stillt Husten
Querlinie durch Brustmitte	sedieren	schieben von Ren 17 nach lateral	entspannt den Brustkorb, erleichtert die Atmung, stillt Husten
erma (Zwei Pferde)	tonisieren	drücken oder kneten	aktiviert *qi*- und Blut-Fluss, stärkt *yang* und Niere, stabilisiert Geist
sanyinjiao (Mi 6)	tonisieren	drücken oder kneten	aktiviert Blut-Fluss
neibagua (Innere acht Trigramme)	sedieren	schieben gegen die Verlaufsrichtung (besonders von Punkt 5 zu Punkt 2)	senkt das abnorm steigende *qi*, stillt Husten

tonisieren
regulieren
sedieren

Das Kind muss beruhigt werden und auch die Eltern müssen Ruhe bewahren, um das Kind nicht noch mehr zu ängstigen. Für feucht-kalte Luft im Schlafzimmer sorgen (Fenster öffnen). Die Tuina-Handgriffe müssen fließend und nicht zaghaft durchgeführt werden. Beim Sedieren müssen sie unter der Schmerzgrenze bleiben, damit das Kind keine Angst bekommt und die Behandlung akzeptiert.
In den anfallsfreien Phasen, besonders im Herbst und Winter, kann das Tuina-Verfahren je nach Krankheitstyp als Vorbeugungsmaßnahme verabreicht werden. In der Regel 1-mal täglich für 1 Woche, dann 2- bis 3-mal pro Woche für weitere 4 Wochen.
Wichtig: Ärztliche Notfallbehandlung bei schweren Anfällen mit Atemnot, Blaufärbung der Lippe, starke Einziehungen am seitlichen Brustkorb, kaltem Schweiß auf der Haut, schnellem und kleinem Puls, Bewusstseinseintrübung!

8.10 Nachtschreien

Das hartnäckige, ungewöhnlich lange und noch ungeklärte Schreien wird meist bei Säuglingen in den ersten drei Lebensmonaten beobachtet. Früher wurde vermutet, dass Bauchschmerzen die Ursachen seien. Deshalb wird es als Dreimonatskolik bezeichnet. Die Schreiphasen finden mehrmals am Tag statt, ereignen sich oft am Abend oder in der Nacht und können eine halbe bis zwei Stunden andauern, in seltenen Fällen sogar bis sechs Stunden. Normalerweise hält das Schreien bis zum sechsten Lebensmonat an. Die Kinder erbrechen sich nicht dabei, haben auch keine Probleme mit der Verdauung und gedeihen.

Dreimonatskolik ist eine Ausschlussdiagnose. Erkrankungen, die das Schreien des Kindes durch organische Ursachen wie Zahn- oder Ohrenschmerzen, Erkrankungen des Gehirns, des Magen-Darm-Trakts usw. hervorrufen, zählen nicht zur Dreimonatskolik und müssen entsprechend untersucht und behandelt werden.

Tagsüber benehmen sich die Kinder in der Regel ruhig, doch in der Nacht weinen und schreien sie zu einem bestimmten Zeitpunkt und lassen sich durch nichts trösten. Aus Sicht der TCM werden vier Krankheitstypen des Nachtschreiens unterschieden: Invasion von Kälte in die Milz, Herz-Hitze, Nahrungsstau und Angst.

Nachtschreien durch übermäßige Kälte in der Milz

Ursachen

Angeboren, konstitutionelle Schwäche durch ungenügende oder falsche Ernährung, übermäßiger Verzehr von kalter Nahrung, zu kaltes Zimmer

Symptome

Meist bei Kindern zwischen dem zweiten und dritten Lebensmonat, kalte Hände und Füße, Appetitlosigkeit, blasse Gesichtsfarbe, das träge Kind liegt gern auf dem Bauch, weint dauernd mit leiser Stimme

Therapieprinzipien

Die Milz und Niere stärken, die Kälte vertreiben, den Geist beruhigen

Allgemeine Maßnahmen bei Nachtschreien

Leber-Meridian	schieben proximal → distal	kühlt Leber-Hitze, beseitigt innere Unruhe
baihui (Du 20), *neiguan* (Pe 6)	drücken und kenten	beruhigt und stabilisiert den Geist
neibagua (Innere acht Trigramme)	in Verlaufsrichtung schieben	reguliert *qi*- und Blut-Fluss, beruhigt und stabilisiert den Geist

tonisieren
regulieren
sedieren

Bei Nachtschreien durch übermäßige Kälte in der Milz hinzufügen

Milz- und Nieren-Meridian	schieben distal → proximal	stärkt Milz und Niere
zhongwan (Ren 12)	drücken oder kneten	erwärmt die Mitte, beseitigt Nahrungsstau
sanyinjiao (Mi 6), *pishu* (Bl 20), *shenshu* (Bl 23)	drücken oder kneten	stärkt Milz und Niere, wärmt *yang*, reguliert Verdauung, aktiviert *qi*- und Blut-Fluss
dahengwen (Großquerfalte, Hand-*yin-yang*-Behandlung)	Hand-*yin-yang* schließen	beseitigt Kälte in der Milz, das Nachtschreien stillen
wailaogong (Äußerer Arbeitspalast)	drücken oder kneten	vertreibt Kälte, wärmt Mitte, stärkt *yang*
sanguan (Drei Pässe)	schieben proximal → distal	wärmt *yang*, beseitigt Kälte
banmen-hengwen-Linie (Holztor zu Großquerfalte)	schieben distal → proximal	reguliert Milz-Funktion, beseitigt Kälte
shenque (Ren 8)	drücken oder kneten	wärmt *yang* und die Mitte, stärkt Milz, aktiviert *qi*- und Blut-Fluss

+ Transport von Wasser zu Erde (► 6.82)
stärkt die Milz

Nachtschreien durch Herz-Hitze

Ursachen

Stress, innere Unruhe der Mutter während der Schwangerschaft

Symptome

Rote Gesichtsfarbe, rote Auge, warme Hände und Füße, dunkelgelber Urin, Abneigung gegen helles Licht, rote Zunge mit weißem Belag, das Kind will nur auf dem Rücken liegen und weint mit lauter Stimme

Therapieprinzipien

Die Hitze im Herzen kühlen und den Geist beruhigen

Tuina-Behandlung bei Nachtschreien durch Herz-Hitze

Allgemeine Maßnahmen

Siehe oben unter „Nachtschreien durch übermäßige Kälte in der Milz“

Bei Nachtschreien durch Herz-Hitze hinzufügen

Herz-Meridian	schieben proximal → distal	reguliert Herz-Funktion, kühlt Herz-Hitze
xiaotianxin (Kleines Himmelzentrum), *douzhou* (He 3), *zongjin* (Pe 7)	drücken oder kneten	kühlt Herz-Hitze, reguliert *qi*- und Blut-Fluss
neilaogong (Pe 8), *hongchi (Pe 3)*	drücken oder kneten	kühlt Herz-Hitze
tianheshui (Wasser des Himmelflusses)	schieben distal → proximal	kühlt Herz-Hitze, beruhigt den Geist
liufu (Sechs *fu*-Organe)	schieben proximal → distal	kühlt Herz-Hitze, beruhigt den Geist
dahengwen (Großquerfalte, Hand-*yin-yang*-Behandlung)	Hand-*yin-yang* trennen	kühlt Herz-Hitze, harmonisiert die inneren Organe

Den Mond am Wasserboden herausfischen (► 6.83)
kühlt die Herz-Hitze, beruhigt den Geist

Nachtschreien durch Nahrungsstau

Ursachen

Unregelmäßige oder fehlerhafte Stillung, fehlerhafte Ernährung der Mutter (zu viel fettige oder energetisch heiße Nahrungsmittel)

Symptome

Bauchaufblähung, Abneigung gegen Bauchmassage, Appetitlosigkeit, Erbrechen von Milch, das unruhige Kind weint phasenweise in der Nacht

Therapieprinzipien

Die Hitze der Mitte regulieren, den Nahrungsstau beseitigen

Tuina-Behandlung bei Nachtschreien durch Nahrungsstau

Allgemeine Maßnahmen

Siehe oben unter „Nachtschreien durch übermäßige Kälte in der Milz“

Bei Nachtschreien durch Nahrungsstau hinzufügen

Milz- und Magen-Meridian	schieben proximal → distal	reguliert Milz- und Magen-Funktion, kühlt Hitze, beseitigt Stau in Milz und Magen
zusanli (Ma 36)	drücken oder kneten	aktiviert *qi*- und Blut-Fluss, beseitigt Nahrungsstau
banmen (Holztor)	drücken oder kneten	kühlt Hitze in Milz und Magen, beseitigt Nahrungsstau
xiaohengwen (Kleinquerfalten)	klemmen	kühlt Hitze, beseitigt Nahrungsstau
fu (Bauch)	reiben (im Uhrzeigersinn)	beseitigt Nahrungsstau, reguliert *qi*- und Blut-Fluss, fördert Verdauung

tonisieren
regulieren
sedieren

Transport von Erde zu Wasser (► 6.81)
vertreibt die Hitze aus Milz und Magen, beseitigt den Nahrungsstau
Der alte Mann verkündet die Versammlung (► 7.13)
reguliert die Milz, beseitigt den Nahrungsstau

Nachtschreien durch Angst

Ursachen

Bei ängstlichem, schüchternem Kind

Symptome

Blasse Gesichtsfarbe, blasse Lippen, das sehr schüchterne Kind schreit und weint plötzlich in der Nacht und wird nur still, wenn die Mutter es umarmt

Therapieprinzipien

Die Niere stärken, die Angst lösen

Tuina-Behandlung bei Nachtschreien durch Angst

Allgemeine Maßnahmen
Siehe oben unter „Nachtschreien durch übermäßige Kälte in der Milz"

Bei Nachschreien durch Angst hinzufügen

Punkt	Kategorie	Technik	Wirkung
Nieren-Meridian	tonisieren	schieben distal→proximal	stärkt Niere und Quell-*qi*
renzhong (Du 26)	regulieren	drücken oder kneten	beruhigt und stabilisiert den Geist, löst Angst
hongchi (Pe 3), neilaogong (Pe 8)	regulieren	drücken oder kneten	stabilisiert den Geist, beseitigt Angst
shenshu (Bl 23), *guanyuan* (Ren 4)	tonisieren	drücken oder kneten	stärkt Niere und Quell-*qi*, wärmt *yang*, beseitigt Angst
baihui (Du 20), *xiaotianxin (Kleines Himmelszentrum)*	regulieren	drücken oder kneten	beruhigt und stabilisiert den Geist
kunlun (Bl 60), *pucan* (Bl 61)	regulieren	drücken oder kneten	beseitigt Angst
shiwang (Zehn Könige)	sedieren	klemmen	erweckt und stabilisiert den Geist
wuzhijie (Fünf Fingergelenke)	sedieren	drücken oder kneten	stabilisiert den Geist
qijiegu (Knochen der sieben Gelenke)	tonisieren	schieben kaudal→kranial: Du 2→Du 3	stärkt Niere, wärmt *yang* und Quell-*qi*
jizhu (Wirbelsäule)	tonisieren	schieben kaudal→kranial: Du 1→Du 14	stärkt Niere und Quell-*qi*

tonisieren
regulieren
sedieren

8.11 Bauchschmerzen (funktionell)

Unter funktionellen Bauchschmerzen versteht man wiederkehrende, chronische Bauchschmerzen, die mindestens einmal im Monat und über drei aufeinander folgende Monate auftreten. Die Schmerzen sind unabhängig von Mahlzeiten, Stuhlentleerung und nicht durch eindeutige Erkrankungen erklärbar. Die normale Aktivität des Kindes wie Schulbesuch, Spielen usw. wird dadurch eingeschränkt.

Es wird vermutet, dass die Ursachen in der Wechselwirkung von konstitutionellen, psychischen und sozialen Faktoren liegen. Schätzungsweise sind 10–25 % der schulpflichtigen Kinder davon betroffen.

„Funktionelle Bauchschmerzen" ist eine Ausschlussdiagnose. Chronische Bauchschmerzen, die durch organische Schäden hervorgerufen werden, müssen entsprechend untersucht und behandelt werden.

Aus Sicht der TCM können Bauchschmerzen auf Kälte, Hitze, Milz-Leere und Nahrungsstau zurückgeführt werden. Oberbauchschmerzen werden in vielen Fällen durch Störungen von Milz-Magen hervorgerufen, während Unterbauch- und Schmerzen im Nabelbereich meist durch Störungen der Niere, Blase und des Darms ausgelöst werden. Die Ursachen von Spannungsbauchschmerzen ohne klare Lokalisation liegen oft in der Stagnation von *qi* oder Nahrungsmitteln.

Funktionelle Bauchschmerzen durch Kälte

Ursachen

Invasion von exogener Wind-Kälte oder übermäßige Aufnahme von Nahrungsmittel mit kaltem Charakter

Symptome

Mürrisches, weinendes Kind, phasenweise Bauchschmerzen mit Abneigung gegen Kälte und Vorliebe für Wärme und Bauchmassage, kalte Extremitäten, Durchfall, dünner, weißer Zungenbelag, Pollakisurie mit hellem, klarem Urin

Therapieprinzipien

Die pathogenen Klimafaktoren vertreiben, die Mitte erwärmen, den *qi*- und Blut-Fluss regulieren

Tuina-Behandlung bei Bauchschmerzen durch Kälte

Allgemeine Maßnahmen bei Bauchschmerzen

Punkt	Technik	Wirkung
zhongwan (Ren 12)	drücken oder kneten	harmonisiert *qi*- und Blut-Fluss im mittleren Erwärmer, lindert Bauchschmerzen
neibagua (Innere acht Trigramme)	schieben in Verlaufsrichtung	reguliert *qi*- und Blut-Fluss und harmonisiert die Funktion der inneren Organe

tonisieren
regulieren
sedieren

Bei Bauchschmerzen durch Kälte hinzufügen

Milz- und Nieren-Meridian	schieben distal→proximal	reguliert Milz- und Nieren-Funktion
sanyinjiao (Mi 6), *pishu* (Bl 20), *shenshu* (Bl 23)	drücken oder kneten	stärkt Milz und Niere
zusanli (Ma 36)	drücken oder kneten	stärkt *yang*, vertreibt Kälte, stärkt Milz und Magen
shenque (Ren 8) *dantian* (Zinnoberfeld)	reiben	wärmt und stärkt *yang* und Milz, vertreibt Kälte, aktiviert *qi*- und Blut-Fluss
sanguan (Drei Pässe)	schieben distal→proximal	wärmt *yang*, vertreibt Kälte
fu (Bauch)	reiben gegen den Uhrzeigersinn	stärkt Milz, aktiviert *qi*- und Blut-Fluss im Bauch, lindert Bauchschmerzen
dujiao (Bauchecke)	mit Daumen und Zeigefinger greifen	reguliert *qi*- und Blut-Fluss, lindert Bauchschmerzen
qijiegu (Knochen der sieben Gelenke)	schieben kaudal→kranial: Du 2→Du 3	erzeugt Wärme, vertreibt Kälte, lindert Bauchschmerzen

Der alte Mann verkündet die Versammlung (► 7.13) stärkt die Milz

Funktionelle Bauchschmerzen durch Hitze

Ursachen

Invasion von exogener pathogener Wind-Hitze, übermäßiger Verzehr von fettigen und süßen Nahrungsmitteln mit heißem Charakter

Symptome

Wird oft im Sommer beobachtet, gelegentlich Bauchschmerzen, Wärmegefühl im Bauch, ständiger Durst mit Verlangen nach kaltem Wasser, rote Zunge mit gelblichem Belag, trockener Stuhl, gelber Urin

Therapieprinzipien

Die pathogenen Klimafaktoren vertreiben, die Hitze in der Mitte kühlen, den *qi*- und Blut-Fluss regulieren

Tuina-Behandlung bei funktionellen Bauchschmerzen durch Hitze

Allgemeine Maßnahmen

Siehe oben unter „Funktionelle Bauchschmerzen durch Kälte"

tonisieren
regulieren
sedieren

Bei funktionellen Bauchschmerzen durch Hitze hinzufügen

Magen-, Milz-, Dickdarm- und Lungen-Meridian	schieben proximal → distal	reguliert *qi*- und Blut-Fluss in den entsprechenden Organen
tianshu (Ma 25)	drücken oder kneten	kühlt Hitze, reguliert Verdauung
banmen (Holztor)	drücken oder kneten	kühlt Hitze in der Mitte
dahengwen-banmen-Linie (Großquerfalte zu Holztor)	schieben proximal → distal	kühlt Milz- und Magen-Hitze, entspannt Bauch, lindert Bauchschmerzen
fu-yin-yang (Bauch-*yin-yang*)	auseinanderschieben (Bauch-*yin yang*-Trennen)	kühlt Hitze, aktiviert *qi*- und Blut-Fluss, beseitigt Stau, stillt Bauchschmerzen
qijiegu (Knochen der sieben Gelenke)	schieben kranial → kaudal: Du 3 → Du 2	erzeugt Kälte, kühlt Hitze im Bauch, fördert Verdauung
tianheshui (Wasser des Himmelsflusses)	schieben distal → proximal	erzeugt Kälte, kühlt Hitze, beseitigt Stau

Funktionelle Bauchschmerzen durch Milz-Leere

Ursachen

Konstitutionelle Schwäche oder Zustand nach langer Krankheit

Symptome

Dauernde milde Bauchschmerzen, Vorliebe für Wärme und Bauchmassage, Appetitlosigkeit, weicher breiiger Stuhl bis Durchfall, weißer Zungenbelag, leerer Puls

Therapieprinzipien

Die Milz- und Magen-Funktion stärken, den *qi*- und Blut-Fluss aktivieren

Tuina-Behandlung bei funktionellen Bauchschmerzen durch Milz-Leere

Allgemeine Maßnahmen
Siehe oben unter „Funktionelle Bauchschmerzen durch Kälte"

Bei Bauchschmerzen durch Milz-Leere hinzufügen

Milz-, Magen- und Nieren-Meridian	schieben distal → proximal	stärkt Milz, Magen und Niere
sanyinjiao (Mi 6), *pishu* (Bl 20), *shenshu* (Bl 23) *zusanli* (Ma 36)	drücken oder kneten	stärkt Milz, wärmt *yang*, stärkt das Quell-*qi*, aktiviert *qi*- und Blut-Fluss, fördert Verdauung
banmen (Holztor)	drücken oder kneten	aktiviert Milz- und Magen-Funktion
banmen-dahengwen-Linie (Holztor zu Großquerfalte)	schieben distal → proximal	wärmt Mitte, aktiviert Milz- und Magen-Funktion

tonisieren
regulieren
sedieren

jizhu (Wirbelsäule)	schieben kaudal → kranial: Du 1 → Du 14	reguliert *qi*- und Blut-Fluss, harmonisiert *yin* und *yang* und innere Organe
fu (Bauch)	reiben (gegen den Uhrzeigersinn)	stärkt Milz, aktiviert *qi*- und Blut-Fluss im Bauch

Der alte Mann verkündet die Versammlung (► 7.13)
Reguliert die Milz-Funktion

Funktionelle Bauchschmerzen durch Nahrungsstau

Ursachen

Ernährungsfehler wie unregelmäßige Mahlzeiten, zu schnelles Essen, Verzehr von schwer verdaulichen Nahrungsmitteln

Symptome

Anfallsweise wandernde Bauchschmerzen, aufgeblähter Bauch, Abneigung gegen Bauchmassage, saures Aufstoßen, Mundgeruch, Erbrechen, Appetitlosigkeit, übelriechende Stühle, die Schmerzen lassen nach, wenn das Kind Wind ablässt

Therapieprinzipien

Die (durch Nahrungsstau bedingte) Hitze der Mitte kühlen, die Milz- und Magen-Funktion regulieren, den Nahrungsstau beseitigen

Tuina-Behandlung bei funktionellen Bauchschmerzen durch Nahrungsstau

Allgemeine Maßnahmen

Siehe oben unter „Funktionelle Bauchschmerzen durch Kälte"

Bei Bauchschmerzen durch Nahrungsstau hinzufügen

Milz- und Magen-Meridian	schieben proximal → distal	reguliert Milz- und Magen-Funktion
Dickdarm-Meridian	schieben proximal → distal	vertreibt Hitze, reguliert *qi*- und Blut-Fluss im Dickdarm
banmen (Holztor)	drücken oder kneten	kühlt Hitze, beseitigt Nahrungsstau, fördert Verdauung
dahengwen-banmen-Linie (Großquerfalte zu Holztor)	schieben proximal → distal	kühlt Milz- und Magen-Hitze
yiwofeng (Ein Windnest)	drücken oder kneten	aktiviert *qi*- und Blut-Fluss, beseitigt Nahrungsstau, lindert Bauchschmerzen
fu-yin-yang (Bauch-*yin-yang*)	auseinanderschieben	kühlt Hitze, beseitigt Nahrungsstau, reguliert Milz- und Magen-Darm-Funktion

Der alte Mann verkündet die Versammlung (► 7.13)
reguliert die Milz, beseitigt den Nahrungsstau

tonisieren
regulieren
sedieren

8.12 Erbrechen

Unter Erbrechen versteht man das Ausspeien des Mageninhalts aus dem Mund.

Erbrechen ist ein häufiges Symptom bei Säuglingen und Kleinkindern. Viele spucken ab und zu ohne erkennbare Ursachen. Meist wird das Erbrechen durch Ernährungsfehler wie Überernährung, zu große Mahlzeiten, zu rasche Fütterung oder verdorbene Nahrung verursacht. Es kann aber auch durch organische, immunologische, infektiöse, metabolische oder psychische Störungen ausgelöst werden, wie Erkrankungen des Magen-Darm-Trakts, Darmverschluss, Gastroenteritis (Brechdurchfall), grippaler Infekt, Nahrungsmittelallergie, Zöliakie, Gehirnentzündung usw. Dies bedarf entsprechender Untersuchung und Behandlung.

Erbrechen kann aus Sicht der TCM viele Ursachen haben: Nahrungs-Stau, Stau von Feuchte-Kälte oder Feuchte-Hitze im Magen, Fülle-Hitze, *yin*-Leere und psychogene Faktoren.

Erbrechen durch Nahrungsstau

Ursachen

Überfütterung oder unregelmäßige Nahrungsaufnahme führt zu einem Nahrungsstau mit Hitze im Magen als Folge

Symptome

Erbrechen, aufgeblähter Bauch, rote Gesichtsfarbe, rote Lippen, gelegentliches Fieber, Appetitlosigkeit, Mundgeruch, Unruhe, erschwerter Stuhlgang, das Kind weint und schreit oft

Therapieprinzipien

Die Hitze der Mitte kühlen, die Milz- und Magen-Funktion regulieren, den Nahrungsstau beseitigen

Tuina-Behandlung bei Erbrechen durch Nahrungsstau

Punkt/Zone	Technik	Wirkung
Milz-, Magen-, Dickdarm- und Lungen-Meridian	schieben proximal → distal	beseitigt Stau und reguliert *qi*-Fluss in den betroffenen *zang-fu*-Organen
sanyinjiao (Mi 6), *zusanli* (Ma 36) *pishu* (Bl 20)	drücken oder kneten	kühlt Hitze, reguliert *qi*- und Blut-Fluss, beseitigt Nahrungsstau
sihengwen (Vier Querfalten)	klemmen oder greifen	kühlt Hitze, beseitigt Nahrungsstau, beruhigt den Geist
banmen (Holztor), *xiaotianxin* (Kleines Himmelszentrum)	drücken oder kneten	kühlt Hitze, beseitigt Nahrungsstau, fördert Verdauung
dahengwen-banmen-Linie (Großquerfalte zu Holztor)	schieben proximal → distal	kühlt Hitze im Magen, beseitigt Erbrechen
neibagua (Innere acht Trigramme)	gegen die Verlaufsrichtung schieben	senkt das abnorm steigende *qi*, beseitigt Erbrechen

tonisieren
regulieren
sedieren

fu-yin-yang (Bauch-*yin yang*)	auseinanderschieben	reguliert die Magen- und Darm-Funktion, beseitigt den Nahrungsstau, lindert die Bauchschmerzen
ulnares *duanzheng* (Anständigkeit)	klemmen	beendet Erbrechen bei akutem Geschehen

Transport von Erde zu Wasser (► 6.81)
vertreibt die Hitze aus Milz und Magen
Der alte Mann verkündet die Versammlung (► 7.13)
Reguliert die Milz-Funktion, beseitigt den Nahrungsstau

Erbrechen durch Stau von Feuchte-Kälte im Magen

Ursachen

Invasion der pathogenen Klimafaktoren Wind-Kälte, kaltes Zimmer des Kindes, übermäßiger Verzehr von kalter Milch, Einnahme von Nahrungs- oder Arzneimitteln mit energetisch kaltem Charakter. Dies führt zu einer Stagnation von Feuchte-Kälte im Magen.

Symptome

Erbrechen von geruchlosem Mageninhalt, blasse Gesichtsfarbe, blaue Lippen, kalte Hände und Füße, Vorliebe für Wärme, geruchlose weiche Stühle, klarer Urin, blasse Zunge mit dünnem, weißem Belag, langsamer, schwacher Puls

Therapieprinzipien

Die exogenen pathogenen Faktoren vertreiben, die Mitte erwärmen, den *qi*- und Blut-Fluss aktivieren

Tuina-Behandlung bei Erbrechen durch Stau von Feuchte-Kälte im Magen

Milz-, Magen- und Dickdarm-Meridian	schieben proximal→distal	reguliert Milz-, Magen- und Dickdarm-Funktion
hegu (Di 4), *quchi* (Di 11), *yiwofeng* (Ein Windnest)	drücken oder kneten	vertreibt Kälte, löst Stau
neibagua (Innere acht Trigramme)	gegen die Verlaufsrichtung schieben	senkt das abnorm steigende *qi*, beendet Erbrechen
sanyinjiao (Mi 6), *pishu* (Bl 20)	drücken oder kneten	reguliert Milz- und Magen-Funktion, löst Nahrungsstau
shenque (Ren 8)	drücken oder kneten	vertreibt Kälte, stärkt *yang*, reguliert den mittleren Erwärmer
wailaogong (Äußerer Arbeitspalast)	drücken oder kneten	vertreibt Kälte
sanguan (Drei Pässe)	schieben proximal→distal	wärmt *yang*, vertreibt Kälte
fu (Bauch)	reiben im Uhrzeigersinn mit der Handfläche	aktiviert *qi*- und Blut-Fluss, reguliert Magen-Darm-Funktion, beendet Erbrechen

tonisieren
regulieren
sedieren

banmen-dahengwen-Linie (Holztor zu Großquerfalte)		schieben distal→proximal	wärmt die Mitte, vertreibt Kälte, beendet Erbrechen
Ulnares *duanzheng* (Anständigkeit)		klemmen	beendet Erbrechen bei akutem Geschehen

Erbrechen durch Stau von Feuchte-Hitze im Magen

Ursachen

Invasion der pathogenen Klimafaktoren Wind-Hitze, Überfütterung, besonders übermäßiger Verzehr von scharfen und fettigen Nahrungsmitteln, was zu einer Stagnation von Feuchte-Hitze im Magen führt

Symptome

Erbrechen unmittelbar nach dem Stillen oder nach der Mahlzeit, rote Gesichtsfarbe, warme Hände und Füße, Appetitlosigkeit, aufgeblähter Bauch, faulig riechender Stuhl, Oligurie mit dunkelgelbem Urin, rote Zunge, schneller Puls

Therapieprinzipien

Die exogenen pathogenen Faktoren vertreiben, die Hitze in der Mitte kühlen und den Stau beseitigen

Tuina-Behandlung bei Erbrechen durch Stau von Feuchte-Hitze im Magen

Milz- und Magen-Meridian		schieben proximal→distal	kühlt Hitze, reguliert Milz- und Magen-Funktion, beseitigt Stau
tianheshui (Wasser des Himmelsflusses)		schieben distal→proximal	kühlt Hitze, beseitigt Stau
liufu (Sechs *fu*-Organe)		schieben proximal→distal	kühlt Hitze, beseitigt Stau
sanyinjiao (Mi 6), *pishu* (Bl 20)		drücken oder kneten	beseitigt Feuchte-Hitze, löst Nahrungsstau, beendet Erbrechen
banmen (Holztor)		drücken oder kneten	kühlt Hitze in der Mitte, löst Nahrungsstau, beendet Erbrechen
dahengwen-banmen-Linie (Großquerfalte zu Holztor)		schieben proximal→distal	kühlt Hitze in der Mitte, beendet Erbrechen
neibagua (Innere acht Trigramme)		gegen die Verlaufsrichtung schieben	senkt das abnorm steigende *qi*, beendet Erbrechen
fu-yin-yang (Bauch-*yin-yang*)		auseinanderschieben	kühlt Hitze, reguliert Magen- und Darm-Funktion, beendet Erbrechen
ulnares *duanzheng* (Anständigkeit)		klemmen	beendet Erbrechen bei akutem Geschehen

Transport von Erde zu Wasser (► 6.81)
kühlt die Hitze in Milz und Magen, beendet das Erbrechen

tonisieren
regulieren
sedieren

Erbrechen durch Fülle-Hitze im mittleren Erwärmer

Ursachen

Ernährungsfehler durch unhygienische Milch bzw. Nahrungsmittel

Symptome

Erbrechen von unverdautem, saurem, fauligem Mageninhalt, rezidivierender dünner bis wässriger Durchfall, ggf. Fieber, Bauchschmerzen mit Abneigung gegen Bauchmassage, Appetitlosigkeit, aufgeblähter Bauch

Therapieprinzipien

Die Hitze der Mitte kühlen, den Durchfall beenden

Tuina-Behandlung bei Erbrechen durch Fülle-Hitze im mittleren Erwärmer

Milz-, Magen-Meridian	schieben proximal→distal	kühlt Hitze, reguliert Milz- und Magen-Funktion, beseitigt Stau
Dickdarm- und Dünndarm-Meridian	schieben proximal→distal	reguliert Dickdarm- und Dünndarm-Funktion, beendet Durchfall
sanyinjiao (Mi 6), *pishu* (Bl 20)	drücken oder kneten	kühlt Hitze im mittleren Erwärmer
tianheshui (Wasser des Himmelsflusses)	schieben distal→proximal	erzeugt Kälte, kühlt Hitze, beseitigt Stau
liufu (Sechs *fu*-Organe)	schieben proximal→distal	erzeugt Kälte, kühlt Hitze, beseitigt Stau
banmen (Holztor)	drücken oder kneten	kühlt Hitze in Milz und Magen, beseitigt Nahrungsstau, beendet Erbrechen
dahengwen-banmen-Linie (Großquerfalte zu Holztor)	schieben proximal→distal	kühlt Hitze im mittleren Erwärmer, beendet Erbrechen
neibagua (Innere acht Trigramme)	gegen die Verlaufsrichtung schieben	senkt das abnorm steigende *qi*, beendet Erbrechen
qijiegu (Knochen der sieben Gelenke)	schieben kranial→kaudal: Du 3→Du 2	entspannt Darm, beendet Durchfall
guiwei (Du 1)	drücken oder klemmen	reguliert Darmmotilität, beendet Durchfall
ulnares *duanzheng* (Anständigkeit)	klemmen	beendet Erbrechen bei akutem Geschehen

Transport von Erde zu Wasser (► 6.81)
kühlt die Hitze in Milz und Magen, beendet das Erbrechen

tonisieren
regulieren
sedieren

Erbrechen durch *yin*-Leere

Ursachen

Die Ursachen liegen meist in inneren Erkrankungen, die zu einem Mangel an *qi*, *yin* und Blut der inneren Organe, besonders von Niere und Milz, führen. Hinzu kommen emotionale Faktoren wie Unzufriedenheit, Ärger oder Stress.

Symptome

Allmähliches Auftreten, langsame Krankheitsentwicklung, Nachmittagsfieber, spontanes und nächtliches Schwitzen, rote Wangen, trockener Mund, warme Handflächen und Fußsohlen, trockene rote Zunge mit trockenem Belag oder ohne Belag, dünner und schneller Puls

Therapieprinzipien

Das *yin* stärken, die *qi*-und Blut-Fluss aktivieren

Tuina-Behandlung bei Erbrechen durch *yin*-Leere

Nieren- und Milz-Meridian	schieben distal→proximal	stärkt die Nieren- und Milz-Funktion
Magen-Meridian	schieben distal→proximal	reguliert Magen-Funktion. senkt den gegenläufigen *qi*-Fluss, beendet Erbrechen
pishu (Bl 20), *shenshu* (Bl 23)	drücken oder kneten	wärmt das *yang*, stärkt das Quell-*qi*, aktiviert den *qi*- und Blut-Fluss
guanyuan (Ren 4)	drücken oder kneten	stärkt die Niere und das Quell-*qi*, aktiviert den *qi*- und Blut-Fluss
erma (Zwei Pferde)	tonisierend drücken oder kneten	stärkt die Niere und das Quell-*qi*
neibagua (Innere acht Trigramme)	in Verlaufsrichtung schieben	reguliert *qi*- und Blut-Fluss, beruhigt Geist
jizhu (Wirbelsäule)	schieben kaudal→kranial: Du 1→Du 14	stärkt Niere und Quell-*qi*, harmoniziert *yin yang* und *zang fu*-Organe
zusanli (Ma 36)	tonisierend drücken oder kneten	stärkt *yang* und die Mitte
sanguan (drei Pässe)	schieben distal→proximal	wärmt *yang*, nährt Quell-*qi*, kühlt Hitze durch *yin*-Leere
ulnares *duanzheng* (Anständigkeit)	klemmen	beendet Erbrechen bei akutem Geschehen

tonisieren
regulieren
sedieren

Psychogenes Erbrechen

Ursachen

Ärger, Aufregung, Unzufriedenheit oder Angst, besonders bei labilen Kindern oder bei Kindern mit schwacher Konstitution

Symptome

Kind mit gespanntem bzw. ängstlichem Gesichtsausdruck, rezidivierendes, ggf. heftiges Erbrechen von Milch oder nur von Speichel bzw. klarer Flüssigkeit, unruhiger Schlaf, langsamer und schneller Puls im Wechsel

Therapieprinzipien

Den Geist beruhigen, die Angst lösen, den *qi-* und Blut-Fluss regulieren

Tuina-Behandlung bei psychogenem Erbrechen

Herz- und Leber-Meridian	schieben proximal→distal	kühlt Herz- und Leber-Hitze, beruhigt den Geist
Nieren-Meridian	schieben distal→proximal	stärkt Niere, beseitigt Angst
shenshu (Bl 23), *guanyuan* (Ren 4)	drücken oder kneten	stärkt Niere und Quell-*qi*
baihui (Du 20)	drücken	beruhigt den Geist
renzhong (Du 26)	klemmen oder drücken	beruhigt und stabilisiert den Geist, beseitigt Angst
xiaotianxin (Kleines Himmelszentrum)	drücken oder kneten	kühlt Herz-Hitze, beruhigt den Geist
tianzhu (Himmelsäule)	schieben kranial→kaudal	reguliert *qi-* und Blut-Fluss, senkt das abnorm steigende *qi*, stillt Erbrechen
neibagua (Innere acht Trigramme)	gegen die Verlaufsrichtung schieben	senkt das abnorm steigende *qi*, reguliert *qi-* und Blut-Fluss, stillt Erbrechen
etianmen (Himmelstor der Stirn)	schieben kaudal→kranial	beseitigt Angst, erweckt und stabilisiert den Geist
shiwang (Zehn Könige) und *wuzhijie* (Fünf Fingergelenke)	klemmen	beseitigt Angst, erweckt und stabilisiert den Geist
pucan (Bl 61)	klemmen oder drücken	beseitigt Angst, stabilisiert den Geist
Ulnares *duanzheng* (Anständigkeit)	klemmen	beendet Erbrechen bei akutem Geschehen

tonisieren
regulieren
sedieren

8.13 Durchfall (Diarrhö)

Durchfall kommt bei Kindern nicht selten vor.
Ursachen und Symptome sind:

- Akute Diarrhö: Ernährungsfehler, Infektion (akute Gastroenteritis) durch Viren, Bakterien oder Parasiten, Nahrungsmittelallergie (besonders Kuhmilch- und Laktoseintoleranz), Arzneimittel (besonders Antibiotika), Vergiftungen (Quecksilber, Pilz), Pharyngitis, Mittelohrentzündung, Harnwegsinfektion, Zahnung bei Kleinkindern
- Chronische Diarrhö
  - Morbus Crohn: unklare Ursache, vermutlich durch Immunregulationsstörung, familiäre Häufung, Befall des gesamten Magen-Darm-Trakts, mit Symptomen wie Gewichtsverlust, Wachstumsstörung, kolikartige Bauchschmerzen, Durchfall mit schleimigem, blutigem, übelriechendem Stuhlgang
  - Colitis ulcerosa: unklare Ursache, vermutlich durch Immunregulationsstörung, Befall von Dickdarm und Mastdarm, mit Symptomen wie schubweise verlaufender Krankheit mit blutigem Durchfall, schmerzhaftem Stuhldrang, Bauchkrämpfen, die beschwerdefreie Ruhephase kann Monate bis Jahre anhalte.
  - Zöliakie: chronische Autoimmunkrankheit mit Schädigung der Dünndarmschleimhaut infolge Überempfindlichkeit gegenüber Gladin, einem alkoholischen Bestandteil des Weizenklebers Gluten, mit Symptomen wie Gewichtsverlust, Wachstumsstörung, Bauchschmerzen, Durchfall, Erbrechen
  - Kuhmilchallergie, Laktose-, Sojaproteinintoleranz usw.

Aus Sicht der TCM entsteht Durchfall durch Kälte-Stau, Feuchte-Hitze-Stau, Ernährungsfehler, Milz- und Nieren-Leere.

Diarrhö durch Kälte-Stau

Ursachen

Invasion der pathogenen Klimafaktoren Wind und Kälte oder übermäßiger Konsum von Nahrungsmitteln mit energetisch kalter Eigenschaft

Symptome

Erschöpfung, weicher, heller Stuhl, gelegentlich Durchfall, Bauchschmerzen, Meteorismus, blasse Gesichtsfarbe, blasse Lippen, Abneigung gegen Kälte, Vorliebe für Wärme und Bauchmassage, Appetitlosigkeit, kein Durst

Therapieprinzipien

Die Kälte vertreiben, die Bauchschmerzen beseitigen und den Durchfall beenden

Tuina-Behandlung bei Diarrhö durch Kälte-Stau

Punkt/Zone	Technik	Wirkung
Milz-, Magen- und Dickdarm-Meridian	schieben proximal → distal	vertreibt Kälte aus Milz, Magen und Dickdarm
sanyinjiao (Mi 6), *pishu* (Bl 20), *shenshu* (Bl 23)	drücken oder kneten	reguliert Milz- und Nieren-Funktion
hegu (Di 4), *quchi* (Di 11), *yiwofeng* (Ein Windnest)	drücken oder kneten	vertreibt Wind und Kälte, reguliert *qi*- und Blut-Fluss
tianshu (Ma 25)	drücken oder kneten	beseitigt Stau im Darm, reguliert Verdauung, beendet Durchfall
banmen (Holztor)	drücken oder kneten	aktiviert Milz- und Magen-Funktion
banmen-dahengwen-Linie (Holztor zu Großquerfalte)	schieben distal → proximal	wärmt die Mitte, aktiviert Milz- und Magen-Funktion, beendet Durchfall
wailaogong (Äußerer Arbeitspalast)	drücken oder kneten	wärmt Mitte, beseitigt Kälte
zusanli (Ma 36)	drücken oder kneten	wärmt *yang*, stärkt Milz und Magen
shenque (Ren 8)	drücken oder kneten	wärmt Mitte, vertreibt Kälte, stärkt Milz
dantian (Zinnoberfeld)	reiben	wärmt *yang* und den unteren Erwärmer
sanguan (Drei Pässe)	schieben distal → proximal	wärmt *yang*, vertreibt Kälte, aktiviert *qi*- und Blut-Fluss
neibagua (Innere acht Trigramme), besonders von Punkt 2 zu Punkt 5	in Verlaufsrichtung schieben	reguliert *qi*- und Blut-Fluss, beendet Durchfall
qijiegu (Knochen der sieben Gelenke)	schieben kaudal → kranial: Du 2 → Du 3	wärmt *yang*, beendet Durchfall
erma (Zwei Pferde)	drücken oder kneten	erweckt den Geist, reguliert *qi*- und Blut-Fluss, beseitigt Stau
dujiao (Bauchecke)	mit Daumen und Zeigefinger greifen bzw. zupfen	vertreibt Kälte, beseitigt Bauchschmerzen
radiales *duanzheng* (Anständigkeit)	klemmen	beendet Durchfall bei akutem Geschehen

tonisieren
regulieren
sedieren

Diarrhö durch Feuchte-Hitze-Stau

Ursachen

Invasion der pathogenen Klimafaktoren Feuchte-Hitze, übermäßiger Verzehr von Süßigkeiten und fettigen Nahrungsmitteln

Symptome

Durchfall nach Bauchkoliken, Blähungen, ggf. leichtes Fieber, Kopfschmerzen, körperliches Schweregefühl mit schwerfälligen Bewegungen, Schwitzen, Durst, rote Lippen, roter Rachenring, Dysurie bzw. Oligurie mit dunkelgelbem Urin, Stuhl mit unverdauten Speiseresten

Therapieprinzipien

Die Feuchte-Hitze beseitigen, den Durchfall beenden

Tuina-Behandlung bei Diarrhö durch Feuchte-Hitze-Stau

Milz-, Magen- und Dickdarm-Meridian	schieben proximal → distal	vertreibt Feuchte-Hitze aus Milz-, Magen- und Dickdarm
tianshu (Ma 25), *shenque* (Ren 8), *zhongwan* (Ren 12)	drücken oder kneten	reguliert Darmmotilität, beseitigt Nahrungsstau
banmen (Holztor)	drücken oder kneten	beseitigt Nahrungsstau
xiaotianxin (Kleines Himmelszentrum)	drücken oder kneten	kühlt Hitze, beseitigt Nahrungsstau
fu-yin-yang (Bauch-*yin-yang*)	auseinanderschieben	reguliert Magen-Darm-Funktion, beseitigt Nahrungsstau, beendet Durchfall
dahengwen-banmen-Linie (Großquerfalte zu Holztor)	schieben proximal → distal	kühlt Hitze in Milz und Magen
tianheshui (Wasser des Himmelsflusses)	schieben distal → proximal	kühlt Hitze, beendet Durchfall
liufu (Sechs *fu*-Organe)	schieben proximal → distal	kühlt Hitze, beendet Durchfall
guiwei (Du 1)	drücken oder klemmen	reguliert Darm-Funktion, beendet Durchfall
radiales *duanzheng* (Anständigkeit)	klemmen	beendet Durchfall bei akutem Geschehen

tonisieren
regulieren
sedieren

Diarrhö durch Ernährungsfehler

Ursachen

Überernährung oder unhygienische Nahrungsmittel

Symptome

Aufgeblähter Bauch, Spannungsbauchschmerzen, Abneigung gegen Druck am Bauch (alle diese Symptome mildern sich nach dem Stuhlgang), ggf. Fieber, übel riechender Stuhl, Durst, Appetitlosigkeit, saures und fauliges Aufstoßen, dunkelgelber Urin, rote Lippen, rote Zunge mit gelblichem Belag, schneller Puls

Therapieprinzipien

Den Nahrungsstau und die Hitze beseitigen, die Bauchschmerzen lindern und den Durchfall beenden

Tuina-Behandlung bei Diarrhö durch Ernährungsfehler

Milz- und Dickdarm-Meridian	schieben proximal → distal	vertreibt Hitze und beseitigt Stau in Milz und Dickdarm
banmen (Holztor)	drücken oder kneten	kühlt Hitze in Milz und Magen, beseitigt Nahrungsstau
zhongwan (Ren 12)	drücken oder kneten	beseitigt Nahrungsstau, harmonisiert Mitte
tianshu (Ma 25)	drücken oder kneten	reguliert Verdauung, beseitigt Nahrungsstau, beendet Durchfall
neibagua (Innere acht Trigramme)	schieben in Verlaufsrichtung	reguliert *qi*- und Blut-Fluss, harmonisiert innere Organe, beseitigt Durchfall
dahengwen-banmen-Linie (Großquerfalte zu Holztor)	schieben proximal → distal	kühlt Hitze in Milz und Magen
tianheshui (Wasser des Himmelsflusses)	schieben distal → proximal	kühlt Hitze, neutralisiert Gift (Bakterien, Viren usw.)
liufu (Sechs *fu*-Organe)	schieben proximal → distal	kühlt Hitze, neutralisiert Gift (Bakterien, Viren usw.)
fu-yin-yang (Bauch-*yin-yang*)	auseinanderschieben	reguliert Milz- und Magen-Darm-Funktion, beendet Durchfall
guiwei (Du 1)	drücken oder klemmen	reguliert Darm-Funktion, beendet Durchfall
radiales *duanzheng* (Anständigkeit)	klemmen	beendet Durchfall bei akutem Geschehen

tonisieren
regulieren
sedieren

Diarrhö durch Milz-Leere

Ursachen

Unterernährung, unregelmäßige Nahrungsaufnahme, Zustand nach lang andauernder Erkrankung oder konstitutionelle Schwäche

Symptome

Abgemagertes und träges Kind, Appetitlosigkeit, blasse Gesichtsfarbe, Völle- und Druckgefühl im Bauch mit Vorliebe für Bauchmassage, Durchfall sofort nach dem Essen mit unverdauten Speiseresten, kein Durst, blasse Zunge ohne Belag, Schlafen mit halb geöffneten Augen

Therapieprinzipien

Die Milz und Niere stärken, den *qi*- und Blut-Fluss aktivieren

Tuina-Behandlung bei Diarrhö durch Milz-Leere

Milz-, Magen-, Dickdarm- und Nieren-Meridian	schieben distal→proximal	stärkt Milz, Magen, Dickdarm und Niere
banmen (Holztor)	drücken oder kneten	aktiviert Milz- und Magen-Funktion
banmen-dahengwen-Linie (Holztor zu Großquerfalte)	schieben distal→proximal	aktiviert Milz- und Magen-Funktion, beendet Durchfall
sanyinjiao (Mi 6), *pishu* (Bl 20), *shenshu* (Bl 23)	drücken oder kneten	stärkt Milz- und Nieren-Funktion
guanyuan (Ren 4)	drücken oder kneten, besonders bei konstitutioneller Schwäche	stärkt *yang*, Niere und Quell-*qi*
zusanli (Ma 36)	drücken oder kneten	stärkt *yang* und die Mitte
erma (Zwei Pferde)	drücken oder kneten	stärkt *yang* und Niere, aktiviert *qi*- und Blut-Fluss
wailaogong (Äußerer Arbeitspalast)	drücken oder kneten	stärkt *yang*, wärmt die Mitte
dantian (Zinnoberfeld)	reiben	wärmt die Mitte, aktiviert *qi*- und Blut-Fluss
qijiegu (Knochen der sieben Gelenke)	schieben kaudal→kranial: Du 1→Du 4	wärmt *yang*, beendet Durchfall

Transport von Wasser zu Erde (► 6.82)
stärkt die Milz, reguliert die Verdauung

tonisieren
regulieren
sedieren

Diarrhö durch Nieren-Leere

Ursachen

Unterernährung, Zustand nach lang anhaltender Erkrankung, konstitutionelle Schwäche

Symptome

Frühmorgendlicher Durchfall mit breiigem Stuhl, kalte Hände und Füße, Vorliebe für Wärme und Abneigung gegen Kälte, Schwächegefühl in den Beinen, Kältegefühl und ggf. Schmerzen in der Lende, schnelle Erschöpfung, Ohrgeräusche

Therapieprinzipien

Die Niere und die Essenz stärken

Tuina-Behandlung bei Diarrhö durch Nieren-Leere

Nieren- und Milz-Meridian	schieben distal → proximal	stärkt Nieren- und Milz-Funktion
sanyinjiao (Mi 6), *pishu* (Bl 20), *shenshu* (Bl 23)	drücken oder kneten	stärkt Milz -und Nieren-Funktion
zusanli (Ma 36)	drücken oder kneten	wärmt *yang* und Mitte, aktiviert *qi*- und Blut-Fluss
guanyuan (Ren 4)	drücken oder kneten	stärkt *yang*, Niere und Quell-*qi*
shenque (Ren 8), *pishu* (Bl 20)	drücken oder kneten	stärkt *yang* und Milz, aktiviert *qi*- und Blut-Fluss, reguliert Verdauung
dantian (Zinnoberfeld)	reiben	stärkt Niere, wärmt unteren Erwärmer
erma (Zwei Pferde)	drücken oder kneten	stärkt Niere und Quell-*qi*
wailaogong (Äußerer Arbeitspalast)	drücken oder kneten	stärkt *yang*, wärmt die Mitte
jizhu (Wirbelsäule)	schieben kaudal → kranial: Du 1 → Du 14	stärkt Niere und Quell-*qi*, reguliert *qi*- und Blut-Fluss
qijiegu (Knochen der sieben Gelenke)	schieben kaudal → kranial: Du 2 → Du 3	stärkt Niere und Quell-*qi*, entspannt Darm beendet Durchfall

+ Transport von Erde zu Wasser (► 6.81)
stärkt die Niere, aktiviert *qi*- und Blut-Fluss, beendet den Durchfall

tonisieren
regulieren
sedieren

8.14 Verstopfung (Obstipation)

Obstipation (Verstopfung) ist eine Störung der Stuhlentleerung, bei der die Ausscheidung des Stuhls aus dem Darm unvollständig oder verzögert ist.
Man unterscheidet zwischen akuter und chronischer Obstipation und ihren Ursachen:

- Akute Obstipation
  - Ernährungsfehler: zu wenig Ballaststoffe, zu viele Süßigkeiten, zu viel Milch oder Milchprodukte
  - Mangel an Flüssigkeitszufuhr, Mangel an Bewegung
  - Änderung des Tagesrhythmus, Änderung der Umgebung
  - Arzneimittel, z. B. Zytostatika
  - Reaktion auf schmerzhaften Stuhlgang, z. B. Entzündung am After, Rhagaden
- Chronische Obstipation
  - Meist als Folge der nicht adäquaten Behandlung einer o.g. primären Verstopfung
  - Stoffwechselstörungen, wie Diabetes mellitus, Schilddrüsenunterfunktion
  - Störungen des Elektrolythaushaltes wie Hypokaliämie, Hypokalzämie
  - Darmobstruktion durch Tumore, Divertikulose, Verwachsungen
  - Psychisch bedingte Obstipation, z. B. Ekel vor unsauberen Toiletten, Stuhlverweigerung als Widerstand gegenüber den Eltern usw.

Aus Sicht der TCM ist die Ursache für Obstipation eine Störung im Dickdarm, z. B. durch Ansammlung von Hitze und Trockenheit sowie Stagantion. Es wird zwischen Verstopfung vom Fülle-Typ und Verstopfung vom Leere-Typ differenziert.

Akute Verstopfung vom Fülle-Typ

Ursachen

Stillung bzw. Essen in unregelmäßigen Abständen oder Einnahme von Arzneimitteln bzw. Verzehr von Nahrungsmitteln mit energetisch warmem oder heißem Charakter, was zu einer Stagnation von Hitze und Beeinträchtigung der Körperflüssigkeiten führt

Symptome

Dunkelfarbige harte Fäzes, Hitzegefühl im Körper, aufgeblähter Bauch, Durst mit Verlangen nach kalten Getränken, Appetitlosigkeit, Oligurie mit dunkelgelbem Urin, rote Zunge

Therapieprinzipien

Die Hitze kühlen, den *qi-* und Blut-Fluss im Darm regulieren

Tuina-Behandlung bei akuter Verstopfung vom Fülle-Typ

Milz-, Magen- und Dickdarm-Meridian	schieben proximal → distal	vertreibt Hitze aus Milz-, Magen- und Dickdarm
tianshu (Ma 25)	drücken oder kneten	fördert Transport der Körperflüssigkeiten, reguliert Darmmotilität
fu (Bauch)	reiben (im Uhrzeigersinn)	reguliert *qi*-Zirkulation im Bauch, fördert Verdauung

tonisieren
regulieren
sedieren

qijiegu (Knochen der sieben Gelenke)	schieben kranial→kaudal: Du 3→Du 2	kühlt Hitze, entspannt Darm, fördert die Verdauung
tianheshui (Wasser des Himmelsflusses)	schieben distal→proximal	erzeugt Kälte, kühlt Hitze, fördert die Verdauung
liufu (Sechs *fu*-Organe)	schieben proximal→distal	erzeugt Kälte, kühlt Hitze, fördert die Verdauung

Der blaue Drache wedelt mit dem Schwanz (► 7.5)
kühlt die Hitze, beseitigt den Nahrungsstau
Zwei Drachen spielen mit den Perlen (► 7.9)
kühlt die Hitze, beseitigt den Nahrungsstau

Verstopfung vom Leere-Typ

Ursachen

Mangel an *qi*, insbesondere Quell-*qi* durch konstitutionelle Schwäche, nach langanhaltender Krankheit oder durch falsche Ernährung führt zu einer Schwäche der Verdauungsorgane

Symptome

Blasse Hautfarbe, langwierige Kotausscheidung (das Kind hat keine ausreichende Kraft zum Pressen), Abmagerung, schwache Atmung, leise Stimme, Schmerzen und Kältegefühl im Bauch, Vorliebe für Wärme, Abneigung gegen Kälte, häufige Miktion kleiner Harnmengen (Pollakisurie)

Therapieprinzipien

Die Niere und das *jing* (Essenz) stärken, den *qi*- und Blut-Fluss aktivieren

Tuina-Behandlung bei Verstopfung vom Leere-Typ

Nieren-, Milz-, Magen- und Dickdarm-Meridian	schieben distal→proximal	stärkt Niere, Milz, Magen und Dickdarm
guanyuan (Ren 4)	drücken oder kneten	stärkt *yang*, Niere und Quell-*qi*
shenque (Ren 8), *zhongwan* (Ren 12)	drücken oder kneten	wärmt *yang*, stärkt Milz- und Magen-Funktion
wailaogong (Äußerer Arbeitspalast)	drücken oder kneten	wärmt Mitte, stärkt *yang*
banmen (Holztor)	drücken oder kneten	stärkt Milz und Magen, fördert Verdauung
erma (Zwei Pferde)	drücken	stärkt *yang* und Quell-*qi*
zhongwan (Ren 12)	drücken oder kneten	stärkt Milz, reguliert Verdauung
fu (Bauch)	reiben (gegen den Uhrzeigersinn)	stärkt Milz, reguliert Magen-Darm-Trakt, aktiviert *qi*- und Blut-Fluss, fördert Verdauung
sanguan (Drei Pässe)	schieben distal→proximal	stärkt *yang* und Quell-*qi*
guiwei (Du 1)	drücken oder klemmen	reguliert Darmfunktion, fördert Verdauung

tonisieren
regulieren
sedieren

8.15 Bettnässen (Enuresis)

Bettnässen oder Einnässen (Enuresis) ist eine unwillkürliche Harnausscheidung ohne organische Defekte bei Kindern ab dem vollendeten 5. Lebensjahr. Das Einnässen von Kindern unter 4–5 Jahren wird noch nicht als Krankheit betrachtet und bedarf noch keiner medizinischen Behandlung.
Es werden zwei Formen des Einnässens differenziert:

- Primäre Enuresis: besteht bereits seit der Geburt, das Kind war noch nie trocken
- Sekundäre Enuresis: tritt nach einer Trockenphase von mindestens sechs Monate wieder auf

Und man unterscheidet zwischen Enuresis diurna (Tagesinkontinenz) und Enuresis nocturna (Nachtinkontinenz).

- Enuresis diurna: Einnässen tagsüber im Wachzustand mit Ausscheidung einer kleinen Urinmenge. Dabei soll beachtet werden, dass das Einnässen am Tag eigentlich keine Enuresis ist, sondern eine Harninkontinenz, bei der die unvollständige Miktion durch funktionelle, psychische oder organische Störungen der Blase hervorgerufen werden kann.
- Enuresis nocturna (Nykturie): Einnässen nachts während des Schlafs mit vollständiger Blasenentleerung

Geschlechterverhältnis: männlich zu weiblich 2:1. Mehr Jungen leiden an Enuresis nocturna, mehr Mädchen an Enuresis diurna.

Aus Sicht der TCM ist die Enuresis zurückzuführen auf Nieren-Essenz-Mangel und Lungen- und Milz-*qi*-Leere sowie Feuchte-Hitze in der Leber.

Enuresis durch Nieren-Essenz-Mangel

Ursachen

Angeboren, konstitutionelle Schwäche, Zustand nach lang anhaltender Erkrankung

Symptome

Kind mit verzögerter intellektueller Entwicklung, nässt das Bett 1–2 Mal oder mehr in der Nacht, blasse Hautfarbe, heller Urin, Abneigung gegen Kälte und Vorliebe für Wärme, weicher, breiiger Stuhl, Lendenschmerzen, schwache Knie, blasse Zunge mit dünnem, weißem Belag

Therapieprinzipien

Die Niere und das Quell-*qi* (Essenz) stärken, den *qi*- und Blut-Fluss aktivieren

Tuina-Behandlung bei Enuresis durch Nieren-Essenz-Mangel

Punkt	Technik	Wirkung
Milz- und Nieren-Meridian	schieben distal→proximal	stärkt Milz und Niere
baihui (Du 20)	drücken oder kneten	hebt *yang* an, beruhigt Geist
shenshu (Bl 23), *guanyuan* (Ren 4)	drücken oder kneten	stärkt Quell-*qi* und Niere, reguliert die Harnausscheidung
sanyinjiao (Mi 6), *pishu* (Bl 20)	drücken oder kneten	stärkt Milz, reguliert Harnfluss
erma (Zwei Pferde)	drücken oder kneten	stärkt Quell-*qi* und Niere, reguliert Harnausscheidung
guwei (Schildkrötenschwanz)	drücken oder kneten	hebt *qi* in der Blase an, reguliert die Harnausscheidung
wailaogon (Äußerer Arbeitspalast)	drücken oder kneten	wärmt die Mitte, reguliert die Harnausscheidung
sanguan (Drei Pässe)	schieben distal→proximal	stärkt *yang* und Quell-*qi*
dantian (Zinnoberfeld)	reiben	wärmt *yang* und den unteren Erwärmer, reguliert die Harnausscheidung
qijiegu (Knochen der sieben Gelenke)	schieben kaudal→kranial: Du 2→Du 3	stärkt *yang* und Niere

\+ Transport von Erde zu Wasser (► 6.81)
stärkt die Niere und reguliert die Harnausscheidung

tonisieren
regulieren
sedieren

Enuresis durch Milz- und Lungen-*qi*-Leere

Ursachen

Konstitutionelle Schwäche, langwierige bzw. schwere Krankheit, besonders nach einer Erkältung, Unterfütterung, fehlerhafte Ernährung

Symptome

Das Kind uriniert unkontrolliert mehrmals in der Nacht, jedes Mal nur in kleiner Menge, Miktion tropfenweise, Kurzatmigkeit, rezidivierender Husten, blasse Gesichtsfarbe, schwacher Rücken, weicher, breiiger Stuhl

Therapieprinzipien

Die Milz und Lunge stärken, den *qi*- und Blut-Fluss aktivieren

Tuina-Behandlung bei Enuresis durch Milz- und Lungen-*qi*-Leere

Punkt/Zone	Methode	Wirkung
Lungen-, Milz- und Nieren-Meridian	schieben distal → proximal	stärkt Lunge, Milz und Niere
baihui (Du 20)	drücken	hebt das *yang* an, beruhigt Geist
sanyinjiao (Mi 6), *feishu* (Bl 13), *pishu* (Bl 20), *shenshu* (Bl 23)	drücken oder kneten	stärkt Lungen-, Milz- und Nieren-Funktion
banmen (Holztor)	drücken oder kneten	aktiviert Milz
wailaogong (Äußerer Arbeitspalast)	drücken oder kneten	erwärmt *yang* und Mitte
neibagua (Innere acht Trigramme)	schieben in Verlaufsrichtung	harmonisiert innere Organe, hebt das abnorm senkende *qi* an, reguliert die Harnausscheidung
dantian (Zinnoberfeld)	reiben gegen den Uhrzeigersinn	wärmt unteren Erwärmer, reguliert Harnausscheidung
erma (Zwei Pferde)	drücken oder kneten	stärkt *yang* und Niere
sanguan (Drei Pässe)	schieben distal → proximal	stärkt *yang* und Quell-*qi*, aktiviert *qi*- und Blut-Fluss

Transport von Wasser zu Erde (► 6.82)
stärkt die Milz und reguliert den Harnfluss

tonisieren
regulieren
sedieren

Enuresis durch Feuchte-Hitze in der Leber

Ursachen

Retention von Feuchte-Hitze in der Leber mit Blockaden der *qi-* und Blut-Fluss durch

- Invasion von exogener pathogener Feuchte-Hitze
- anhaltende psychische Belastung wie Ärger, Wut, Unzufriedenheit, Stress
- übermäßigen Konsum von süßen und fettigen Nahrungsmitteln.

Symptome

Einnässen, Pollakisurie, auch Enuresis diurna (tagsüber), Ärger, Reizbarkeit, Unruhe, nächtliches Schwitzen, Übelkeit, Erbrechen, Kopfschmerzen, Druck- und Völlegefühl im Bauch, gelber, riechender Urin, Zähneknirschen im Schlaf, rote Gesichtsfarbe, rote Zunge mit gelbem Belag

Therapieprinzipien

Die exogenen pathogenen Faktoren Feuchte-Hitze vertreiben, die Hitze kühlen, die Feuchtigkeit regulieren, die Leber besänftigen, den Geist beruhigen

Tuina-Behandlung bei Enuresis durch Feuchte-Hitze in der Leber

Leber- und Herz-Meridian	schieben proximal → distal	kühlt Leber- und Herz-Hitze
sanyinjiao (Mi 6)	drücken oder kneten	beseitigt Feuchte-Hitze, besänftigt Leber, reguliert Milz
zhisanguan (Drei Pässe des Zeigefingers)	schieben (von der Grundgelenkfalte zur Zeigefingerspitze)	kühlt die Hitze in Leber und Gallenblase
xiaotianxin (Kleines Himmelszentrum)	klemmen, drücken oder kneten	kühlt Hitze, besonders Herz-Hitze, beseitigt *qi-* und Blut-Stau, beruhigt den Geist
douzhou (He 3)	klemmen oder kneten	kühlt Hitze, löst Schleim
neilaogong (innerer Arbeitspalast, Pe 8)	klemmen oder kneten	kühlt Hitze, reguliert *qi-* und Blut-Fluss, beruhigt den Geist
tianheshui (Wasser des Himmelsflusses)	schieben distal → proximal	kühlt Hitze in Leber und Herz, beruhigt den Geist
liufu (Sechs *fu*-Organe)	schieben proximal → distal	kühlt Hitze in Leber und Herz, beruhigt den Geist

Transport von Wasser zu Erde (► 6.82)
    reguliert den Harnfluss
Den Mond am Wasserboden herausfischen (► 6.83)
    kühlt die Hitze und beruhigt den Geist
Zwei Drachen wedeln mit den Schwänzen (► 7.8)
    kühlt die Hitze in Leber und Herz, beruhigt den Geist

tonisieren
regulieren
sedieren

8.16 Neurodermitis

Neurodermitis (Synonyme: atopische Dermatitis, atopisches Ekzem) ist eine entzündliche, chronisch rezidivierende und in Schüben verlaufende Hauterkrankung. Sie manifestiert sich bereits im Säuglingsalter in Form eines Milchschorfs und beginnt sich ab dem 3.–6. Lebensmonat zu entwickeln. Ein Drittel der Säuglinge und Kleinkinder, die an Neurodermitis leiden, haben eine Nahrungsmittelallergie. Bei fast der Hälfte der Kinder mit Neurodermitis wird gleichzeitig Heuschnupfen oder Asthma bronchiale beobachtet.

Die Ursachen von Neurodermitis sind vielfältig. Außer Vererbung spielen auch Umwelteinflüsse wie Klima, Schadstoffe, Tabakrauch (passives Rauchen), Allergen usw. eine Rolle.

Hierbei handelt es sich um Hauterkrankungen, deren Ursachen in der Invasion der exogenen pathogenen Faktoren Wind-Hitze und Wind-Trockenheit vor dem Hintergrund einer Blut-Leere liegen. Auslösende Faktoren sind psychogene, emotionale Störungen, Stress, lokale Reize, Ernährung und Klimafaktoren.

Neurodermitis wird je nach Ursache in zwei Typen unterteilt: Wind-Hitze mit Blut-Mangel und Wind-Trockenheit mit Blut-Mangel

Neurodermitis durch Invasion von Wind-Hitze mit Blut-Mangel

Ursachen

Die pathogenen Klimafaktoren Wind und Hitze dringen in den Körper ein und sammeln sich an der Haut. Sie rufen Blockaden der Blut-Fluss hervor, die sich durch Blut-Leere verstärken. Es entstehen eine Schwäche der Körperabwehr und ein Stau von Blut-Hitze. Dadurch entwickeln sich Hautveränderungen wie Juckreiz, Verdickung und Vergröberung der Hautfederung.

Symptome

Rote, nasse und gelegentlich pustulöse Hautareale (mit Eiter gefüllte Bläschen), starker Juckreiz mit Schuppen- und Krustenbildung, rote Zunge, schneller Puls

Therapieprinzipien

Die pathogenen Faktoren Wind und Hitze vertreiben, das Blut mehren und den *qi*- und Blut-Fluss aktivieren, die Körperabwehr stärken

tonisieren
regulieren
sedieren

Tuina-Behandlung bei Invasion von Wind-Hitze mit Blut-Mangel

Punkt/Zone	Technik	Wirkung
Lungen-, Leber- und Herz-Meridian	schieben proximal→distal	vertreibt pathogene Faktoren aus Lunge, Leber- und Herz
Milz- und Nieren-Meridian	schieben distal→proximal	stärkt Milz und Niere, aktiviert *qi*- und Blut-Fluss
sanyinjiao (Mi 6), *pishu* (Bl 20), *banmen* (Holztor)	drücken oder kneten	stärkt Lunge und Milz, aktiviert *qi*- und Blut-Fluss
feishu (Bl 13), *guanyuan* (Ren 4)	drücken oder kneten	stärkt Lunge und Körperabwehr, stärkt Niere und Quell-*qi*
lieque (Lu 7), *hegu* (Di 4), *quchi* (Di 11), *fengchi* (Gb 20), *dazhui* (Du 14)	drücken oder kneten	vertreibt pathogene Klimafaktoren, aktiviert *qi*- und Blut-Fluss, stärkt Körperabwehr
xiaotianxin (Kleines Himmelzentrum)	drücken oder kneten	kühlt Hitze
xuehai (Mi 10), *baichongwo* (Nest der hundert Würmer)	drücken oder kneten	vertreibt Wind, kühlt Hitze, reinigt Blut, beseitigt Blut-Stau, lindert Juckreiz
neilaogong (Pe 8)	drücken oder kneten	kühlt Blut-Hitze, beruhigt den Geist
dahengwen (Großquerfalte)	Hand-*yin-yang* trennen	kühlt Hitze und harmonisiert *zang-fu*-Organe
jizhu (Wirbelsäule)	schieben kranial→kaudal: Du 14→Du 1	vertreibt pathogene Klimafaktoren, reguliert *qi*- und Blut-Fluss
tianheshui (Wasser des Himmelflusses)	schieben distal→proximal	erzeugt Kälte, kühlt Hitze
liufu (Sechs *fu*-Organe)	schieben proximal→distal	erzeugt Kälte, kühlt Hitze

Den Mond am Wasserboden herausfischen (► 6.83) kühlt die Hitze, besonders Herz-Hitze

tonisieren
regulieren
sedieren

Neurodermitis durch Invasion von Wind-Trockenheit mit Blut-Mangel

Ursachen

Die exogenen pathogenen Faktoren Wind und Trockenheit dringen in den Körper ein. Sie trocknen das Blut aus und blockieren die Blut-Fluss. Die Blockade verstärkt sich durch Blut-Mangel. Es entsteht eine Körperabwehrschwäche. Die Haut wird trocken, dick und rau.

Symptome

Betroffene Hautareale sind hellgelb gefärbt, klein, trocken und mit weißen Schuppen bedeckt, nach Verschwinden der Schuppen viele kleine rote Pünktchen an den betroffenen Stellen, normaler Appetit, unauffällige Verdauung

Therapieprinzipien

Die pathogenen Faktoren Wind-Trockenheit vertreiben, das Blut mehren und den *qi*- und Blut-Fluss aktivieren

Tuina-Behandlung bei Neurodermitis durch Invasion von Wind-Trockenheit mit Blut-Leere

Punkt/Meridian		Technik	Wirkung
Leber- und Herz-Meridian	sedieren	schieben proximal → distal	kühlt Hitze in Leber und Herz
Lungen-, Milz- und Nieren-Meridian	tonisieren	schieben distal → proximal	stärkt Lunge, Milz und Niere, reguliert und fördert Körperflüssigkeiten, stärkt Körperabwehr
sanyinjiao (Mi 6), *pishu* (Bl 20), *shenshu* (Bl 23)	tonisieren	drücken oder kneten	stärkt Milz, Lunge und Niere, aktiviert *qi*- und Blut-Fluss
feishu (Bl 13), *guanyuan* (Ren 4)	tonisieren	drücken oder kneten	stärkt Niere und Quell-*qi*
banmen (Holztor)	tonisieren	drücken oder kneten	stärkt Milz
lieque (Lu 7), *hegu* (Di 4), *quchi* (Di 11), *fengchi* (Gb 20), *dazhui* (Du 14)	sedieren	drücken oder kneten	vertreibt pathogene Klimafaktoren, aktiviert *qi*- und Blut-Fluss, stärkt Körperabwehr
xuehai (Mi 10), *baichongwo* (Nest der hundert Würmer)	sedieren	drücken oder kneten	vertreibt pathogene Klimafaktoren, kühlt Hitze, reinigt Blut, beseitigt Blut-Stau, lindert Juckreiz
jizhu (Wirbelsäule)	sedieren	schieben kranial → kaudal: Du 14 → Du 1	vertreibt pathogene Klimafaktoren, reguliert *qi*- und Blut-Fluss

! Wichtig für die Tuina-Behandlung bei Neurodermitis sind weitere Therapiemaßnahmen, wie z. B. Ernährungsumstellung, Vermeiden von Irritanzien, Vermeidung einer Allergenexposition usw.

tonisieren
regulieren
sedieren

8.17 Aufmerksamkeitsdefizit-Hyperaktivitätsstörung (ADHS)

SCHULMEDIZIN

ADHS (Synonyme: hyperkinetische Störung HKS, Aufmerksamkeitsdefizitsyndrom ADS, attention deficit hyperactivity disorder ADHD) wird bei 4–8% der Schulkinder beobachtet.

Die Ursachen sind nicht bekannt, infrage können kommen genetische Prädisposition, Risikofaktoren wie Infektion, Schadstoffe, Erkrankungen des ZNS, Schwangerschafts- und Geburtskomplikationen, Alkohol- und Nikotinkonsum während der Schwangerschaft (auch Passivrauchen)

Die drei Hauptsymptome sind Aufmerksamkeitsdefizit, Hyperaktivität und Impulsivität

!

Die Diagnose ADHS kann nur gestellt werden, wenn die Symptome seit mindestens sechs Monaten bestehen.

Aus Sicht der TCM wird AHDS durch das Zusammenspiel von folgenden pathogenen Faktoren ausgelöst

- **übermäßige Herz-Hitze:** Die Hitze von der Mutter kann auf das Kind übertragen werden (angeboren) oder durch Stress in der Umgebung, dauernde Reizüberflutung (v.a. in der modernen Lebenswelt), falsche Ernährung mit Stau von Schleim und Blut, oftmals sind Herz und Leber betroffen (erworben)
- **gesteigertes Leber-*qi***
- **Nieren-Essenz-Leere,** meist durch konstitutionelle Schwäche
- und auf die Dauer **Milz-*qi*-Leere**

Symptome bei Herz-Hitze: Unruhiges, zappeliges Kind, das viel redet und nicht lange Zeit auf der gleichen Stelle sitzen kann; im Klassenzimmer oder beim Spielen ist es vorlaut und unterbricht häufig die anderen, da es ungeduldig ist und nicht warten kann, bis es an der Reihe ist

Symptome bei gesteigertem Leber-*qi*: Starke Impulsivität, aggressives Verhalten, Reizbarkeit, Ärger, Zorn, Wutausbrüche

Symptome bei Nieren-Essenz-Leere: Aufmerksamkeitsdefizit, Konzentrationsschwäche, Vergesslichkeit, das Kind lässt sich leicht und schnell ablenken, macht viele Flüchtigkeitsfehler, zeigt oft bei den alltäglichen Aufgaben Vergesslichkeit

Symptome bei Milz-*qi*-Leere: Ermüdung, Lustlosigkeit für Unternehmungen, Verdauungsstörungen

Therapieprinzipien

Die Herz-Hitze kühlen, die Leber besänftigen, die Nieren, das Quell-*qi* und die Milz stärken, den Geist beruhigen

Tuina-Behandlung bei ADHS

Herz- und Leber-Meridian	sedieren	schieben proximal $\rightarrow$ distal	kühlt Hitze in Herz und Leber, beruhigt den Geist
Nieren- und Milz-Meridian	tonisieren	schieben distal $\rightarrow$ proximal	stärkt Nieren- und Milz-Funktion
sanyinjiao (Mi 6), *pishu* (Bl 20), *shenshu* (Bl 23)	tonisieren	drücken oder kneten	stärkt Milz und Niere
guanyuan (Passursprung)	tonisieren	drücken oder kneten	stärkt Niere und Quell-*qi*
baihui (Du 20)	regulieren	drücken oder kneten	beruhigt und stabilisiert den Geist
erma (Zwei Pferde)	tonisieren	drücken oder kneten	stärkt Quell-*qi*, nährt *yin*, reguliert *qi*- und Blut-Fluss, erweckt Geist
etianmen (Himmelstor der Stirn)	tonisieren	schieben kaudal $\rightarrow$ kranial	beruhigt und stabilisiert den Geist
douzhou (He 3), *xiaotianxin* (Kleines Himmelszentrum), *zongjin* (Hauptsehne)	sedieren	drücken oder kneten	kühlt Hitze, besonders Herz-Hitze
dahengwen (Großquerfalte, Hand-*yin-yang*-Behandlung)	sedieren	Hand-*yin-yang* trennen	kühlt Hitze, harmonisiert *yin yang*
dantian (Zinnoberfeld)	tonisieren	reiben (gegen den Uhrzeigersinn)	stärkt Niere und Quell-*qi*
tianheshui (Wasser des Himmelsflusses)	sedieren	schieben distal $\rightarrow$ proximal	kühlt Hitze
liufu (Sechs *fu*-Organe)	sedieren	schieben proximal $\rightarrow$ distal	kühlt Hitze
jizhu (Wirbelsäule)	tonisieren	schieben kaudal $\rightarrow$ kranial: Du 1 $\rightarrow$ Du 14	harmonisiert *yin yang*, stärkt Niere und Quell-*qi*
qijiegu (Knochen der sieben Gelenke)	tonisieren	schieben kaudal $\rightarrow$ kranial: Du 2 $\rightarrow$ Du 3	stärkt Niere und Quell-*qi*

Den Mond am Wasserboden herausfischen (► 6.83)
kühlt die Herz-Hitze, beruhigt den Geist

tonisieren
regulieren
sedieren

8.18 Krampfanfälle

SCHULMEDIZIN

Definition Man unterscheidet zwischen Krampfanfall, auch zerebralem Anfall oder *epileptischem Anfall* (plötzlich auftretende vorübergehende Störung der Hirnfunktion, z. B. Fieberkrämpfe im Rahmen einer fieberhaften Infektionserkrankung) und Epilepsie (chronische Erkrankung des Zentralnervensystems mit rezidivierenden epileptischen Anfällen).

Ursachen einer Epilepsie
- Meist idiopathisch, dabei wird eine genetisch bedingte Ursache vermutet
- Intrakranielle Ursachen: Epilepsie als Folge von Erkrankungen des ZNS, Hirnschädigung, Hirntumore usw.
- Extrakraniale Ursachen: Stoffwechselerkrankungen, Hypoglykämie, Elektrolytstörungen usw.

Je nach Ursache werden aus Sicht der TCM folgende Formen unterschieden: exogene pathogene Faktoren, Angst und Schleim-Hitze-Stau.

!

Der Krampfanfall ist eine Notfallsituation und bedarf so schnell wie möglich einer Notfallbehandlung (Zeitspanne nicht über 10 Minuten). Bis der Arzt eintrifft, kann mit der Tuina eine Behandlung versucht werden.

Krampfanfälle durch Invasion von exogenen pathogenen Faktoren

Ursachen

Die pathogenen Klimafaktoren Wind-Hitze oder Sommer-Hitze und epidemische Faktoren (Viren, Bakterien usw.) können hohes Fieber hervorrufen und Leber-Wind mit Krampfanfällen auslösen. Diese Art der Konvulsionen entspricht den Fieberkrämpfen der Schulmedizin.

Symptome

Hohes Fieber, Schüttelkrämpfe, Unruhe, rote Gesichtsfarbe, trockener Mund, Kopfschmerzen, Erbrechen

Therapieprinzipien

Die pathogenen Faktoren vertreiben, die Hitze kühlen, den Geist stabilisieren, die Krampfanfälle beenden

Tuina-Behandlung bei konvulsiven Anfällen durch Invasion von exogenen pathogenen Faktoren

Allgemeine Maßnahmen während der Krämpfe

yongquan (Ni 1), *shiwang* (Zehn Könige), *laolong* (Alter Drache), *weiling* (Mächtiger Geist), *renzhong* (Du 26)	klemmen	vertreibt äußere pathogene Faktoren, erweckt und stabilisiert den Geist, beendet Krampfanfall
Linie der sieben Punkte	Die Punkte hintereinander mit der Daumenspitze drücken oder mit dem Daumen und Zeigefinger greifen	erweckt den Geist, beendet Krampfanfall
sihengwen (Vier Querfalten)	klemmen	kühlt Hitze, beruhigt den Geist, beendet Krampfanfall
wuzhijie (Fünf Fingergelenke)	klemmen	beruhigt den Geist, befreit Körperöffnungen, vertreibt Wind, beendet Krampfanfall

Maßnahmen während der beschwerdefreien Phasen

hegu (Di 4), *quchi* (Di 11), *fengchi* (Gb 20), *dazhui* (Du 14)	drücken oder kneten	vertreibt pathogene Klimafaktoren
etianmen (Himmelstor der Stirn)	schieben kaudal→kranial	vertreibt Wind, stabilisiert den Geist
taiyang (Sonne), *erhougaogu* (Knochenvorsprung hinter dem Ohr), *yiwofeng* (Ein Windnest)	reiben, drücken oder kneten	vertreibt pathogene Klimafaktoren, aktiviert *qi*- und Blut-Fluss, verhütet Krampfanfälle
erma (Zwei Pferde)	drücken oder kneten	stärkt Essenz und Niere, stabilisiert den Geist
xiaotianxin (Kleines Himmelszentrum)	drücken oder kneten	befreit Körperöffnungen, verhütet Krampfanfälle
neilaogong (Pe 8)	drücken oder kneten	kühlt innere Hitze, beruhigt den Geist
dahengwen (Großquerfalte, Hand-*yin-yang*-Behandlung)	Hand-*yin-yang* trennen	harmonisiert *yin yang*
kunlun (Bl 60), *pucan* (Bl 61)	drücken oder greifen	vertreibt pathogene Klimafaktoren, verhütet Krampfanfälle
tianheshui (Wasser des Himmelsflusses)	schieben distal→proximal	kühlt innere Hitze
liufu (Sechs *fu*-Organe)	schieben proximal→distal	kühlt innere Hitze

Der Phönix breitet die Flügel aus (► 7.1)
vertreibt die pathogenen Klimafaktoren, beruhigt den Geist, verhütet Krampfanfälle

tonisieren
regulieren
sedieren

Krampfanfälle ausgelöst durch Angst

Ursachen

Schreck und Panik verletzen das *yin* der Niere und Leber, was Hitze erzeugt und zu Leber-Wind mit Krampfanfällen führt. Eine angeborene vererbte Schwäche der Niere, besonders der Nieren-Essenz des Kindes, kann auch entstehen, wenn die Mutter während der Schwangerschaft dauernde Angstzustände oder Panikattacken erlitt.

Symptome

Ängstliches Kind mit schwacher Konstitution, das nachts oft weint und während des Anfalls laut schreit, Gesichtsfarbe wechselt plötzlich (mal blass, mal rot), unruhiger Schlaf, Oligurie mit dunklem Urin

Therapieprinzipien

Die Niere stärken, die Angst lösen, den Geist stabilisieren und die Krampfanfälle beenden bzw. verhüten

Tuina-Behandlung bei Konvulsionen durch Angst

Allgemeine Maßnahmen während der Krämpfe

Siehe oben unter „Krampfanfälle durch Invasion von exogenen pathogenen Faktoren"

Maßnahmen während der beschwerdefreien Phasen

Punkt	Technik	Wirkung
Nieren-Meridian	schieben distal→proximal (tonisieren)	stärkt Niere, beseitigt Angst
shenshu (Bl 23)	drücken oder kneten (tonisieren)	stärkt Niere, beseitigt Angst
baihui (Du 20)	drücken oder kneten (regulieren)	beruhigt den Geist, verhütet Krampfanfälle
hongchi (Pe 3)	drücken oder kneten (regulieren)	beruhigt und stabilisiert den Geist, löst Angst, verhütet Krampfanfälle
erma (Zwei Pferde), *guanyuan* (Ren 4)	drücken oder kneten (tonisieren)	stärkt Niere, wärmt *yang*, stärkt *yin* und Essenz, verhütet Krampfanfälle
dantian (Zinnoberfeld)	reiben (gegen den Uhrzeigersinn) (tonisieren)	stärkt Niere, wärmt *yang*, stärkt *yin* und Essenz, verhütet Krampfanfälle
guiwei (Du 1)	drücken oder kneten (regulieren)	beseitigt Angst, beruhigt den Geist
kunlun (Bl 60), *pucan* (Bl 61)	regulierend drücken oder kneten (regulieren)	beseitigt Angst, verhütet Krampfanfälle
etianmen (Stirn-Himmelstor)	schieben kaudal→kranial (sedieren)	befreit Körperöffnungen, verhütet Krampfanfälle, beruhigt und stabilisiert den Geist, löst die Angst
neibagua (Innere acht Trigramme)	schieben in Verlaufsrichtung, besonders von Punkt 1 zu Punkt 4 schieben zur Stabilisierung des Geistes (regulieren)	harmonisiert *yin yang*, stabilisiert den Geist

tonisieren
regulieren
sedieren

Krampfanfälle durch Schleim-Hitze-Stau

Ursachen

Falsche Ernährung, besonders bei übermäßiger Aufnahme von Nahrungsmitteln mit energetisch heißer Eigenschaft oder durch innere emotionale Disharmonie wie Unzufriedenheit, Ärger, Zorn kommt es zu Blockaden der *qi-* und Blut-Fluss. Es entsteht Hitze im Körperinneren mit Umwandlung der Körperflüssigkeiten in Schleim. Die Retention von Schleim-Hitze führt zur Bildung von Leber-Wind und löst Krampfanfälle aus.

Symptome

Schwindel und Zittern vor dem Krampfanfall, Spannungsgefühl im Brustkorb, Herzklopfen, verschwommenes Sehen, steifer Rücken, bei schwerem Anfall Bewusstseinsverlust, Zuckungen

Therapieprinzipien

Den Stau beseitigen, den *qi-* und Blut-Fluss aktivieren, den Geist stabilisieren und die Krampfanfälle beenden

Tuina-Behandlung bei Konvulsionen durch Schleim-Hitze-Stau

Allgemeine Maßnahmen während der Krämpfe

Siehe oben unter „Krampfanfälle durch Invasion von exogenen pathogenen Faktoren“

Maßnahmen während der beschwerdefreien Phasen

Leber-Meridian	schieben proximal → distal	vertreibt Schleim-Hitze-Stau aus der Leber
Nieren-Meridian	schieben distal → proximal	stärkt Niere
zhongwan (Ren 12)	drücken oder kneten	reguliert *qi*-Fluss im mittleren Erwärmer, beseitigt Nahrungsstau
guiwei (Du 1)	drücken oder kneten	reguliert Darmbewegung, verhütet Krampfanfälle
xiaotianxin (Kleines Himmelszentrum)	drücken oder kneten	Aktiviert *qi-* und Blut-Fluss, befreit Körperöffnungen, verhütet Krampfanfälle
sihengwen (Vier Querfalten)	greifen oder klemmen	kühlt Hitze, beseitigt Stau, beruhigt den Geist, verhütet Krampfanfälle
dahengwen (Großquerfalte, Hand-*yin-yang*-Behandlung)	Hand-*yin-yang* trennen	beseitigt Stau, verhütet Krampfanfälle
tianheshui (Wasser des Himmelsflusses)	schieben distal → proximal	kühlt innere Hitze
liufu (Sechs *fu*-Organe)	schieben proximal → distal	kühlt innere Hitze
fu-yin-yang (Bauch-*yin-yang*)	Bauch-*yin-yang*-Trennen	kühlt Hitze, aktiviert *qi-* und Blut-Fluss

Kinder-Tuina darf nur als ergänzende Methode zu den schulmedizinischen therapeutischen Maßnahmen in Betracht gezogen werden. Dabei dürfen die allopathischen Medikamente nicht eigenständig abgesetzt werden. Eine Zusammenarbeit zwischen Neurologen und Tuina-Therapeuten ist unbedingt erforderlich.

tonisieren
regulieren
sedieren

8.19 Entwicklungsverzögerung

SCHULMEDIZIN

Die Entwicklungsverzögerung eines Kindes wird in motorische, perzeptive, emotionale, sprachliche und soziale Bereiche untergegliedert, deren Ursachen in angeborenen oder erworbenen Schädigungen im Gehirn, Nervensystem, Stoffwechsel usw. liegen, z. B. Schilddrüsenunterfunktion, verminderte Hormonproduktion der Nebenschilddrüse, gestörte Erbanlagen beim Down-Syndrom, Folgen eines Sauerstoffmangels während der Geburt, Unfälle mit Schädel-Hirn-Verletzungen, Hirnhautentzündungen, infantile Zerebralparese usw. In drei Viertel der Fälle von Entwicklungsretardierung findet man jedoch keine Ursachen. Jungen sind häufiger betroffen als Mädchen.

Infantile Zerebralparese (angeboren): Bewegungsstörungen durch Folgen einer frühkindlichen Hirnschädigung während der prä-, peri- oder postnatalen Entwicklungsphasen. Häufigkeit: etwa 2 auf 1000 Neugeborene. Bei Frühgeborenen unter 1500 g Geburtsgewicht liegt die Häufigkeit bei 60 zu 1000. Die Einteilung der Krankheit richtet sich nach der Lokalisation der Bewegungsstörung: spastische Hemiplegie, spastische Diplegie (halb-/beidseitige Lähmung), spastische Tetraplegie (Lähmung aller vier Extremitäten), Dystonie (Muskeltonusstörung), Ataxie (Koordinationsstörung der Bewegungsabläufe). Sie sind oft mit anderen Störungen kombiniert, wie Wahrnehmungsstörung, Sprachentwicklungsverzögerung, Seh- und Hörstörung, Intelligenzminderung.

Alkoholembryopathie: Vorgeburtliche Schädigung des Kindes durch Alkoholkonsum der Mutter während der Schwangerschaft. Häufigkeit: 1–3 auf 500 Neugeborene. Symptome sind Minderwuchs, psychomotorische Retardierung, Gesichts- und Schädelfehlbildungen, Muskel- und Bindegewebeschwäche.

Die Entwicklungsverzögerung beobachtet man beim Stehen, Gehen, Zahnen, Sprechen und Haarwuchs. Sie werden bei Kindern vor dem 3. Lebensjahr beobachtet. Die Kinder können gleichzeitig an zwei oder mehreren Formen der Entwicklungsverzögerung leiden. Nach der Lehre der TCM stammen Gehirn und Knochenmark aus der vererbten Nieren-Essenz, wobei das Gehirn das Meer des Knochenmarks ist. Das Gehirn spielt eine wesentliche Rolle zur Regulierung der Funktion der Sinnesorgane und der Sprache, während die Aufgaben des Knochenmarks in der Koordinierung der Bewegung liegen. Die vier inneren Organe Niere, Leber, Milz und Lunge spielen eine entscheidende Rolle beim Wachstum eines Kindes:

- Die Niere produziert, speichert und verteilt die Essenz, die für Geburt, Wachstum und Reproduktion verantwortlich ist.
- Die Leber speichert das Blut und herrscht über die Sehnen.
- Die Milz produziert das Blut und herrscht über die Muskeln.
- Die Lunge befehligt die Atmung und herrscht über die Körperabwehr. Sie ist das einzige zang-Organ, das in direktem Kontakt zur Umwelt und zu den Klimafaktoren steht.

Entsprechend werden drei Typen der Entwicklungsverzögerung unterschieden: Mangel an Nieren-Essenz, Leere der Leber und der Niere sowie des Herzens und der Milz.

tonisieren
regulieren
sedieren

Entwicklungsverzögerung durch Nieren-Essenz-Leere

Ursachen

Angeborener Mangel an Nieren-Essenz

Symptome

Schwacher Nacken und Rücken, kraftlose und atrophierte Muskeln der Beine und Arme, Störung des körperlichen, geistigen und sprachlichen Wachstums, verzögerte Schließung der Fontanelle, blasse Zunge, langsamer, dünner Puls, tiefe, blasse Venolen bei der Fingerdiagnose

Therapieprinzipien

Die Nieren-Essenz stärken

Tuina-Behandlung bei Entwicklungsverzögerung durch Nieren-Essenz-Leere

Nieren- und Milz-Meridian	schieben distal → proximal	stärkt Niere und Milz
guanyuan (Ren 4), *shenshu* (Bl 23), *yaoshu* (Du 2)	drücken oder kneten	wärmt *yang*, stärkt Niere und Essenz
pishu (Bl 20), *banmen* (Holztor)	drücken	stärkt Milz-Funktion, aktiviert *qi*- und Blut-Fluss
erma (Zwei Pferde)	drücken oder kneten	wärmt *yang*, stärkt Nieren-*yin* und Essenz, aktiviert *qi*- und Blut-Fluss
dantian (Zinnoberfeld)	reiben	stärkt Niere, wärmt *yang*
sanguan (Drei Pässe)	schieben	wärmt *yang*, stärkt Essenz
jizhu (Wirbelsäule)	schieben kaudal → kranial: Du 1 → Du 14	stärkt Niere und Essenz, harmonisiert innere Organe
qijiegu (Knochen der sieben Gelenke)	schieben kaudal → kranial: Du 2 → Du 3	stärkt Niere und Essenz, harmonisiert *zang-fu*-Organe

tonisieren
regulieren
sedieren

Entwicklungsverzögerung durch Leber- und Nieren-Leere

Ursachen

Die Niere und die Leber stehen in enger Beziehung zueinander (Fünf Wandlungsphasen: Niere ist die Mutter der Leber). Ein Nieren-Mangel führt zu einem Leber-Mangel. Da die Leber das Sehnensystem kontrolliert und die Nieren-Essenz die Sinnesorgane und die Sprache beherrscht, wird die Entwicklung des Kindes durch Leber- und Nieren-Leere beeinträchtigt.

Symptome

Schwäche des Rumpfes und der Beine, Unfähigkeit aufzustehen, verzögertes Zahnen, verzögerte Schließung der Fontanelle, blasse Zunge, leerer, langsamer Puls, tiefe, blass-blaue Venolen bei der Fingerdiagnose

Therapieprinzipien

Die Niere stärken, die Leber regulieren

Die Leber neigt zum Übermaß, deshalb sollte man die Leber nicht zu stark tonisieren. Stattdessen reguliert man sie oder tonisiert als Ersatz die Niere.

Tuina-Behandlung bei Entwicklungsverzögerung durch Leber- und Nieren-Leere

Punkt/Zone	Technik	Wirkung
Nieren- und Milz-Meridian	schieben distal→proximal	stärkt Niere und Milz
Leber-Meridian	schieben distal→proximal und proximal→distal abwechselnd	reguliert Leber
Magen-Meridian	schieben distal→proximal	stärkt Magenfunktion, unterstützt Verdauung
xiaotianxin (Kleines Himmelszentrum) und *shending* (Nierenspitze)	drücken oder kneten	bei verzögerter Schließung der Fontanelle
dantian (Zinnoberfeld), *guanyuan* (Ren 4), *shenshu* (Bl 23), *yaoshu* (Du 2)	drücken oder kneten	stärkt Niere und Essenz
erma (Zwei Pferde)	drücken oder kneten	stärkt Quell-*qi*, *yang* und Nieren-*yin*, aktiviert *qi*- und Blut-Fluss
sanguan (Drei Pässe)	schieben distal→proximal	wärmt *yang*, stärkt Essenz
jizhu (Wirbelsäule)	schieben kaudal→kranial: Du 1→Du 14	stärkt Niere und Quell-*qi*, harmonisiert *zang-fu*-Organe
qijiegu (Knochen der sieben Gelenke)	schieben kaudal→kranial: Du 2→Du 3	wärmt *yang*, stärkt Niere und Quell-*qi*

tonisieren
regulieren
sedieren

Entwicklungsverzögerung durch Herz- und Milz-Leere

Ursachen

Die Milz spielt eine wichtige Rolle bei der Blutproduktion. Eine Milz-Leere führt zu einer Blut-Leere und anschließend zu einer Leber- und Herz-Leere mit Entwicklungsverzögerung als Folge (die Leber ist der Speicherort des Blutes und das Herz ist der Herrscher über die Blut-Fluss und Herzfrequenz).

Symptome

Kraftlosigkeit, Antriebslosigkeit, Durchfall bzw. Neigung zu Durchfall, Inappetenz, mentale Schwäche, blasses, geschwollenes Gesicht, blasse Zunge mit weißem Belag, leerer, dünner Puls, tiefe, blasse Venolen bei der Fingerdiagnose

Therapieprinzipien

Den Milz-, Magen-, Nieren- und Herz-Meridian stärken, die *qi-* und Blut-Fluss aktivieren

Das Herz und die Leber neigen zum Übermaß, deshalb sollte man sie nicht zu stark tonisieren. Stattdessen reguliert man sie oder tonisiert als Ersatz die Niere.

Therapiefrequenz

Einmal täglich, 30 Tage bilden einen Behandlungszyklus. Pause von 5–7 Tagen zwischen zwei Behandlungszyklen.

Tuina-Behandlung bei Entwicklungsverzögerung durch Herz- und Milz-Leere

Milz-, Magen-, Nieren-Meridian	schieben distal → proximal	stärkt Milz, Niere und Magen
Leber- und Herz-Meridian	schieben distal → proximal und proximal → distal abwechselnd	reguliert Leber- und Herz-Funktion
zusanli (Ma 36), *sanyinjiao* (Mi 6), *pishu* (Bl 20), *shenshu* (Bl 23)	drücken oder kneten	stärkt *yang*, Milz und Niere
xiaotianxin (Kleines Himmelszentrum)	drücken oder kneten	aktiviert *qi-* und Blut-Fluss, beseitigt Stau, befreit Körperöffnungen (hier den Mund)
wailaogong (Äußerer Palast der Arbeit)	drücken oder kneten	stärkt *yang*, wärmt Mitte
banmen (Holztor)	drücken oder kneten	aktiviert Milz- und Magen-Funktion, unterstützt Verdauung
erma (Zwei Pferde)	drücken oder kneten	stärkt *yang*, Niere und Essenz
sanguan (Drei Pässe)	schieben	wärmt *yang*, stärkt Essenz, aktiviert *qi-* und Blut-Fluss

tonisieren
regulieren
sedieren

jizhu (Wirbelsäule)	schieben kaudal→kranial Du 1→Du 14	stärkt Niere und Essenz, harmonisiert *zang-fu*-Organe
qijiegu (Knochen der sieben Gelenke)	schieben kaudal→kranial: Du 2→Du 3	wärmt *yang*, stärkt Niere

! Die Behandlung mit Kinder-Tuina setzt eine enge Zusammenarbeit mit dem Facharzt und dem verantwortlichen Pflegepersonal voraus.

8.20 Schwäche

Die folgenden Erkrankungen aus dem Bereich der Schulmedizin können in der TCM unter dem Begriff „Schwäche" gefasst werden:

- **Muskelhypotonie:** Unter diesem Begriff wird die angeborene oder erworbene Verminderung des Muskeltonus bezeichnet, bei dem die Muskeln ihre Leistungsfähigkeit nicht normal (wie bei gesunden Kindern) ausüben können. Die Ursachen der Muskelhypotonie sind sehr vielfältig: Frühgeburt, Unterernährung, Rachitis (siehe unten), Schilddrüsenunterfunktion, Unterzuckerung, Gehirn- und Rückenmarkverletzung oder genetische Erkrankungen wie Down-Syndrom.
- **Floppy infant (schlaffes Kind):** Hierunter versteht man Neugeborene und Säuglinge mit ausgeprägter Muskelhypotonie, ungewöhnlicher Körperhaltung (Froschhaltung) und abnormer Gelenkbewegung.
- **Rachitis:** Wachstumsstörung infolge dauerhaften Mangels an Vitamin D durch fehlerhafte Nahrungsaufnahme und verminderte Sonnenexposition. Die Symptome zeigen sich bereits im 2.–3. Lebensmonat: innere Unruhe, Schwitzen, Schreckhaftigkeit, Froschbauch, Zeichen von Tetanie ggf. mit Krämpfen, Muskelschwäche, Bildung eines Quadratschädels und einer Beinverkrümmung (O-Beine), verzögerter Zahndurchbruch mit Schmelzstörung.

Zu den Schwäche-Erkrankungen zählen aus Sicht der TCM die Schwäche des Nackens, des Mundes, der Hand, des Fußes und der Muskulatur.

Ursachen

Angeborener Mangel-Zustand, postnatale Fehlernährung der Sehnen und Muskeln

Symptome

Unfähigkeit den Nacken aufrechtzuhalten oder in der Bauchlage den Kopf aufzurichten, schlaffe und atrophierte Muskeln, Schwierigkeiten beim Anheben der Arme und Beine gegen die Schwerkraft, der Gang ist schwerfällig, stampfend, das Kauen ist kraftlos, der Mund steht offen und das Kind sabbert, schnelle Ermüdung, geistige Entwicklungsverzögerung, blasse Lippen und Zunge, leerer, dünner Puls, tiefe, blasse Venolen bei der Fingerdiagnose

Therapieprinzipien

Die Leber, Milz und Niere stärken, das *qi* und die Essenz aufbauen

Die Leber neigt zum Übermaß, deshalb sollte man die Leber nicht zu stark tonisieren. Stattdessen reguliert man sie oder tonisiert als Ersatz die Niere.

Therapiefrequenz

Einmal täglich, 30 Tage bilden einen Behandlungszyklus. Pause von 5–7 Tagen zwischen zwei Behandlungszyklen.

Tuina-Behandlung bei fünf Formen der Schwäche

Milz-, Magen- und Nieren-Meridian	schieben distal → proximal	stärkt Milz, Niere und Magen
Leber-Meridian	schieben distal → proximal und proximal → distal abwechselnd	reguliert Leber
guanyuan (Ren 4), *yaoshu* (Du 2), *shenshu* (Bl 23)	drücken oder kneten	wärmt *yang,* stärkt Niere und Quell-*qi*
banmen (Holztor), *pishu* (Bl 20)	drücken oder kneten	stärkt Milz und Magen
dantian (Zinnoberfeld)	reiben (gegen den Uhrzeigersinn)	stärkt Niere und Essenz
xiaotianxin (Kleines Himmelszentrum)	drücken oder kneten	aktiviert *qi-* und Blut-Fluss, befreit Körperöffnungen
erma (Zwei Pferde)	drücken oder kneten	wärmt *yang,* stärkt Quell-*qi* und Niere, aktiviert *qi-* und Blut-Fluss
sanguan (Drei Pässe)	schieben distal → proximal	stärkt *yang* und Quell-*qi*
qijiegu (Knochen der sieben Gelenke)	schieben kaudal → kranial: Du 2 → Du 3	wärmt *yang,* stärkt Niere
jizhu (Wirbelsäule)	schieben kaudal → kranial: Du 1 → Du 14	stärkt Niere und Quell-*qi,* harmonisiert *zang-fu*-Organe, aktiviert *qi-* und Blut-Fluss

Die Behandlung mit Kinder-Tuina setzt eine enge Zusammenarbeit mit dem Facharzt oder dem verantwortlichen Pflegepersonal voraus.

tonisieren
regulieren
sedieren

8.21 Muskulärer Torticollis

Torticollis (Schiefhals) ist ein Sammelbegriff für eine Reihe von Erkrankungen, die durch eine schräge Haltung des Kopfes charakterisiert sind. Torticollis wird in eine angeborene, erworbene und psychogen bedingte Form unterschieden. Der angeborene muskuläre Schiefhals ist bei Neugeborenen und Säuglingen die häufigste Form und wird durch eine Verkürzung des Musculus sternocleidomastoideus hervorgerufen (der Muskel entspringt am Brust- und Schlüsselbein, inseriert am Processus mastoideus und hat die Funktion, die Neigung des Kopfes zur gleichen Seite und Drehung des Kopfes zur anderen Seite zu ermöglichen). Die Prävalenz der Krankheit schwankt zwischen 0,5 und 2 %. Drei Viertel dieser Kinder haben einen rechtsseitigen Schiefhals, Mädchen sind häufiger betroffen als Jungen.

Eine frühe Diagnosestellung und Behandlung sind sehr wichtig, um die freie Bewegung des Kopfes zu erreichen.

Ursachen sind Blockaden der Blutversorgung des M. sternocleidomastoideus infolge ungünstiger intrauteriner Lage des Fetuskopfes, abnormer Druck auf die Gebärmutter, Schnurkompression um den Hals des Fetus, Geburtstrauma mit Verletzung und Bluterguss des M. sternocleidomastoideus, die zu Narbenbildung und sekundärer Muskelschrumpfung führt, z. B. durch schwierige Geburt, Beckenendlage, Zangengeburt

Aus Sicht der TCM sind die Ursachen für einen muskulären Torticollis bedingt durch Stau der *qi*- und Blut-Zirkulation.

Ursachen

Stau der *qi*- und Blut-Fluss durch

- schiefe Lage des Fetuskopfes im Mutterleib
- einseitige Verletzung des M. sternocleidomastoideus bei der Entbindung
- Invasion von Wind-Kälte in den Nacken des Kindes.

Therapieprinzipien

Den Stau lösen, den *qi*- und Blut-Fluss durchgängig machen, die pathogenen Klimafaktoren, besonders Wind-Kälte vertreiben und die falsche Haltung des Kopfes korrigieren

Therapiefrequenz

Einmal täglich, ein Behandlungszyklus dauert 10–20 Tage. Pause von 2–5 Tagen zwischen zwei Behandlungszyklen.

Tuina-Behandlung bei muskulärem Torticollis Neugeborener

fengchi (Gb 20)	beidseits drücken oder kneten	vertreibt äußere pathogene Faktoren (besonders den Wind), entspannt Sehnen und Muskeln im Nacken
dazhui (Du 14)	drücken oder kneten	vertreibt Wind und reguliert *qi*- und Blut-Fluss im Nacken-Hals-Bereich
hegu (Di 4), *quchi* (Di 11), *erhougaogu* (Knochenvorsprung hinter dem Ohr)	die Punkte auf beiden Seiten drücken oder kneten	vertreibt äußere pathogene Faktoren, aktiviert *qi*- und Blut-Fluss im Nacken-Hals-Bereich
tianzhu (Himmelssäule)	schieben kranial → kaudal: Du 16 → Du 14	vertreibt Wind, beseitigt die Blockaden im Nackenbereich
qiaogong (Brückenbogen)	hin und zurück schieben	entspannt den M. sternocleidomastoideus, reguliert *qi*- und Blut-Fluss im Halsbereich
M. sternocleidomastoideus	sanfte Dehnung des Muskels: den Kopf des Kindes langsam in Richtung der gesunden Seite ziehen und auf die betroffene Seite drehen	reguliert *qi*- und Blut-Fluss, entspannt den Muskel
	mit der Daumenkuppe oder Handwurzel hin und zurück schieben, bis der Muskel warm wird	entspannt den Muskel, reguliert *qi*- und Blut-Fluss

Den Kopf des Kindes beim Schlafen auf die gesunde Seite legen. Klangspielzeuge auf die gesunde Seite stellen, damit das Kind seinen Kopf immer dorthin wendet.

tonisieren
regulieren
sedieren

V Anhang

Literatur

Ambühl-Stamm, Dieter: Früherkennung von Bewegungsstörungen, München: Urban & Fischer, 2004

Cai, Jingfeng: Advanced Textbook on Traditional Chinese Medicine and Pharmacology, Beijing: New World Press, 2002

Hoang, Bao Chau: Xoa Bop Dan Toc (Die traditionelle Massage), Hanoi/Vietnam: Y Hoc, 1982

Le, Duc Thiep: Dinh Ninh Toi Hoc Mach (Ich, Dinh Ninh, lerne die Pulsdiagnose), Ho Chi Minh/Vietnam: So Y Te, 1985

Liang, Jianhui: A Handbook of Traditional Chinese Dermatology, Boulder/USA: Blue Poppy Press, 1993

Luan, Changye: Infantile Tuina Therapy, Beijing: Foreign Languages Press, 1989

Lust, Franz/von Pfaundler, Meinhard/Bartels, Helmut: Pädiatrische Diagnostik und Therapie, 29. überarb. Aufl., München u.a.: Urban & Schwarzenberg, 1997

Muntau, Ania Carolina: Intensivkurs Pädiatrie, Urban & Fischer Verlag, 2004

Nguyen, Dong Di: Lam Sang Chan Doan Dong Y Hoc (Klinische Diagnostik der östlichen Medizin), Ho Chi Minh /Vietnam: So Y Te, 1984

Nguyen, Kim Dan: Xoa Bop Dieu Tri Benh Tre Em (Massage in der Behandlung der Kinderkrankheiten), Dong Nai/Vietnam: Tong Hop, 2004

P. Kim, Long: Xoa Bop Tri Benh Tre Em (Massage zur Behandlung der Kinderkrankheiten), Ho Chi Minh/Vietnam: Tre 2000

Ploier, Robert: Leitsymptome Pädiatrie, München: Urban & Fischer, 2006

Pschyrembel Klinisches Wörterbuch 259. Aufl., Berlin/New York: de Gruyter, 2002

Schönau, Eckhard/Naumann, Emil G./Längler, Alfred/Beuth, Josef: Pädiatrie integrativ, München: Urban & Fischer, 2005

Sun, Chengguan: Chinese Massage Therapy, Qingdao: Shandong Science and Technology Press, 1990

Tran, Cao Buu: An Ma Phap, Xoa Bop De Tri Benh (Therapie mit Anmo-Methode), Saigon/Vietnam: Hoa Da, 1972

Zhang, Enqin: Chinese Massage, Shanghai: Publishing House of Shanghai University of Traditional Chinese Medicine, 1988

Zhang, Enqin: Clinic of Traditional Chinese Medicine, Shanghai: Publishing House of Shanghai University of Traditional Chinese Medicine, 1990

Register

Allgemeines Register

Bei allen aufgeführten Krankheitsbildern (*) wird zunächst die schulmedizinische Sichtweise beschrieben. Die Therapieanweisungen erfolgen jedoch nach der chinesischen Syndromdifferenzierung.

Punkte, Meridiane und Zonen

Punkte, Zonen und Linien (*Pinyin*-Name → Übersetzung)

baichongwo (Nest der hundert Würmer) 53, 113, 115
baihui (Hundertfaches Zusammentreffen, Du 20) 56, 57, 76
baijin (Weiße Sehne) 53, 85, 92, 94
banmen (Holztor oder Brettertor) 53, 85
banmen-dahengwen-Linie (Holztor zu Großquerfalte) 100
bitong (freie Nase) 56, 63
boyangchi (auch *zhigou*) (*yang*-Teich des Arms, 3E 6 [auch Zweiggraben]) 55, 104, 110
chengjiang (Aufnahme des Breis, Ren 24) 56, 65, 69
dahengwen (Großquerfalte (Hand-*yin-yang*-Behandlung) 85, 97
dahengwen-banmen-Linie (Großquerfalte zu Holztor) 99
dantian (Zinnoberfeld) 73
danzhong (Brustmitte, Querlinie durch Brustmitte, Ren 17) 71
dazhui (Großer Wirbel, Du 14) 55, 76, 80
douzhou (Ellenbogenspitze) 53, 91, 130
duanzheng (Anständigkeit) 104, 105
dujiao (Bauchecke) 74
erfengmen (Wintor des Ohrs) 66
erhougaogu (Vorspringender Knochen hinter dem Ohr) 50, 55, 67
erma (auch *errenshangma*) (Zwei Pferde [auch Zwei Männer auf Pferden]) 104, 106
ermen (oder *erfengmen*) (Ohrtor 3E 21 [oder Windtor des Ohrs]) 56, 66
errenshangma (zwei Männer auf Pferden) 104, 106
ershanmen (Zwei Türflügel) 104, 106
etianmen (Stirn-Himmelstor) 56
etianxin (Himmelszentrum der Stirn) 56, 60
ezhong (oder *tianting*) (Stirnmitte [oder Himmelssaal) 69
feishu (Transportpunkt der Lunge, Bl 13) 55, 78
fengchi (Windteich, Gb 20) 55
fengfu (Palast des Windes, Du 16) 55
fenglong (Üppige Fülle, Ma 40) 53, 113, 116
fengmen (Tor des Windes, Bl 12) 55
fu (Bauch) 74
fu-yin-yang (Bauch-*yin-yang*) 74
guanyuan (Passursprung, Ren 4) 72
guiwei (Schildkrötenschwanz, Du 1) 55, 85
guiyan (auch *xiyan*) (Teufelsauge [auch Knieauge]) 53, 113, 114
hegu (Vereintes Tal, Di 4) 55, 104
hongchi (auch *quze*) (Großer Teich, Pe 3 [auch Krummer Sumpf]) 53, 93, 100
houchengshan (Hintere Bergstütze, Bl 57) 55, 113, 119
jianjiagu (Schulterblatt) 77
jianjing (Brunnen der Schulter, Gb 21) 77

Punkte, Zonen und Linien (Übersetzung → *Pinyin*-Name)

Übersetzung → *Pinyin*-Name

Punkte, Zonen und Linien

Punkte (numerische Bezeichnung)

Die Punkte der Kinder-Tuina gehören keinem Meridian an. Sie haben eigene Wirkungen und können unabhängig voneinander behandelt werden. Einige Punkte haben jedoch die gleiche Lokalisation wie die Punkte der Meridiane bei Erwachsenen und tragen daher deren Namen. Sie sind im Folgenden aufgeführt.

Handgriffe und kombinierte Handgriffe

Handgriffe

Handgriffe, kombiniert zu Behandlungsabläufen

Qigong kennenlernen mit Minh Yen Tran

KIENER VERLAG

Freude am Wissen

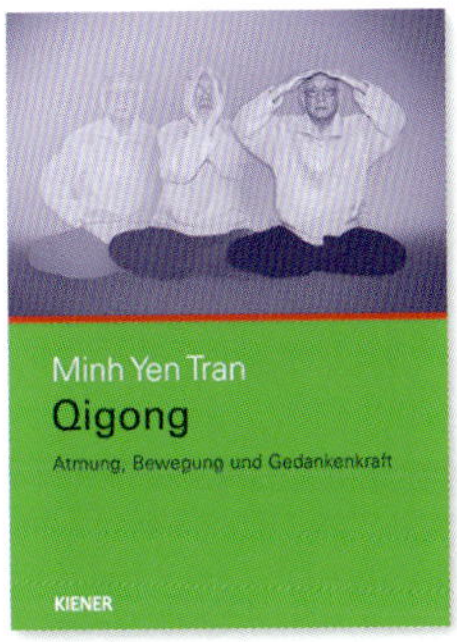

Minh Yen Tran
Qigong
Atmung, Bewegung
und Gedankenkraft
1. Auflage 2012
200 Seiten
über 800 Abbildungen
Softcover, 19,6 x 27 cm
ISBN 978-3-943324-01-3

Qigong ist neben Akupunktur, chinesischen Kräutern, Tuina und Diätetik eine wichtige Säule der chinesischen Medizin.

Qigong, die Kunst der Bewegung in der chinesischen Medizin, wird zur Gesunderhaltung und auch zur Behandlung von Krankheiten praktiziert. Darüber hinaus führt Qigong zur Harmonisierung der Psyche und fördert die Konzentrationskraft.

Qigong kann von jedem Menschen erlernt werden und erfordert lediglich den Einsatz von Atmung und Gedankenkraft sowie das Üben von Körperhaltung und Bewegung.

Die Übungen in diesem Buch gehen auf die jahrzehntzelange Erfahrung des Autors als Qigong-Praktizierender und -Lehrer zurück. Sie verbinden die energetische Wirkung auf die Organe gemäß der chinesischen Medizin mit der funktionellen Wirkung auf das Bewegungssystem nach den Prinzipien der westlichen Medizin und beeinflussen dadurch Wohlbefinden und Gesundheit positiv.

In über 800 Bildern führt das Buch Schritt für Schritt und für jeden leicht nachvollziehbar in die praktische Anwendung des Qigong ein. Bei regelmäßiger Durchführung der Übungen wird sich der Erfolg bald einstellen!

Ein Blick ins Buch

1. Schritt
Die 2-Phasen-Brustatmung

Die 2-Phasen-Brustatmung dient der Beseitigung von unreiner Hitze in den Funktionskreisen Lunge und Magen und der Stärkung der allgemeinen Körperenergie. Mit ihr kann zwar das Lungenvolumen erhöht werden, sie hat aber wenig Einfluss auf die Bewegung des Bauches und daher auch wenig Einfluss auf die Aktivierung der Funktionen der inneren Bauchorgane. Für den Qigong-Anfänger ist sie leicht zu erlernen, da sie der normalen, spontanen und unbewussten Atmung des Menschen im alltäglichen Leben entspricht.

Atmung, Befehl und Gedankenkraft

Bei diesem Atmungstyp konzentriert man sich auf die Bewegung des Brustkorbs. Der Bauch und die inneren Organe sind nicht beteiligt. Zur Unterstützung und Intensivierung der Atmung werden zusätzlich noch Armbewegungen durchgeführt.

Einatmen – Befehl: Qi holen

Einatmen durch die Nase.
Mit der Gedankenkraft das frische eingeatmete Qi (Luft ist das Qi der Natur) von der Nase durch die Luftröhre in den Brustkorb leiten. Sich vorstellen, man wollte beim Einatmen so viel Qi wie möglich in die Lunge führen. Der Brustkorb wölbt sich vor.
Der Bauch ist bei diesem Atmungstyp nicht beteiligt.
Die Arme nach oben und/oder nach außen bewegen.
Die Beine strecken.

Ausatmen – Befehl: Qi zerstreuen

Ausatmen durch den Mund.
In Gedanken strömt das Qi aus der Lunge nach oben durch die Luftröhre zum Mund und wird aus dem Körper geleitet.
Der Brustkorbvolumen reduziert sich auf seinen normalen Zustand.
Der Bauch bleibt weiterhin unverändert.
Die Arme nach unten und/oder nach innen bewegen.
Die Beine beugen.

Lektion der 2-Phasen-Brustatmung
Die fünf Atemübungen

Ausgangsposition

Der Körper ist aufrecht. Die Beine sind gestreckt und gerade. Die Fersen berühren einander, die Fußspitzen sind leicht ausgestellt. Die Füße bilden so einen Winkel von 50 bis 60 Grad. Die Arme hängen an den Seiten herab, die Handflächen zeigen zum Körper und die Fingerspitzen nach unten. Der Blick ist nach vorn und geradeaus in die Ferne gerichtet 1.

Das Körpergewicht auf das rechte Bein verlagern. Die linke Ferse leicht anheben – die linke Fußspitze bleibt in Kontakt mit dem Boden –, wodurch das linke Bein leicht gebeugt ist 2.

Anschließend den linken Fuß schulterbreit nach links schieben und die Beine strecken. Der Körper steht nun stabil im Mittelstand. Die Arme hängen an beiden Seiten eng am Körper nach unten. Die Handflächen zeigen zum Körper und die Fingerspitzen nach unten. Das Körpergewicht ist gleichmäßig auf beide Beine verteilt. Oberkörper und Kopf sind aufrecht. Der Blick ist nach vorn und geradeaus in die Ferne gerichtet 3.

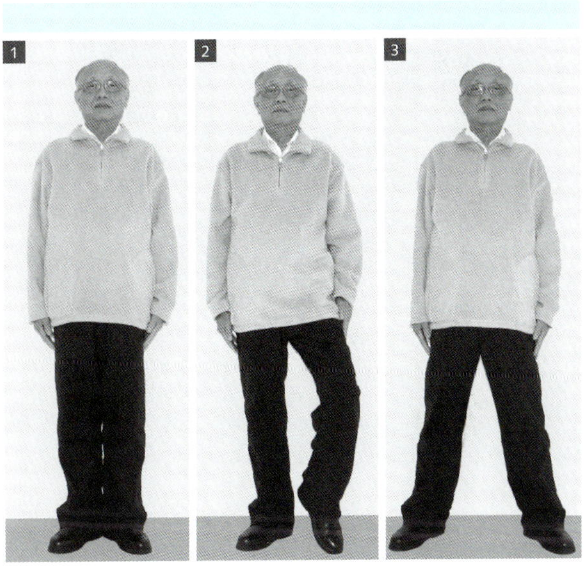

1. Übung: Die Hände gleiten

Einatmen

Die Hände langsam von unten nach oben bis in Brusthöhe heben. Die Handflächen zeigen zum Körper und parallel zum Thorax, die Fingerspitzen liegen sich gegenüber und zeigen aufeinander 4. Die Hände so weit anheben, bis Oberarme, Unterarme und Hände in waagerechter Position sind 5. Dann die Ellenbogen ein wenig nach außen führen, sodass der Abstand zwischen den Händen größer wird und zwischen den Fingern eine Faustbreite beträgt 6.

4

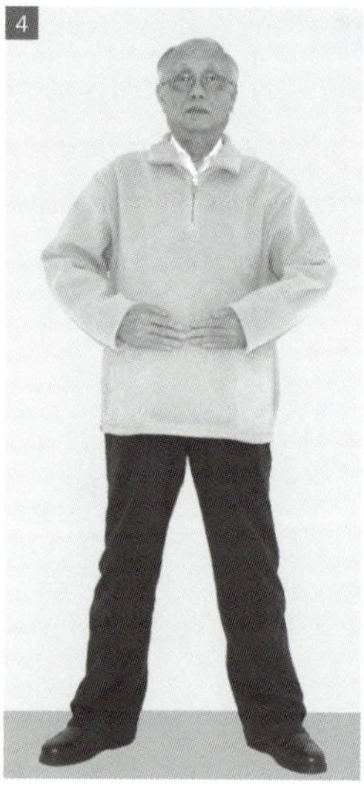

5

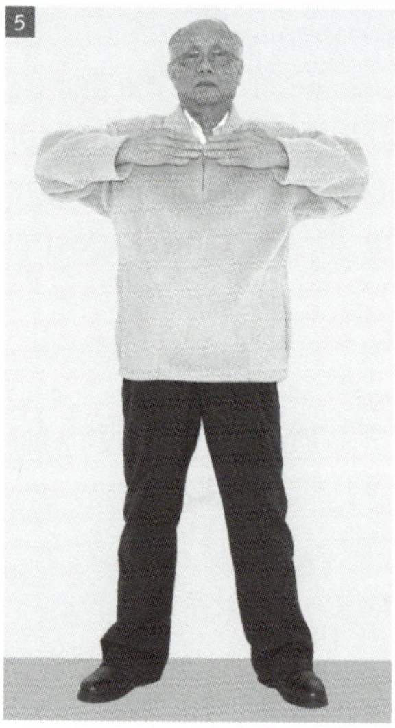

6

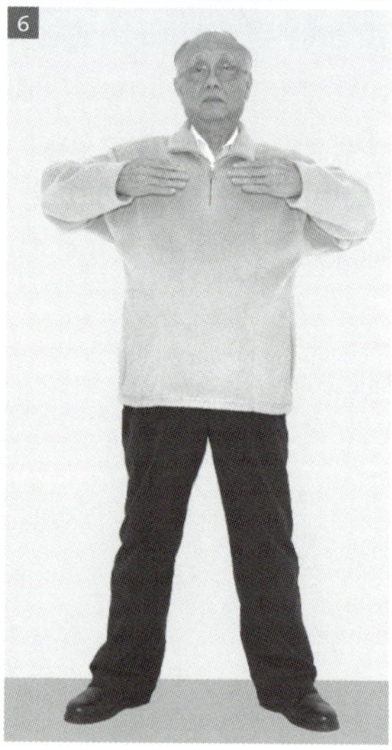

Ausatmen

Die Hände aufeinander zubewegen, bis die Fingerspitzen nah beieinanderstehen. Die Handflächen bleiben parallel zum Brustkorb 7. Dann die Hände langsam nach unten bis zum Dantian senken. Die Hände dabei kontinuierlich in einer Viertelumdrehung so positionieren, dass die Handflächen nun zum Boden zeigen 8 + 9. Während dieser Bewegung die Beine leicht beugen.

7

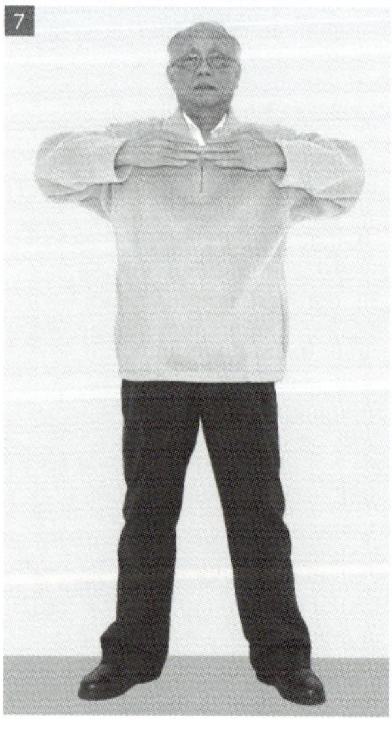

8

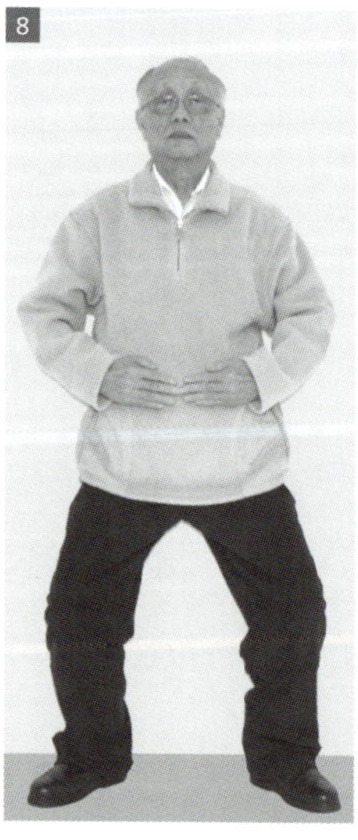

9

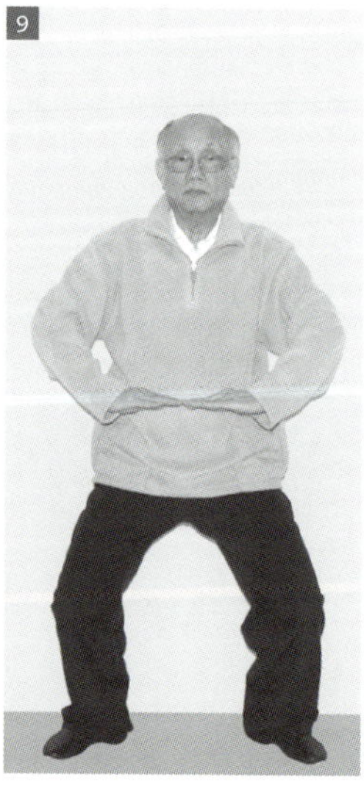

2. Übung: Den Ball tragen

Einatmen

Von der letzten Position der 1. Übung „Die Hände gleiten" aus [9] die Hände um 180 Grad drehen, sodass die Handflächen nach oben zeigen [10]. Die Arme nach oben bis zum Brustkorb heben, als wollte man einen großen, schweren Ball auf den Händen nach oben heben. Die Ellenbogen zeigen dabei nach außen [11].
Während dieser Bewegung die Beine strecken.

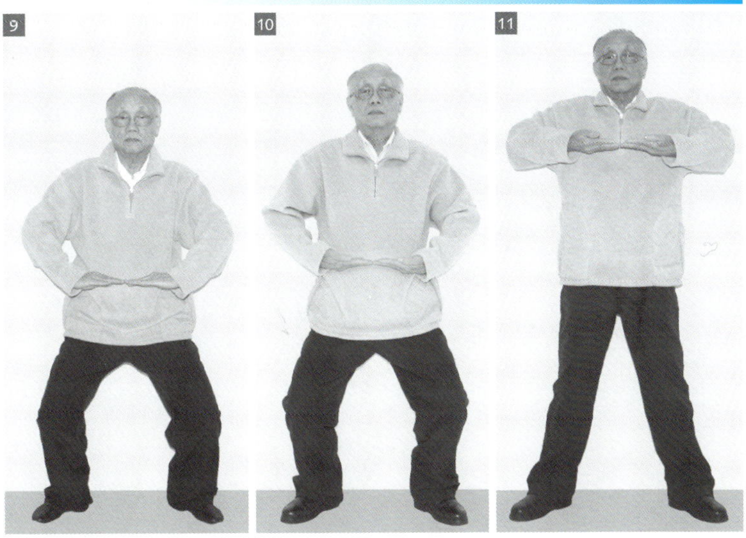

Ausatmen

Die Hände um 180 Grad drehen, sodass die Handflächen nach unten zeigen [12]. Dann die Arme nach unten zum Dantian senken, als wollte man den Ball ins Wasser drücken [13].
Während dieser Bewegung die Beine leicht beugen.

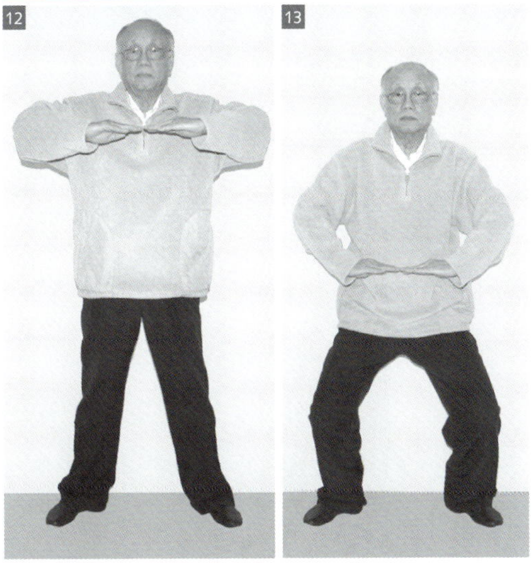

3. Übung: Die Hände drehen

Einatmen

Von der letzten Position der 2. Übung „Den Ball tragen" aus 13 die Hände um 180 Grad drehen, sodass die Handflächen nach oben zeigen 14. Dann die Hände in dieser Position nach oben bis in Brusthöhe anheben 15 und weiter in Kopfhöhe bis zum Punkt Yintang (Stempelhalle, zwischen den Augenbrauen). Während dieser Aufwärtsbewegung die Hände langsam dreimal um 90 Grad drehen, sodass die Handflächen am Ende der Bewegung nach vorn zeigen. Die Oberarme befinden sich auf Schulterhöhe, die Ellenbogen zeigen nach außen. Unterarme und Hände bilden ein umgekehrtes V mit der Spitze am Punkt Yintang 16.

Während dieser Bewegung die Beine strecken.

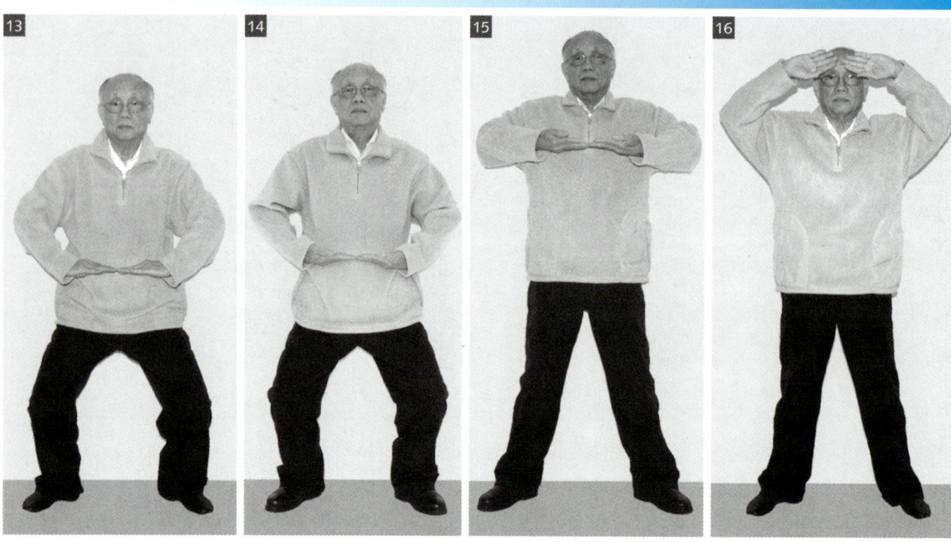

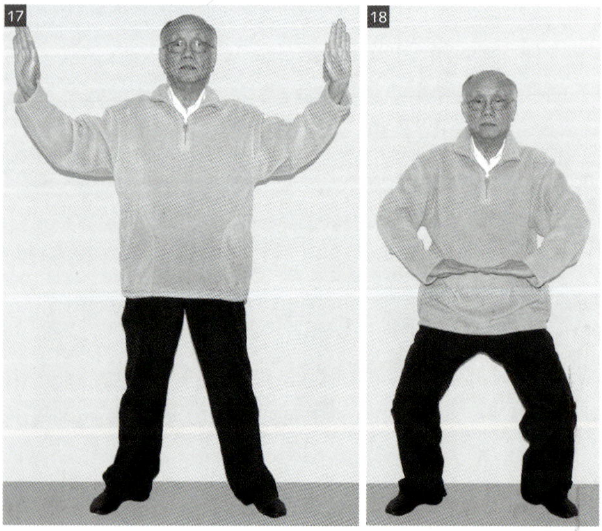

Ausatmen

Die Arme kreisförmig nach oben außen bewegen 17 und dann nach unten führen. Die Hände treffen sich über dem Dantian, die Handflächen zeigen nach unten 18.

Während dieser Bewegung die Beine leicht beugen.